全国高等医学职业教育规划教材

异常人体结构与机能

YICHANG RENTI JIEGOU YU JINENG

（第2版）

主　　编	慕博华		
副 主 编	冯　蕾	罗　雪	许　燕
	左　英	许志强	
编　　委	（以姓氏笔画为序）		
	左　英	冯　蕾	许　燕
	许志强	刘丽平	李　芹
	李晓洁	吴　卓	罗　雪
	郭晓峰	慕博华	

第二军医大学出版社

Second Military Medical University Press

内 容 简 介

本书的内容涵盖了病理学及病理生理学的内容,针对医学高职高专的学生实际情况将这两部分内容进行了优化和融会贯通。此次再版以够用、实用、好用为原则,结合执业资格考试要求和实际工作需要,对教学内容进行取舍和有所侧重。在第一版的基础上,增加绪论内容,仍分为17章,除对瑕疵修改以外,还对部分章节内容进行了增减。

本书适用于医学高职高专层次的学生使用,也可供临床实习医生、护士工作时参考。

图书在版编目(CIP)数据

异常人体结构与机能/慕博华主编.—2版.—上海:第二军医大学出版社,2015.8
全国高等医学职业教育规划教材/金建明,于有江主编
ISBN 978-7-5481-1106-1

Ⅰ.①异… Ⅱ.①慕… Ⅲ.①人体结构-高等职业教育-教材②人体-机能(生物)-高等职业教育-教材 Ⅳ.①R33

中国版本图书馆 CIP 数据核字(2015)第 118572 号

出 版 人 陆小新
责任编辑 画 恒 高 标

异常人体结构与机能
(第 2 版)

主 编 慕博华

第二军医大学出版社出版发行
http://www.smmup.cn
上海市翔殷路 800 号 邮政编码:200433
发行科电话/传真:021-65493093
全国各地新华书店经销
上海锦佳印刷有限公司印刷
开本:787×1 092 1/16 印张:17.75 字数:470 千字
2012 年 1 月第 1 版 2015 年 8 月第 2 版第 1 次印刷
ISBN 978-7-5481-1106-1/R·1842
定价:59.00 元

高等职业教育护理专业实用教材
丛 书 编 委 会

全国高等医学职业教育规划教材总书目

序　号	书　名	版　次	主　编
1	护理学导论	第2版	周庆华 等
2	常用护理技术	第2版	朱春梅 等
3	正常人体结构	第2版	米　健 等
4	儿童护理	第2版	徐　静 等
5	护理管理学	第2版	朱春梅 等
6	健康评估	第2版	姚　阳 等
7	正常人体机能·生物化学	第2版	顾友祥 等
8	正常人体机能·生理学	第2版	马文樵 等
9	药理学	第2版	盛树东 等
10	医学免疫学及病原生物学	第2版	姜　俊 等
11	护士礼仪	第2版	邱　萌 等
12	心理与精神护理	第2版	陈宜刚 等
13	异常人体结构与机能	第2版	慕博华 等
14	护理心理学	第2版	邱　萌 等
15	母婴护理	第2版	潘放鸣 等
16	急救护理	第2版	殷俊才 等
17	护理伦理与法规	第2版	高莉萍 等
18	成人护理·传染病护理	第2版	张万秋 等
19	成人护理·内科护理	第1版	罗惠媛 等
20	成人护理·外科护理	第1版	刘兴勇 等
21	成人护理·妇科护理	第1版	潘爱萍 等
22	眼耳鼻咽喉科护理	第1版	陈国富 等
23	老年护理	第1版	彭　蓓 等

再 版 序

　　《异常人体结构与机能》是为高等职业院校医学相关专业而编写的具有职业教育特色的专业基础课教材,自2012年1月出版以来,已经使用3年多时间。为进一步提高教材质量,适应我国卫生事业改革和发展对高素质技术技能型人才的需求,我们对本教材进行了修订。

　　《异常人体结构与机能》将病理学和病理生理学内容以新的课程重新整合,将疾病状态下机体的异常结构和机能有机联系在一起,主要阐述疾病的病因、发病机制、患病机体的功能、代谢和形态结构的改变以及疾病的转归和结局,认识疾病的本质和发生、发展规律,为疾病的诊治和预防提供理论基础。

　　本教材的修订工作,继续保留第1版的框架结构,本着够用、实用、好用的原则,结合执业资格考试要求和实际工作需要,对教学内容进行优化。修订后的教材增加绪论内容,仍分为17章,其中部分内容进行了增减。

　　限于编者水平,书中不足及瑕疵在所难免,敬请各位同道和读者批评指正。

编　者
2015 年 5 月

前　言

　　《异常人体结构与机能》是为高等职业院校医学相关专业而编写的具有职业教育特色的专业基础课教材。

　　高等职业教育的主要任务是培养高素质技能型专门人才,学生既要有扎实的基础理论知识,又要有一定的实践技能,要具备不断学习、持续发展的能力。本教材本着够用、实用、好用的原则,结合实际工作中将必须参加并通过的执业资格考试方面的要求等对教学内容进行了优化。

　　本教材将病理学和病理生理学内容融会贯通、重新整合,以新的面目展现给学生,将疾病状态下机体的异常结构和机能有机地联系在一起,主要阐述疾病的病因、发病机制,患病机体的功能、代谢和形态结构的改变以及疾病的转归和结局,认识疾病的本质和发生、发展规律,为疾病的诊治和预防提供理论基础。

　　本教材共分为 17 章,内容包括:疾病概论,细胞和组织的适应、损伤与修复,局部血液循环障碍,炎症,肿瘤,水和电解质代谢紊乱,酸碱平衡紊乱,发热,缺氧,弥散性血管内凝血,休克,心血管系统疾病,呼吸系统疾病,消化系统疾病,泌尿系统疾病,生殖系统,乳腺疾病和传染病等。

　　限于编者水平且时间不充裕,书中不足及瑕疵在所难免,敬请各位同道和读者批评指正。

编　者
2012 年 1 月

目　录

绪　论

▌▌▌ 学习目标 ◀◀◀

熟悉 异常人体结构与机能的学习任务；异常人体结构与机能的学习
内容。
了解 异常人体结构与机能的研究方法；异常人体结构与机能的发展史。

异常人体结构与机能是研究疾病发生发展规律及其机制的一门学科。它是一门重要的基础
理论课，其任务是阐明疾病的本质，为疾病的防治提供必要的理论基础，在整个医学教育体系中
具有十分重要的作用。

第一节　任务、地位与内容

异常人体结构与机能可分为病理解剖学和病理生理学两部分，前者主要阐述疾病状态下机体
形态结构的变化；后者主要从功能、代谢的角度阐明疾病发生发展的规律。人是一个完整的统一
体，形态、功能、代谢三者之间存在着密不可分的有机联系，形态结构的变化必然会导致功能、代谢
障碍，而功能、代谢障碍也必然会引起组织、细胞形态结构的改变，二者不能截然分开。

一、学习任务

异常人体结构与机能的主要任务是研究疾病发生、发展的一般规律与机制。详细地讲是研
究患病机体的形态、功能、代谢的变化和原理，从而探讨疾病的本质，为疾病的防治提供理论和实
验依据。

二、学科地位

异常人体结构与机能属于沟通基础医学和临床医学之间的桥梁学科；同时又直接应用、服务
于临床，属于一门应用学科。异常人体结构与机能在整个医学教育体系中占有重要的地位。

（一）桥梁作用

异常人体结构与机能的桥梁作用主要表现在两个方面。

（1）从正常人体的基本知识逐渐引向对患病机体的认识　异常人体结构与机能需要对正常

人体中形态、功能、代谢方面的各种相关知识加以综合、分析后用到患病的机体,从而正确认识患病机体内出现的各种复杂变化。因此它要以前期的人体解剖学、组织胚胎学、生理学、生物化学、药理学、微生物学及免疫学等各门学科为基础,逐渐过渡到临床上出现的各种疾病,它架起了从正常到异常之间的桥梁。以心力衰竭为例,心肌肥厚、心肌重构等离不开正常心脏解剖组织学的知识;心脏功能、顺应性及血流动力学变化等离不开生理学知识;心脏能量的产生、贮存及利用的变化离不开生物化学的知识。这就要求学生在学习本门学科知识的同时应重温基础学科中的基本理论,将各方面的知识联系起来,通过科学思维来正确认识疾病发生、发展中出现的各种变化规律,不断提高分析、综合和解决问题的能力。

(2)体现基础医学和临床医学的有机结合和相互促进 一方面,临床医学为异常人体研究内容的选择、研究成果的验证和推广应用提供了方向和基础;另一方面,异常人体的新理论、新技术、新成就,不断深化对疾病本质的认识,有力地促进了临床医学的发展。以休克为例,临床医学侧重于探讨各种类型休克的原因、症状、体征、诊断、鉴别诊断和治疗措施,病理生理学侧重于揭示休克发生发展的共同规律和机制。随着对休克机制认识的不断深化,临床医学抗休克的理论和治疗措施也随之发生了根本性的变革。所以深入学习异常人体结构与机能有助于把握疾病的主导环节和发展趋向,更深入地、由表及里地、动态地认识疾病的本质。

(二)临床应用

异常人体结构与机能的应用作用最显著地表现在对临床疾病的研究和诊断上。临床各学科必须借助异常人体的研究方法,对疾病进行观察;同时也必须借助病理诊断对临床疾病进行确诊,如恶性肿瘤的恶性程度、治疗效果及预后的判断等,以提高临床的工作水平。

三、学习内容

《异常人体结构与机能》的内容可分为以下四个部分。

(1)病理解剖学总论 包括第二至第五章,主要介绍组织和细胞适应、损伤和修复的基本形式;局部血液循环障碍的类型及对机体的影响;炎症的基本病理变化特点及分类;肿瘤的概念、特征、病因及常见肿瘤的举例等。

(2)病理生理学的基本病理过程 包括第六至第十一章,侧重于从整体水平阐述临床疾病中存在的共同的功能、代谢变化及发生机制,如缺氧、水肿、休克等。

(3)病理解剖学各论 包括第十二至第十七章,主要阐述各系统常见病、多发病的病因、发病机制和病理变化的特殊规律。

(4)器官系统的病理生理学 主要从器官系统水平阐述各器官系统疾病晚期的共同表现和机制,如心功能不全、呼吸衰竭等。

第二节 研 究 方 法

异常人体结构与机能是基础医学中一门理论性较强的学科,又是一门实验性较强的学科。异常人体结构与机能的研究方法很多,在教学及临床上常用的主要研究方法如下。

一、动物实验

动物实验是异常人体结构与机能的主要研究手段。不论是病理解剖学或是病理生理学,都广泛地应用动物实验进行科学研究。它是根据研究者的需要,在动物身上复制出类似人类疾病的模型,对患病时机体的形态、功能、代谢变化进行深入细致的动态观察,并对动物疾病进行实验性治疗,以探索疗效的机制。它的特点是:可多次重复、反复实验,这在人体上是做不到的。但人与动物毕竟不同,二者虽有共同点,但又有本质的区别。人类的疾病不可能都在动物身上复制,即使能够复制,在动物中所见的反应也比人类反应简单,因此动物实验的结果虽有一定的价值,但不能不经分析而机械地完全用于临床,只有把动物实验结果和临床资料相互比较、分析和综合后,才能被临床借鉴和参考。这一点在实验和学习中应该注意。

二、尸体剖检

对病死者的尸体进行解剖检查,称尸体剖检,简称尸检。它有别于正常人体解剖,它是病理解剖学的基本研究方法之一。通过尸体剖检,可直接观察疾病的病理变化,明确诊断,查明死因,验证临床诊断,同时还可发现一些新的疾病,积累病材,为教学提供病理材料,为研究疾病提供资料。

三、活体组织检查

在活体局部用切除、穿刺、搔刮等方法,采取病变组织进行病理检查,以确定疾病的诊断,这种方法称之为活体组织检查,简称活检。这是临床上广泛采用的病理检查诊断方法。它的作用是:①对疾病确诊;②疗效判定;③良、恶性肿瘤的鉴别;④恶性肿瘤恶性程度的分级;⑤疑难疾病的确诊。

四、细胞学检查

收集病变部位的脱落细胞,制成涂片并染色,用显微镜观察,做出细胞学诊断,此种方法称之为细胞学检查,这也是临床上广泛采用的病理检查诊断方法之一。该方法简便易行,痛苦小,主要用于肿瘤诊断及防癌普查。

五、临床研究

异常人体结构与机能研究的是患病机体的形态、功能和代谢变化,人体当然是其主要的研究对象。只靠动物实验很难得到有效可靠的实验数据,因此很多研究必须通过对病人作周密细致的临床观察后得出结论,有时甚至要在对病人长期的随访中探索疾病动态发展的规律,所以应在不损害病人健康的前提下,进行一系列必要的临床检查与实验研究。

近年来随着各项新技术的应用,异常人体结构与机能的研究方法及手段越来越多。如体外组织和细胞培养、免疫组织化学、放射免疫、聚合酶链反应(PCR)、核酸探针、DNA 凝胶电泳、原位杂交等技术均已得到广泛应用。

第三节　发展简史

异常人体结构与机能的研究比较早,即为病理解剖学与病理生理学。

18 世纪中叶,意大利解剖学家 Morgagni 创立了器官病理学,标志着病理解剖学的开始;19世纪中叶,德国病理学家 Vorchow 通过显微镜对组织、细胞的深入观察,首创细胞病理学。这些发现丰富了人类对疾病的认识,对于异常人体结构与机能乃至整个医学界的发展做出了巨大的贡献。

　　病理生理学是一门比较年轻的学科,是医学发展和临床实践需要的必然产物。19 世纪初,人们仅用临床观察和尸体解剖的方法认识疾病。19 世纪中叶法国生理学家 Claude Bernard 等开始在动物身上用实验的方法研究疾病时的功能、代谢变化,创立了实验病理学,这便是病理生理学的雏形,但在当时病理解剖学和病理生理学的内容合并在一起,统称为病理学。以后由于对疾病的形态和功能、代谢两方面的研究都有了飞速发展,病理学逐渐分化成病理解剖学和病理生理学。

第一章

疾 病 概 论

> **掌握** 健康、亚健康、疾病、康复、脑死亡的概念;疾病发生发展的一般
> 规律;脑死亡的判断标准。
> **熟悉** 疾病发生的原因和条件。
> **了解** 疾病发生的基本机制。

健康(health)与疾病(disease)是一组对应的概念,至今尚无完整的定义,两者间缺乏明确的判断界限,因此本章仅能根据目前的认识加以阐述。

第一节 健康与疾病

一、健康的概念

长期以来,人们常常认为不生病就是健康,但是实际上此种观点是不全面的。世界卫生组织(world health organization,WHO)关于健康的定义是:健康不仅是没有疾病和病痛,而且是在躯体上、精神上和社会上处于完好状态。换言之,健康至少包含强壮的体魄和健全的心理精神状态。

为了达到健康和保持健康,必须从增强自我保健能力着手,并动员全社会共同参与卫生保健。在日常生活中,有些不健康的行为,如吸烟、酗酒、吃不洁食物、赌博、生活懒散等,均应预防和抵制。如果每个人注意个人卫生、注意体育锻炼,则可更好地保持健康,避免许多疾病的发生。

心理上的健康与身体的健康可相互影响。健康状况良好者除体魄强壮外,还应表现为精神饱满、乐观、勇于克服困难、事业心强、群众关系良好。心理的不健康可伤害身体,甚至引起躯体疾病。

健康的标准并不是固定的,它随着经济发展、社会进步而变化,在不同地区,不同年龄的人群中健康的标准也会略有不同。增强健康意识,保障个人和大众的健康是每个人义不容辞的责任。

亚健康状态是指介于健康与疾病之间的生理功能低下的状态,此时机体处于非病、非健康并有可能趋向疾病的状态,故有学者称其为诱发病状态。引起亚健康状态的真正原因尚不清楚,可能与工作压力、不良生活习惯、环境污染等多种因素有关,其表现既可有躯体上的表现,又可有精

神心理上的异常。亚健康者在一般情况下能正常学习、工作和生活,但生活质量不高,工作效率较低,容易疲劳,同时可能出现食欲不振、失眠健忘、焦虑易怒、精神萎靡、性功能减退等表现。这种状态虽与心理性疾病病人有类似表现,但其严重程度还不能达到此类疾病的标准。

亚健康状态的群体很大,尤其在中年人中比例很高,但是目前缺乏明确的判断标准和针对措施,因此只能从加强自我保健、开展体育锻炼、提高免疫功能、调节心理活动等多方面综合防治,争取亚健康状态向健康状态回复,防止向疾病方向转化。

二、疾病的概念

疾病是指机体在一定条件下由病因与机体相互作用而产生的一个损伤与抗损伤斗争的有规律过程,体内有一系列功能、代谢和形态的改变,临床出现许多不同的症状与体征,机体与外环境间的协调发生障碍。以病毒性感冒为例,它常发生在机体疲劳、受凉以后,病毒侵入机体,对机体造成损害,与此同时,体内出现免疫反应加强等抗损伤措施,临床上出现咽喉痛、咽喉黏膜充血、流涕、咳嗽、发热等一系列表现,最后患病机体软弱无力,劳动能力明显下降。简言之,疾病是机体在一定的条件下受病因损害作用后,因机体自稳调节功能紊乱而发生的异常生命活动过程。

第二节 病 因 学

病因学主要研究疾病发生的原因与条件。

一、疾病发生的原因

疾病发生的原因简称病因,又可称为致病因素。它是指作用于机体的众多因素中,能引起疾病并赋予该病特征的因素。病因在一定条件下发挥致病作用。因此也可以说,病因是指能引起某一疾病的特定因素,它决定疾病的特异性。

病因种类很多,一般分成以下几大类。

(一)生物性因素

生物性因素是一类比较常见的病因。主要包括病原微生物(如细菌、病毒、真菌、立克次体等)和寄生虫。这类病因的致病作用主要与病原体致病力强弱和侵入宿主机体的数量、侵袭力、毒力以及它逃避或抵抗宿主攻击的能力有关。此类病因(特别是病原微生物)侵入机体后常常构成一个传染过程。这一类致病因素作用于机体时具有以下特点:

1)病原体有一定的入侵门户和定位。例如甲型肝炎病毒,可从消化道入血,经门静脉到肝,在肝细胞内寄生和繁殖。

2)病原体必须与机体相互作用才能引起疾病。只有机体对病原体具有感受性时它们才能发挥致病作用。例如,鸡瘟病毒对人无致病作用,因为人对它无感受性。

3)病原体作用于机体后,既改变了机体,也改变了病原体。例如致病微生物常可引起机体的免疫反应,有些致病微生物自身也可发生变异,产生抗药性,改变其遗传性。

(二)理化因素

理化因素类病因包括机械力、温度(如高温引起的烧伤、低温引起的冻伤)、大气压、噪声、电离辐射、强酸、强碱、化学毒物或动植物毒性物质等。理化性因素致病常可发生在一些突然事故、特殊环境中。

1. 物理性致病因素

1）大多数物理性致病因素只引起疾病的发生，在疾病的进一步发展中它们本身不再继续起作用。

2）它们所引起的疾病潜伏期一般较短，或者根本没有潜伏期，只有紫外线和电离辐射，由于能量在体内转化的关系，可能是个例外。

3）物理性致病因素的致病作用，对机体各器官组织来说，大都没有明显的选择性。

2. 化学性致病因素

1）不少化学性致病因素对机体的组织、器官有一定的选择性损伤作用。例如，CCl_4 主要引起肝细胞中毒等。

2）化学性致病因素在整个发病过程中都起一定的作用，但一旦进入体内后，它的致病性常常发生改变，它可被体液稀释、中和或被机体组织分解。

3）化学性致病因素的致病作用除和毒物本身的性质、剂量有关外，在一定程度上还取决于作用部位和整体的功能状态。

4）除慢性中毒外，化学性致病因素的致病作用潜伏期一般较短。

（三）机体必需物质的缺乏或过多

机体的正常生命活动是依靠机体内外环境中许多生理性刺激和必需物质来维持的。假如体内这些正常的刺激和必需物质缺乏或过多，就会发生功能上的改变，并且可能因此而发病，严重时甚至引起死亡。此类病因中包括维持生命活动的一些基本物质（如氧、水等），各种营养素（如糖、脂肪、蛋白质、维生素、矿物质等），某些微量元素（如氟、硒、锌、碘等）以及纤维素等。

（四）遗传性因素

遗传性因素直接致病主要是通过遗传物质基因的突变或染色体畸变而发生的。基因突变引起分子病。如血友病，其遗传基因位于 X 染色体上，基因突变后造成凝血因子Ⅷ缺失，导致凝血障碍，容易出血。由于其遗传基因位于 X 染色体上，所以一般男性发病，女性遗传。染色体畸变引起染色体病，目前已达数百种，如性染色体畸变导致的两性畸形等。此外，某些家族人员具有易患某种疾病的倾向，如精神分裂症、糖尿病等，此种现象称其为遗传易感性，这些人具有遗传素质，即具备易得这类疾病的遗传特征。

（五）先天性因素

先天性因素是指那些能够损害胎儿的有害因素。由先天性因素引起的疾病称为先天性疾病，如先天性心脏病，与妇女怀孕期患风疹有关。柯萨奇病毒也可能是引起某些先天性心脏病的先天性因素。有的先天性疾病是可以遗传的，如先天愚型，但有的先天性疾病并不遗传，如先天性心脏病。

（六）免疫因素

在某些机体中免疫系统对一些抗原刺激发生异常强烈的反应，从而导致组织、细胞的损伤和生理功能的障碍。这些异常的免疫反应称为变态反应或超敏反应。如异种血清蛋白（破伤风抗毒素等）、某些药物（青霉素等）在某些个体中引起过敏性休克；某些花粉、食物（虾、牛乳等）也可在某些个体中引起支气管哮喘、荨麻疹等变态反应性疾病;有些个体能对自身抗原发生免疫反应并引起自身组织的损害,称为自身免疫性疾病,常见者如系统性红斑狼疮、类风湿性关节炎、溃疡性结肠炎等。此外,还有因体液免疫或细胞免疫缺陷引起的免疫缺陷病。

(七) 精神、心理和社会因素

近年来,随着生物医学模式向生物-心理-社会医学模式的转换,精神、心理和社会因素引起的疾病越来越受到重视,如应激性疾病、变态人格、身心疾病等逐渐增多。社会因素与疾病的发生有密切关系,因为人不仅是生物学领域内的动物,而更重要的是社会范畴里的生物。因此社会因素与疾病的发生密切相关。

病因还有很多,不可能全部列出。疾病的发生可以主要由一种病因引起,也可以由多种病因同时作用或先后参与,在疾病发生、发展过程中病因也可能发生新的变化,如细菌和病毒的变异,因此必须具体分析。

每种疾病一般来说都有病因,因此病因是引起疾病的必不可少的、决定疾病特异性的因素。没有病因,不可能发生相关的疾病。目前医学领域中虽然还有不少已经存在的疾病或新发现的疾病的病因不明,这是一种暂时现象,相信随着医学科学的发展,这些疾病的病因迟早会得到阐明。

二、疾病发生的条件

疾病发生的条件,主要是指那些能够影响疾病发生的各种机体内外因素。它们本身虽然不能引起疾病,但是可以左右病因对机体的影响、直接作用于机体或者促进或阻碍疾病的发生。例如,营养不良、居住条件恶劣、过度疲劳等都可以削弱机体的抵抗能力,这时如有少量不足以引起正常人得病的结核杆菌进入机体,就可引起结核病;与此相反,充足的营养、良好的生活条件、适量的体育活动等,都能增强机体对病原微生物的抵抗力,此时如有结核杆菌的侵入,也可以不发生结核病。因此,在有些疾病的病因学预防中,考虑条件的作用是很重要的。

其中能加强病因作用或促进疾病发生的因素称为诱因。诱因也是疾病发生的一种条件,如老年人中,肺部感染作为诱因,诱发心力衰竭等。此外,年龄和性别也可作为某些疾病发病的条件。例如,小儿易患呼吸道和消化道传染病,这可能与小儿呼吸道、消化道的解剖生理特点和防御功能不够完善有关。妇女易患胆石症、癔症以及甲状腺功能亢进等疾病,而男子则易患动脉粥样硬化、胃癌等疾病。

必须强调,疾病发生发展中原因与条件是相对的,它是针对某个具体的疾病来说的,对于不同的疾病,同一个因素可以是某一个疾病发生的原因,也可以是另一个疾病发生的条件。例如寒冷是冻伤的原因,但也是感冒、肺炎、关节炎等疾病发生的条件,因此要阐明某一疾病的原因和条件以及认识它们在疾病发生中的作用,必须进行具体的分析和研究。

第三节 发 病 学

发病学主要研究疾病发生、发展过程中的一般规律和共同机制。

一、疾病发生发展的一般规律

疾病发生发展的一般规律主要是指各种疾病过程中一些普遍存在的共同的基本规律。

（一）损伤与抗损伤

损伤与抗损伤的斗争贯穿于疾病的始终，两者间既相互联系又相互斗争，这是构成疾病各种临床表现，推动疾病发展的基本动力。在疾病中损伤与抗损伤作用常常同时出现，不断变化。

以烧伤为例，高温引起的皮肤、组织坏死，大量渗出引起的循环血量减少、血压下降等变化均属损伤性变化，但是与此同时体内出现一系列变化，如白细胞增加、微动脉收缩、心率加快、心输出量增加等抗损伤反应，如果损伤较轻，则通过各种抗损伤反应和恰当的治疗，机体即可恢复健康；反之，如损伤较重，抗损伤的各种措施无法抗衡损伤反应，又无恰当而及时的治疗，则病情恶化。由此可见，损伤与抗损伤反应的斗争以及它们之间的力量对比常常影响疾病的发展方向和转归。应当强调在损伤与抗损伤之间无严格的界限，它们之间可以相互转化。例如烧伤早期，小动脉、微动脉的痉挛有助于动脉血压的维持，但收缩时间过久，就会加重组织器官的缺血、缺氧，甚至造成组织、细胞的坏死和器官功能障碍。

在不同的疾病中损伤和抗损伤的斗争是不相同的，这就构成了各种疾病的不同特征。在临床疾病的防治中，应尽量支持和加强抗损伤反应而减轻和消除损伤反应，损伤反应和抗损伤反应间可以相互转化，如一旦抗损伤反应转化为损伤性反应时，则应全力消除或减轻它，以使病情稳定或好转。

（二）因果交替

在疾病的发生发展过程中，原因和结果间可以相互交替和相互转化，如果善于揭示各种病理现象之间的因果联系，就能掌握疾病的发展趋向和发病的主导环节，并加以有效的治疗。在疾病的过程中，原始致病因素作用于机体后，机体产生一定的变化，这些变化在一定的条件下又会引起另一些变化，也就是说，由原始致病因素引起的后果，可以在一定的条件下转化为另一些变化的原因。由于原因和结果互相转化和交替，所以即使原始病因已不存在，上述的因果交替可推动疾病过程不断发展。因此，这种因果交替的过程常是疾病发展的重要形式。例如，机械暴力短暂地作用于机体，使组织受损，血管破裂而导致大出血，大出血使心排出量减少和动脉血压下降，血压下降可反射性地引起交感神经兴奋，皮肤、腹腔器官的小动脉、微动脉等收缩，以保证心、脑等重要器官的血液供应；但这种血管收缩可引起外周组织缺血、缺氧，外周组织的缺血缺氧将导致大量血液淤积在毛细血管和微静脉内，其结果是回心血量锐减，心输出量进一步减少和动脉血压进一步降低，致使组织缺氧更加严重。这种因果循环可使病情不断恶化，称之为恶性循环。

疾病中因果交替规律的发展而形成恶性循环，使疾病不断恶化，直到死亡。但如经过恰当的治疗，在疾病康复的过程中也可形成良性循环，从而促进机体的康复。在不同的疾病中，以及在疾病的不同阶段，因果交替的内容是不同的。因此如果能及早采取措施在疾病发展的某一环节上打断因果交替和恶性循环，就可使疾病向着有利于康复的方向发展。

（三）局部和整体

任何疾病，基本上都是整体疾病，而各组织、器官和致病因素作用部位的病理变化，均是全身性疾病的局部表现。局部的病变可以通过神经和体液的途径影响整体，而机体的全身功能状态也可以通过这些途径影响局部病变的发展和经过。现以局部病变疖（毛囊炎）为例，它在局部引起充血、水肿等炎症反应，但是严重时局部病变可以通过神经体液途径影响全身，从而引起白细胞升高、发热、寒战等全身性表现。反之，有时疖看似局部病变，给予单纯的局部治疗，效果不明显，仔细追查，结果发现局部的疖是全身代谢障碍性疾病——糖尿病的局部表现，只有治疗糖尿病后局部疖才会得到控制。因此在研究疾病过程中整体与局部的关系时,应该认识到在每一个疾病过程中,局部和整体之间的关系,都有其各自的特征,而且随病程的发展两者间的联系又不断变化,同时还可以发生彼此间的因果转化,此时究竟是全身病变还是局部病变占主导地位,应作具体分析。

二、疾病发生的基本机制

疾病发生的基本机制是指参与很多疾病发病的共同机制,因此它不同于个别疾病的特殊机制。近年来,由于医学基础理论的飞速发展,各种新方法新技术的应用,不同学科间的横向联系,使疾病基本机制的研究从系统水平、器官水平、细胞水平逐步深入到分子水平。下面从神经机制、体液机制、细胞机制和分子机制四方面进行叙述。

(一)神经机制

神经系统在人体生命活动的维持和调控中起主导作用,神经系统的变化与疾病的发生发展密切相关,疾病时也常有神经系统的变化,因此神经机制参与了疾病的发病。有些病因可直接损害神经系统,如乙型脑炎病毒。此种病毒具有高度嗜神经的特性,它可直接破坏神经组织。另一些致病因子可通过神经反射引起相应器官组织的功能代谢变化,或者抑制神经递质的合成、释放和分解,促进致病因子与神经递质的结合,减弱或阻断正常递质的作用。最常见者如长期精神紧张、焦虑、烦恼导致大脑皮质功能紊乱,皮质与皮质下功能失调,导致内脏器官功能障碍。

(二)体液机制

体液是维持机体内环境稳定的重要因素。疾病中的体液机制主要是指致病因素引起体液的质和量的变化,体液调节的紊乱造成内环境紊乱,以致疾病发生。体液调节紊乱常由各种体液性因子数量或活性变化引起,它包括各种全身性作用的体液性因子(如组胺、儿茶酚胺、前列腺素、激活的补体、活化的凝血因子、纤溶物质等)和多种局部作用的体液性因子(如内皮素、某些神经肽等)以及近年来特别强调的细胞因子,如白介素(IL)、肿瘤坏死因子(TNF)等。体液性因子通过以下 3 种方式作用于靶细胞:

(1) 内分泌(endocrine) 体内一些特殊的分泌细胞分泌的各种化学介质如激素,通过血液循环输送到身体的各个部分,被远距离靶细胞上的受体识别并发挥作用。

(2) 旁分泌(paracrine) 某些分泌的信息分子由于很快被吸收或破坏,故只能对邻近的靶细胞起作用,如神经递质及部分血管活性物质(如 NO、内皮素)等。

(3) 自分泌(autocrine) 细胞能对它们自身分泌的信息分子起反应,即分泌细胞和靶细胞为同一细胞,许多生长因子能以这种方式起作用。

疾病发生发展中体液机制与神经机制常常同时发生,共同参与,故常称其为神经体液机制。例如,在经济高度发达的社会里,部分人群受精神或心理的刺激可引起大脑皮质和皮质下中枢(主要是下丘脑)的功能紊乱,使调节血压的血管运动中枢的反应性增强,此时交感神经兴奋,去甲肾上腺素释放增加,导致小动脉紧张性收缩;同时,交感神经活动亢进,刺激肾上腺髓质兴奋而释放肾上腺素,使心率加快,心输出量增加,并且因肾小动脉收缩,促使肾素释放,血管紧张素-醛固酮系统激活,血压升高,这就是高血压发病中的一种神经体液机制。

(三)细胞机制

致病因素作用于机体后可以直接或间接作用于组织、细胞,造成某些细胞的功能代谢障碍,从而引起细胞的自稳调节紊乱。某些病因如外力、高温等,可直接无选择地损伤组织、细胞;但另一些病因又可直接有选择性地损伤组织、细胞,如肝炎病毒侵入肝细胞、疟原虫侵犯红细胞等。致病因素引起的细胞损伤除直接的破坏外,主要表现为细胞膜功能障碍和细胞器功能障碍。

(四)分子机制

细胞内含有很多分子,这些分子包括大分子多聚体与小分子物质。细胞内的大分子多聚体主要是蛋白质和核酸,而蛋白质和核酸是有机体生命现象的主要分子基础,生命的信息储存于核酸;构成生命过程的化学反应则是由蛋白质调节、控制的。

各种致病原因无论通过何种途径引起疾病,在疾病过程中都会以各种形式表现出分子水平上大分子多聚体与小分子物质的异常,反之,分子水平的异常变化又会在不同程度上影响正常生命活动。因此,近年来从分子水平研究生命现象和疾病的发生机制引起了人们极大的重视,它使人们对疾病时形态、功能、代谢变化的认识以及对疾病本质的认识进入了一个新阶段,产生了分子病理学或分子医学的新兴学科。

分子病理学是在研究生命现象的分子基础上,探索疾病及其康复过程中出现的细胞生物学与分子生物学现象。分子病理学有广义和狭义之分。广义的分子病理学研究所有疾病的分子机制,狭义的分子病理学主要研究生物大分子(主要是核酸与蛋白质)在疾病机制中的作用。所谓分子病是指由于 DNA 遗传性变异引起的一类以蛋白质异常为特征的疾病。它主要分成以下四大类。

(1)酶缺陷所致的疾病 主要是指由于 DNA 遗传性变异所致的疾病引起的酶蛋白异常,如Ⅰ型糖原沉积病。

(2)血浆蛋白和细胞蛋白缺陷所致的疾病 如镰刀细胞性贫血。

(3)受体病 由于受体基因突变使受体缺失、减少或结构异常而致的疾病称受体病。它又可分为遗传性受体病(如家族性高胆固醇血症等)和自身免疫性受体病(如重症肌无力等)两种。

(4)膜转运障碍所致的疾病 这是一类由于基因突变引起特异性载体蛋白缺陷而造成膜转运障碍的疾病。目前了解得最多的是肾小管上皮细胞的转运障碍,表现为肾小管重吸收功能失调。

人体细胞中含有 23 对染色体,3×10^9 个碱基对,它们控制着细胞的各种功能、代谢变化,分析这些碱基对的序列、鉴定各种基因的位置、功能与破译人类遗传信息密切相关。这就是人类基因组计划。近年来,随着基因研究的深入,人类基因组计划已经付诸实施,检测特异性致病基因的研究已经开始。某些疾病(如糖尿病、高血压病等)相关基因或易感基因的寻找也已取得重要进展,因此出现了基因病(gene disease)的新概念。所谓基因病主要是指基因本身突变、缺失或其表达调控障碍引起的疾病,如由一个致病基因引起的基因病称单基因病,如多囊肾。如由多个基因共同控制其表型性状的疾病称多基因病。此时多个基因的作用可以相加、协同或相互抑制。由于这些基因的作用也受环境因素的影响,因此多基因病也称多因素疾病。高血压病、冠心病、糖尿病等均属此类疾病。

总之,基因组时代已经到来,基因学、基因组学及蛋白质组学的知识与方法已融合到疾病的研究中,因此从分子医学角度看,疾病时形态和功能的异常,是某些特定蛋白质结构或功能的变异,而这些蛋白质又是细胞核中相应基因对细胞受体和受体后信号转导作出应答反应的产物,因此基因及其表达调控状况是决定身体健康或疾病的基础。

第四节 疾病的转归

疾病都有一个发生发展的过程,大多数疾病发生发展到一定阶段后终将结束,这就是疾病的转归。

疾病的转归有康复和死亡两种形式。疾病的转归如何,主要取决于致病因素作用于机体后发生的损伤与抗损伤反应的情况,正确而及时的治疗可影响疾病的转归。

(一) 康复

康复分成完全康复与不完全康复两种。完全康复主要是指疾病时所发生的损伤性变化完全消失,机体的自稳调节恢复正常。不完全康复是指疾病时的损伤性变化得到控制,但基本病理变化尚未完全消失,经机体代偿后功能代谢恢复,主要症状消失,有时可留后遗症。

(二) 死亡

长期以来,一直把心跳呼吸的永久性停止作为死亡的标志。根据传统的观念,死亡是一个过程,包括濒死期、临床死亡期与生物学死亡期。但是近年来随着复苏技术的普及与提高、器官移植的开展,对死亡有了新的认识。目前一般认为死亡是指机体作为一个整体的功能永久停止,但是并不意味各器官组织同时均死亡。因此近年来提出了脑死亡(brain death)的概念。目前一般均以枕骨大孔以上全脑死亡作为脑死亡的标准。一旦出现脑死亡,就意味着人的实质性死亡。因此脑死亡成了近年来判断死亡的一个重要标志。

脑死亡一般应该符合以下标准:

1)呼吸心跳停止。特别是自主呼吸停止,此时需要不停地进行人工呼吸。由于脑干是心跳呼吸的中枢,脑干死亡以心跳呼吸停止为标准,但是近年来由于医疗技术水平的不断提高和医疗仪器设备的迅速发展,呼吸心跳都可以用人工维持,但心肌因有自发的收缩能力,所以在脑干死亡后的一段时间里还有微弱的心跳,而呼吸必须用人工维持,因此把自主呼吸停止作为临床脑死亡的首要指标。

2)不可逆性深昏迷。无自主性肌肉活动;对外界刺激毫无反应,但此时脊髓反射仍可存在。

3)脑干神经反射消失,如瞳孔对光反射、角膜反射、咳嗽反射、吞咽反射等均消失。

4)瞳孔散大或固定。

5)脑电波消失,呈平直线。

6)脑血液循环完全停止(经脑血管造影或经颅脑多普勒超声诊断)。

脑死亡一旦确立,这就意味着在法律上已经具备死亡的合法依据,它可协助医务人员判断死亡时间和确定终止复苏抢救的界线。此外,也为器官移植创造了良好的时机和合法的根据,因为对脑死亡者借助呼吸、循环辅助装置,在一定时间内维持器官组织低水平的血液循环,可为器官移植手术提供良好的供者,用此种器官移植给受者,效果较佳。因此用脑死亡作为死亡的标准是社会发展的需要,但是宣告脑死亡一定要十分慎重。

(三) 临终关怀与安乐死

临终关怀是指为临终病人及其家属提供医疗、护理、心理、社会等方面的全方位服务与照顾,使病人在较为安详、平静中接纳死亡。为此现在国内已出现一些临终关怀医院。

安乐死是指患有不治之症的病人在濒死状态时,为了免除其精神和躯体上的极端痛苦,用医学方法结束其生命。虽然安乐死概念提出多年,但因其涉及众多的医学、社会学和伦理学问题尚未解决,因此许多国家(包括我国)尚未通过立法施行。

第二章

细胞和组织的适应、损伤与修复

学习目标

掌握 萎缩、肥大、增生、化生的概念;各种类型变性的概念;肝脂肪变性的病变特点;玻璃样变性的病变特点;坏死的概念、病变、类型;再生的概念、各种组织的再生能力;肉芽组织的结构、功能及瘢痕形成过程。

熟悉 萎缩、肥大、增生、化生的病变特点;细胞水肿、心肌脂变的病变特点。

了解 脂变的原因及机制;含铁血黄素、脂褐素的特点;坏死的结局和对机体的影响;创伤愈合的基本过程。

机体细胞处于不断改变着的内外环境中,自然界和体内环境的许多因素会造成细胞和组织的损伤,其作用的强弱和持续时间的长短,在很大程度上决定了损伤的严重程度。如果致损伤因素轻微,作用缓慢,细胞可进行自身调整,以适应改变了的环境,如果致损伤因素增强,在一定程度内出现可逆性损伤,可表现为某些物质在组织和细胞中异常沉积;足够强的损伤因素或可逆性损伤发展下去,则可出现组织和细胞的死亡。正常细胞、适应细胞、可逆性损伤细胞和不可逆性损伤细胞在形态学上是一个连续变化的过程,在一定条件下可相互转化。

第一节 细胞和组织损伤的原因

一、缺氧

缺氧是引起细胞损伤的重要和常见原因。缺氧可为全身性或局部性,前者如心肺功能障碍,红细胞携氧能力降低或丧失(如一氧化碳和氰化物中毒、严重贫血等);后者常见于动脉管腔血流受阻。机体内各种细胞对缺氧的耐受性不同,神经细胞缺血一般超过 5~10 min 便难以恢复,而结缔组织细胞耐受缺氧时间较长。

二、物理因素

物理因素包括高温、低温、电流、放射线、机械损伤等因素。高温使蛋白质变性或炭化。低温使血管收缩、血流停滞、组织缺氧或使组织及细胞内水分形成冰晶而损伤。强电流通过组织时造成局部烧伤,并引起心脏传导障碍、心律失常而死亡。放射线作用于机体,使水分子被激发与电离,产生大量具有强毒力的自由基,导致生物分子化学键断裂,分子结构破坏。机械损伤能使细胞和组织的完整性破坏。

三、化学因素

各种毒物通过不同途径造成机体损害,最常见是抑制酶的活性。化学物质进入过多(如酒精等)或严重缺乏(如某些蛋白质、微量元素等)可引起细胞损伤。烟叶中因含多种有毒化学物质,可造成多种器官损伤。某些药物可出现不良反应(如链霉素对内耳、庆大霉素对肾的伤害)。某些物质通过吸收、降解而使细胞损伤,如 CCl_4 经肝代谢形成有强毒力的自由基·CCl_3,引起滑面内质网肿胀,脂肪代谢障碍。

四、生物因素

生物因素是引起细胞损伤的最常见因素,包括病毒、细菌、真菌、寄生虫等,病毒寄生、繁殖于活细胞中,干扰细胞的代谢过程;或产生毒性物质;或通过病毒蛋白的抗原性使机体产生变态反应;某些致癌病毒其核酸可整合入正常人体细胞的 DNA 中,改变人体遗传信息的表达,使细胞异常增生,甚至形成肿瘤。细菌致病主要是通过其释放内、外毒素,有的是释放破坏细胞膜的酶,如乙型溶血性链球菌释放溶血素,溶解红细胞的细胞膜。结核杆菌等则是引起机体的变态反应。真菌、寄生虫等也均可直接破坏组织和细胞或通过变态反应造成组织损伤。

五、免疫因素

机体的免疫反应具有防御有害物质侵袭、抑制细胞突变、维护机体内环境统一的作用。但在一定条件下,免疫反应可造成组织和细胞的损害。如机体对自身抗原发生免疫反应而导致自身组织的损害(自身免疫性疾病);体内、外抗原与体内所产生的抗体,在体内作用后形成的抗原抗体复合物,沉着在组织内引起免疫复合物病;免疫系统发育不全或遭损伤,可造成免疫缺陷病。

第二节　细胞和组织的适应

当细胞的内环境发生改变,或在轻微的各种致损伤因素持久作用下,可通过其自身的代谢、功能和结构改变加以调整,这个过程称适应。在调整过程中,形态结构可以出现多种改变,如细胞的数目增多或减少、体积增大或变小、细胞和组织类型发生转变等。但适应是有限度的,当作用因素超过了一定时间和强度,细胞将失去适应能力。

一、肥大

细胞、组织或器官体积增大称肥大。细胞肥大的基础是细胞器增多,从而使蛋白合成酶增加,蛋白质的合成代谢占优势,以达到更高的功能水平,适应改变了的环境需要。肥大的常见类型:

(1) 代偿性肥大　通常因相应器官和组织的工作负荷增加而引起,具有功能代偿作用。如生理状态下,举重运动员上肢骨骼肌的肥大;病理状态下,高血压病人左心室心肌肥大(图2-1);

一侧肾、肾上腺切除后,对侧相应器官肥大也属代偿性肥大。

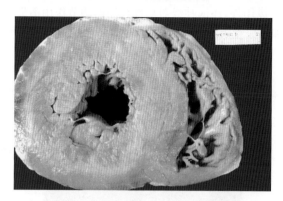

图 2-1 高血压导致左心室向心性肥大

注 心脏横断面,示左心室及室间隔增厚,乳头肌显著增粗,左心室腔相对较小。

(2)内分泌性肥大 内分泌激素作用于效应器,使之肥大,以适应生理功能的需要。如生理状态下,妊娠期孕激素增加而致子宫平滑肌肥大;病理状态下,甲状腺激素分泌增多引起的甲状腺滤泡上皮细胞肥大。

细胞的肥大导致由其组成的组织和器官体积增大、重量增加和功能增强。因代偿而肥大的器官超过其代偿限度时便会失代偿,例如肥大心肌的失代偿引发心力衰竭。

二、增生

实质细胞数目增多常致组织、器官体积增大称增生。增生往往是由于各种原因引起细胞有丝分裂增强的结果。增生的细胞功能常增强,通常为可复性,原因消除后常可复原。增生的常见类型:

(1)生理性增生 包括:①代偿性增生,如部分肝脏被切除后残存肝细胞的增生;②激素性增生,如正常女性青春期乳房小叶腺上皮以及月经周期中子宫内膜腺体的增生。

(2)病理性增生 最常见的原因是激素过多或生长因子过多。如雌激素绝对或相对增加,会引起子宫内膜腺体增生,由此导致功能性子宫出血。

肥大主要指细胞的体积增大,而增生主要指细胞数量的增多。增大的组织或器官,既可是该组织或器官的细胞体积变大,也可是细胞数目增多,或两者同时存在。

三、萎缩

已正常发育的器官和组织,其实质细胞的体积变小和数量减少而致器官或组织缩小称萎缩。组织器官的未曾发育或发育不全不属于萎缩范畴。萎缩细胞的细胞器减少,以降低细胞对氧和代谢物质的需求,适应降低了的工作负荷、血液供应和神经内分泌刺激。

萎缩可分生理性萎缩和病理性萎缩。生理性萎缩如成年人胸腺萎缩,更年期后的性腺萎缩,高龄时期的各器官萎缩。常见的病理性萎缩类型如下所述:

(1)营养不良性萎缩 全身性营养不良性萎缩见于长期饥饿、慢性消耗性疾病;局部营养不良性萎缩见于局部缺血,如动脉粥样硬化使血管腔变小、血流减少,引起心、脑、肾等相应器官萎缩。

(2)失用性萎缩 如肢体骨折后,用石膏固定患肢,以利骨折愈合,但由于肢体长期不活动,出现患肢肌肉萎缩及骨质疏松。

（3）去神经性萎缩　脊髓灰质炎病人,因脊髓前角运动神经细胞损害,它所支配的肌肉发生萎缩。这除了肌肉麻痹而废用外,还因神经对局部代谢的调节作用消失之故。

（4）压迫性萎缩　如输尿管阻塞可引起肾盂积水,从而压迫肾实质引起萎缩;脑积水可压迫脑实质导致脑组织萎缩(图2-2)。

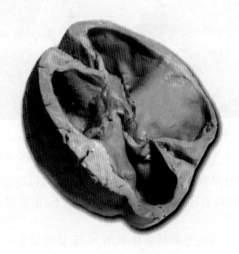

图2-2　脑积水导致的脑萎缩

（5）内分泌性萎缩　如因腺垂体肿瘤或缺血性坏死等引发的肾上腺萎缩,严重者还可致甲状腺、性腺和全身性萎缩(Simmonds综合征)。

心肌、脑等的老年性萎缩兼有生理性萎缩和病理性萎缩。

以上几种病理性萎缩大多是在病因长期不能消除情况下形成的改变,难以恢复。但萎缩总的来说是一种适应现象,一般是可复性的,当萎缩不太严重时,如果及早将引起病理性萎缩的原因除去,萎缩的组织和器官仍可恢复原样。

四、化生

一种分化成熟的细胞类型被另一种分化成熟的细胞类型所取代的过程称化生。化生的细胞并不是由原来的成熟细胞直接转变而来,而是由该处具有分裂增殖和多向分化能力的幼稚未分化细胞、储备细胞或干细胞横向分化的结果。

化生只能在同类组织之间出现,即上皮组织之间或间叶组织之间。如柱状上皮可化生为鳞状上皮但不能化生为间叶组织成分。

（1）上皮组织的化生　如吸烟者支气管假复层纤毛柱状上皮,易发生鳞状上皮化生(简称鳞化)(图2-3);鳞化还见于肾盂结石的肾盂黏膜、慢性宫颈炎的宫颈黏膜及腺体等。慢性萎缩性胃炎时,部分胃黏膜上皮转变为肠型黏膜上皮,称肠上皮化生(简称肠化)。

（2）间叶组织的化生　间叶组织中幼稚的成纤维细胞在损伤后,可转变为成骨细胞或成软骨细胞,称为骨或软骨化生。

化生虽是机体对不利环境和有害因素损伤的一种适应性改变,具有保护作用,但往往丧失了原来组织的固有功能,如支气管上皮鳞化后,失去了纤毛,削弱了局部的自净功能。有的化生还可能发展为肿瘤,如支气管、胆囊、前列腺上皮的鳞化少数发展为鳞状细胞癌;胃黏膜肠化发展为胃癌。

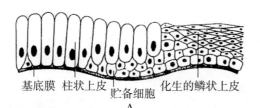

基底膜　柱状上皮　贮备细胞　化生的鳞状上皮

A

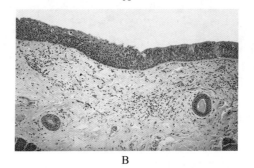

B

图 2-3　支气管的鳞状上皮化生

注　A. 示意图；B. 镜下观。

第三节　细胞和组织的损伤

　　遭受了损伤的细胞，首先表现为代谢性变化，经过一段不等的时间(如缺血后数分钟至数十分钟)，受损伤细胞呈现组织化学和超微结构的变化，然后(如缺血后数小时至数日)，才呈现光镜下和肉眼可见的形态学变化。较轻的损伤在刺激消除后大多恢复正常，通常称为可逆性损伤。严重的细胞损伤是不可逆的，直接或最终导致细胞死亡。

一、可逆性损伤

　　细胞可逆性损伤，旧称变性，是指细胞或细胞间质受损伤后，由于代谢障碍，使细胞内或细胞间质内出现异常物质或正常物质异常蓄积的现象。去除病因后，此类损伤可恢复正常，因此是非致死性、可逆性损伤。只有当病变严重时才导致细胞死亡。

(一)细胞水肿

　　(1)原因　细胞水肿即细胞内水和钠的过多积聚，故又称"水变性"，见于心、肝、肾等器官的实质细胞。在急性感染、缺氧、毒素等有害因素作用下损伤了线粒体，影响线粒体生物氧化，ATP生成减少，致使能量不足，使细胞膜的钠泵作用障碍，造成细胞内水、钠积聚。它常是细胞损伤中最早出现的变化。

　　(2)病理变化　水肿的细胞由于胞质内水分含量增多，故细胞体积增大，胞质疏松、淡染。轻度的细胞水肿胞质内出现颗粒状物质，此乃肿大的线粒体和内质网。肉眼观察见器官体积肿大，颜色较正常淡，显得混浊而无光泽。细胞水肿进一步发展可使细胞体积明显增大，线粒体和内质网进一步扩张，可呈小泡状，甚至破裂，整个细胞疏松化。重度的细胞水肿，使整个细胞膨大如气球，胞质透明，又称气球样变(图 2-4)。

17

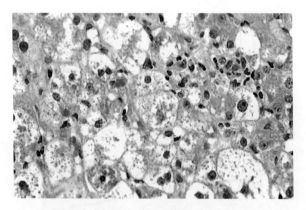

图 2-4 肝细胞水肿

注 肝细胞明显肿胀,胞质淡染,部分肝细胞肿胀如气球样(气球样变)。

(3)临床意义 细胞水肿通常为细胞较轻度的损伤,在原因消除后,即可恢复。但较重的细胞水肿使细胞功能下降,如心肌细胞水肿致收缩力减弱;肾小管上皮细胞水肿除了影响功能外,可在尿中检得少量蛋白,这是由于病变的细胞膜发生破裂,细胞内的蛋白成分进入管腔之故。

(二)脂肪变

正常情况下,除脂肪细胞外,一般细胞内不见或仅见少量脂肪滴,如出现脂肪滴或脂肪滴明显增多,则称脂肪变性。因为脂类代谢主要在肝内进行,因此脂肪沉积常见于肝,但也见于心、肾等器官。

1. 原因

进入肝细胞的脂肪来自两方面,一是由肠内吸收的乳糜微粒,被水解后形成的脂肪酸;二是贮存的体脂。这些脂肪除一部分在肝内进行氧化产生能量加以利用外,大部分与蛋白质结合以脂蛋白形式运出肝外,或供其他组织利用,或再转变为体脂贮存,或组成结构脂。造成肝脂肪沉积的因素:

(1)进入肝的脂肪酸过多 如进食脂肪过多或饥饿状态及糖尿病病人对糖利用障碍时,脂肪库中脂肪分解加强,以脂肪酸形式进入肝,若超过肝氧化利用和合成脂蛋白能力时,肝即合成脂肪增多。

(2)脂肪酸氧化障碍 见于缺氧、白喉外毒素中毒,此时线粒体受损,导致细胞内 ATP 生成减少,使进入肝细胞的脂肪酸不能充分氧化,造成脂肪在肝细胞内沉积。

(3)脂蛋白合成障碍 肝内脂肪必须和蛋白质结合形成脂蛋白后才能运出肝,以供机体的需要。当合成脂蛋白的磷脂或组成磷脂成分的胆碱缺乏时,不能将脂肪运出肝,便在肝内沉积。有毒物质如酒精、CCl_4、某些真菌毒素等可破坏粗面内质网(蛋白合成部位)的结构或抑制酶的活性,使脂肪不能转变为脂蛋白,也可引起肝内脂肪沉积。

2. 病理变化

肝脂肪沉积比较明显时,肝均匀性肿大,包膜紧张,色浅黄,油腻感。H-E 染色的切片在肝细胞胞质内显现大小不等的空泡(脂肪已在制片过程中被有机溶剂溶解)(图 2-5)。冰冻切片才能保存脂质,用苏丹Ⅲ等染料染色能显示脂滴为橘红色、大小不等的球形小滴。大量脂肪在肝细胞内沉积时,脂肪滴可胀破细胞游离而出,使细胞坏死。心肌脂肪变常累及左心室的内膜下和乳头肌,肉眼上表现为大致横行的黄色条纹,与未脂肪变的暗红色心肌相间,形似虎皮斑纹,称为虎斑心。

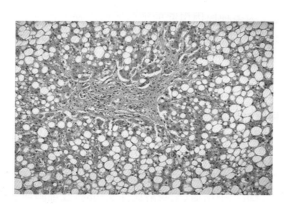

图 2-5 肝细胞脂肪变

注 肝细胞质中可见大小不等的空泡,为脂滴;部分细胞核偏向细胞的一侧。

3. 临床意义

肝脂肪沉积是可逆性损伤,当致病因素消除后即可恢复正常,一般无明显的临床表现。重度弥漫性肝脂肪变称脂肪肝,体检时肝可在右季肋下触及,有轻压痛及肝功能异常。B超也可诊断。严重的肝脂肪沉积由于脂肪滴的不断破裂、肝细胞进行性坏死,纤维组织增生,可导致肝硬化。

(三)玻璃样变

某些情况下,细胞内或间质中出现伊红色、均质的蛋白物质,称其为玻璃样变,又名透明变。常见的玻璃样变有3类。

(1)**血管壁玻璃样变** 常见于高血压病时,全身各处细动脉壁出现玻璃样物质沉积(图2-6)。这是由于该动脉持续性痉挛,使内膜通透性增大,管腔内血浆蛋白渗入内膜沉积于管壁而成。病变使血管壁增厚、管腔狭窄甚至闭塞,病人血压持续升高;管壁弹性降低,脆性增加,易继发破裂、出血。

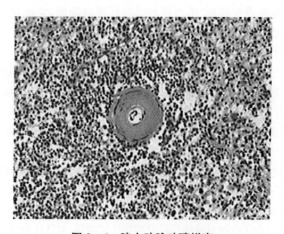

图 2-6 脾小动脉玻璃样变

注 中央小动脉管壁增厚,管腔狭窄,内皮下有大量均匀红染无结构的物质。

(2)**结缔组织玻璃样变** 常见于瘢痕组织和动脉粥样硬化的纤维斑块中。病变处灰白色,半透明,质坚韧,纤维细胞明显减少,胶原纤维增粗、融合,形成均匀一致的玻璃样物。

(3) 细胞内玻璃样变　为多种原因引起的细胞质内出现大小不等、圆球形的均质物质。如肾小管上皮细胞具有吸液作用的小泡,重吸收原尿中的蛋白质,与溶酶体融合,形成玻璃样小滴;浆细胞胞质中的 Rusell 小体(沉积的免疫球蛋白);酒精性肝病时肝细胞胞质中的 Mallory 小体。

(四) 色素沉积

细胞或组织内有色物质过量积聚称色素沉积。正常人体内有多种色素,如含铁血黄素、胆红素、肌红蛋白、脂褐素、黑色素等。在病理情况下,某些色素在体内会过量沉积。常见的病理性色素沉积如下所述。

(1) 含铁血黄素　为铁蛋白微粒聚集而成的棕色颗粒状结晶,在正常的骨髓组织或脾内,可有少量含铁血黄素出现。当组织中出血、全身溶血性疾病时,红细胞或血红蛋白被巨噬细胞吞噬后,血红蛋白在细胞内被溶酶体酶分解成含铁血黄素。当左心衰竭导致肺淤血时,红细胞自肺泡壁毛细血管漏出至肺泡腔,它被巨噬细胞吞噬后形成含铁血黄素(图 2-7)。当大量红细胞被破坏,含铁血黄素可沉积在全身的单核巨噬细胞系统内。

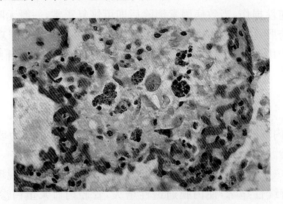

图 2-7　含铁血黄素沉积

注　慢性肺淤血时,肺泡腔内大量巨噬细胞降解红细胞,胞质内形成众多棕色的含铁血黄素颗粒。

(2) 胆红素　为棕黄色或黄绿色、不含铁的可溶性蛋白物质,它也是巨噬细胞吞噬红细胞或血红蛋白后所形成的血红蛋白衍生物。生理情况下,胆红素是红细胞衰老后被巨噬细胞吞噬分解后的正常产物,在肝内经代谢后形成胆汁的有色成分,最后排入肠道。血中胆红素过多时,能将组织和体液染成黄色称黄疸。沉积在肝细胞、毛细胆管、小胆管内的胆红素为黄绿色无定形的颗粒或小球。胆红素一般不能通过血-脑屏障进入中枢神经系统,但在新生儿由于血-脑屏障尚不完善、患溶血性黄疸时,大量胆红素可进入神经细胞内,豆状核、下丘脑等处的神经核可明显黄染。胆红素沉积的神经细胞,其氧化磷酸化过程受损,能量产生受阻,细胞发生变性,可引起神经症状,称新生儿核黄疸。

(3) 黑色素　是黑色素细胞内的酪氨酸在酪氨酸酶的作用下氧化、聚合而成的深褐色颗粒。正常人黑色素多存在于皮肤、毛发、虹膜、眼脉络膜的黑色素细胞内。患白化病的病人,先天性缺乏酪氨酸酶,因而不能形成黑色素。垂体分泌的 ACTH 能刺激黑色素细胞,促进黑色素形成。肾上腺皮质功能低下时,全身皮肤黑色素增多,是由于此时对垂体的反馈抑制作用减弱,ACTH 分泌增多之故。皮肤慢性炎症时,局部可有过量的黑色素沉积。局部黑色素细胞异常增生、过多聚集,则可形成黑色素瘤。

(五) 病理性钙化

正常机体只有骨和牙有固态钙盐大量沉积,如在骨与牙之外的其他部位有固态钙盐沉积,则称病理性钙化。沉积的钙盐主要是磷酸钙,其次为碳酸钙。钙化处为白色坚硬物,因机体对钙盐难以吸收而长期存在,并可刺激周围纤维组织增生将其包裹。X线下显示出不透光的高密度阴影。少量钙化仅能在显微镜下发现。大片的病理性钙化可导致组织变形、硬化和功能障碍。

病理性钙化因其发生的原因不同分为营养不良性钙化和转移性钙化两类。

(1)营养不良性钙化 指钙盐沉积于变性、坏死的组织中,如坏死灶(常见于结核、胰腺炎)、血栓、寄生虫和虫卵、动脉粥样硬化纤维斑块、瘢痕组织等。病人体内钙、磷代谢正常,而这种钙化可能与局部碱性磷酸酶升高有关。

(2)转移性钙化 由于全身性钙、磷代谢失调所致。血清中钙/磷比例升高,因而细小的钙盐颗粒沉积在正常组织内,如肾小管、肺泡、胃黏膜、动脉壁。主要见于甲状旁腺功能亢进、骨肿瘤引起骨质严重破坏时。当接受超剂量维生素D而引起肠道对钙、磷吸收明显增加时,也可发生钙化。

二、不可逆性损伤

当细胞发生致死性代谢、结构和功能障碍,便可引起细胞的不可逆性损伤,即细胞死亡。细胞死亡主要有两种类型:①凋亡;②坏死。凋亡主要见于细胞的生理性死亡,而坏死则为细胞病理性死亡的主要形式。本节主要讨论坏死。

活体内局部细胞、组织死亡称坏死。坏死的细胞代谢停止、功能丧失,并逐渐出现一系列形态改变。坏死可以累及整个肢体、器官,也可仅仅影响小部分组织甚至个别细胞。除了强烈的致病因素作用外,细胞坏死常由细胞、组织的可逆性损伤发展而来。

(一)病理变化

刚坏死的细胞在肉眼和光学显微镜下是不能被发现的。细胞坏死若干小时以后,由于细胞内溶酶体膜破裂,水解酶被释放,对细胞起自身溶解作用,才能从光镜下见到形态改变。细胞核的改变是细胞坏死的主要形态标志。核的改变:核内染色质浓缩,颜色变深,体积缩小(核固缩);浓缩的染色质崩解成小片,核膜破裂,染色质进入胞质内(核碎裂);在DNA酶作用下,染色质被分解,嗜碱性染色逐渐降低,细胞核淡染,最后消失(核溶解)(图2-8)。

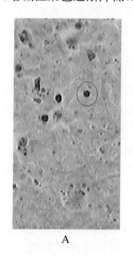
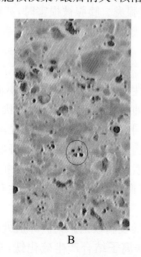
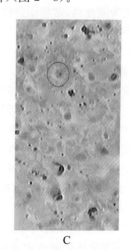

A   B   C

图2-8 坏死时细胞核的变化

注 A. 核缩;B. 核碎;C. 核溶。

21

(二) 坏死的类型

由于酶的分解作用或蛋白质变性所占地位的不同,坏死组织会出现不同的形态学变化,通常分为凝固性坏死、液化性坏死、纤维素样坏死和坏疽四个基本类型。一般来说,组织坏死后颜色苍白,失去弹性,正常感觉和运动功能丧失,血管无搏动,切割无新鲜血液流出。

1. 凝固性坏死

坏死后蛋白质变质凝固过程较强,而溶酶体酶的水解作用由于某些原因而相对较弱,因此坏死呈凝固状态,色灰白或淡黄、质实而干燥,称凝固性坏死。这类坏死组织与健康组织常有明显的分界,坏死处细胞结构消失,但组织结构(如肾小球、脾索)的轮廓仍能保持较长时间。结核病引起的坏死也属此类,但坏死较彻底,同时由于结核杆菌含脂质较多,故色淡黄,质较松软,如干酪,称干酪样坏死(图2-9)。

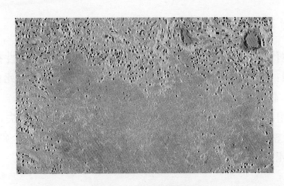

图2-9 干酪样坏死

注 结核结节内可见红染,颗粒状无结构的干酪样坏死灶。

2. 液化性坏死

细胞坏死后若酶性消化、水解占优势,则坏死组织溶解呈液状称液化性坏死。常见于化脓性炎症时,坏死灶内因含多量中性粒细胞,当其破坏后释出水解酶将坏死组织溶解,而变为液化性坏死。脑组织的坏死常为液化性坏死,可能与该处水分和磷脂含量多,蛋白质少,不易凝固有关。脂肪坏死也为液化性,常见于急性胰腺炎。胰腺被损害时,胰脂酶原、胰蛋白酶原逸出并被激活,引起胰周和腹腔脂肪坏死,脂肪被分解为甘油和脂肪酸,前者被吸收,后者与血清中的钙盐结合成钙皂,为质硬的白色斑点或小结节。

3. 纤维素样坏死

纤维素样坏死旧称纤维素样变性,多见于结缔组织及小血管壁。病变开始于结缔组织基质中,先有黏多糖增多,随后胶原纤维肿胀、断裂,崩解为颗粒状、小片或小条状,呈强嗜酸性染色的物质,状如纤维素,并有与纤维素相同的染色反应,故称纤维素样坏死。

纤维素样坏死常见于免疫性疾病如风湿病、系统性红斑狼疮。恶性高血压病时的细动脉、胃溃疡底部动脉等处也可见到。纤维素样坏死的发生机制与抗原-抗体复合物引起的胶原纤维肿胀崩解、结缔组织免疫球蛋白沉积或血浆纤维蛋白渗出变性有关。

4. 坏疽

坏疽是指局部组织大块坏死并继发腐败菌感染。坏疽处由于细菌分解坏死组织而产生的硫化氢,与红细胞破坏后游离出来的铁离子结合产生硫化铁,常使局部变成黑褐色。由于条件不同,可有3种不同形态特征和临床意义的坏疽。

(1) 干性坏疽 常发生在肢体末端。因动脉阻塞而致肢体缺血性坏死。由于静脉未阻塞,血液回流仍通畅,故坏死组织水分少,再加上坏死处水分蒸发,故局部干燥而皱缩,呈黑褐色(图2-10),细菌不易繁殖,因而病变发展慢,病变区与正常组织分界清楚。全身中毒症状轻。

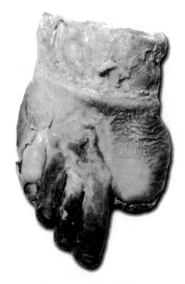

图2-10 足干性坏疽

注 干性坏疽累及脚趾,呈黑色,干枯,与周围组织分界清楚,大趾已脱落缺失。

(2) 湿性坏疽 多见于与外界相通的器官(如肺、肠、阑尾、子宫、胆囊)。因局部水分多,适宜于细菌繁殖,因而感染重,病变组织肿胀、扩展快,与正常组织分界不清,坏死组织呈污黑色或灰绿色,有恶臭。有毒产物及细菌毒素吸收多,全身中毒症状重。

(3) 气性坏疽 深部肌肉的开放性创伤伴产气荚膜杆菌等厌氧菌感染时,细菌分解坏死组织,产生大量气体,使坏死区呈蜂窝状,按之有捻发音。细菌随气体的扩展而播散,病变发展迅猛,中毒症状严重。

(三) 坏死的结局

(1) 溶解吸收 坏死组织范围较小时,可被坏死细胞或中性粒细胞的溶酶体酶分解液化,再由淋巴管、小静脉吸收,碎片由巨噬细胞吞噬消化。

(2) 分离排出 坏死灶较大难以吸收时,坏死灶周围出现炎症反应,其中多量中性粒细胞将该处的坏死组织分解、吞噬、吸收,与健康组织分离,并通过各种途径排除。若坏死发生在皮肤、黏膜,坏死物排出后,形成溃疡。肾、肺等内脏的坏死物液化后,可通过自然管道(如输尿管、支气管)排出,残留的空腔谓空洞。

(3) 机化或包裹 坏死组织不能被吸收或排出时,由附近新生肉芽组织取代坏死物,这个过程称为机化。如坏死灶较大,不能完全机化,则由周围增生的肉芽组织将其包绕,称为包裹。

(4) 钙化 陈旧的坏死组织中,可有钙盐沉积,引起营养不良性钙化。

(四) 坏死的后果

坏死对机体的影响,与下列因素有关:

1) 坏死细胞的生理重要性。例如,心肌、脑组织的坏死后果严重。

2) 坏死细胞的数量,例如肝细胞的广泛性坏死可导致机体死亡。

3) 坏死细胞周围同类细胞的再生能力,如肝细胞易于再生,坏死后容易恢复;神经细胞、心肌细胞等坏死后则无法再生。

4) 坏死器官的储备代偿能力,例如肾、肺为成对的器官,储备代偿能力强。

第四节　损伤的修复

损伤造成机体部分细胞和组织丧失后,机体对所形成缺损进行修补恢复的过程,称为修复,修复后可完全或部分恢复原组织的结构和功能。修复过程可概括为两种不同的形式:①由损伤周围的同种细胞来修复,称为再生;②由纤维结缔组织来修复,称为纤维性修复,以后形成瘢痕,故也称瘢痕修复。在多数情况下,由于有多种组织发生损伤,故上述两种修复过程常同时存在。

一、再生

(一)再生的类型

再生可分为生理性再生及病理性再生。生理性再生是指在生理过程中,有些细胞、组织不断老化、消耗,由新生的同种细胞不断补充,始终保持着原有的结构和功能。例如,表皮的表层角化细胞经常脱落,而表皮的基底细胞不断地增生、分化,予以补充;消化道黏膜上皮1~2 d就更新一次;子宫内膜周期性脱落,又由基底部细胞增生加以恢复;红细胞平均寿命为120 d,白细胞的寿命长短不一,短的如中性粒细胞,只存活1~3 d,因此需不断地从淋巴造血器官输出大量新生的细胞进行补充。本章乃指病理状态下细胞、组织缺损后发生的再生,即病理性再生。

病理性再生有完全性和不完全性再生之分:组织受损很轻,死亡细胞由同类细胞再生补充,完全恢复了原有的结构和功能称完全性再生;如果组织受损严重,缺损过大,或再生能力弱的细胞死亡,则常由新生的结缔组织(肉芽组织)再生、修补,不能恢复原有的结构和功能,最后形成瘢痕,称不完全性再生。

(二)各种细胞的再生能力

再生是生物界在长期进化过程中获得的自我防御机制,一般地说,低等动物比高等动物再生力强;结构、功能上分化低的,平时易受损伤的、生理过程中经常更新的组织再生能力强。按再生能力的强弱,可将人体细胞分为3类。

(1) 不稳定细胞　见于表皮细胞,呼吸道、消化管和泌尿生殖器的黏膜被覆上皮,淋巴、造血细胞等。这类平时进行生理性再生的细胞每时每刻都在衰老与新生,当损伤后也具有强大的再生能力。

(2) 稳定细胞　见于各种腺器官的实质细胞如肝、胰、内分泌腺、汗腺、皮脂腺及肾小管上皮细胞等。这类细胞在正常情况下不表现出再生能力,但当损伤破坏时,也具有较强的再生能力。属于此类的细胞还有成纤维细胞、血管内皮细胞、骨膜细胞和结缔组织中的原始间叶细胞,后者可向各种间叶成分的细胞分化,如骨、软骨、脂肪、成纤维细胞等。

(3) 永久细胞　如神经细胞、骨骼肌细胞及心肌细胞等。这类细胞再生力微弱或无再生能力。中枢神经细胞和神经节细胞不能再生,损坏后由神经胶质瘢痕补充;神经细胞的轴索受损,在神经细胞存活的情况下可以再生,但再生的轴索有时杂乱无章,常与增生的结缔组织一起卷曲成团,形成所谓创伤性神经瘤,可发生顽固性疼痛。心肌细胞再生能力极弱,在修复中几乎无作用,损毁后均由纤维结缔组织代替。平滑肌和横纹肌虽有微弱的再生能力,但当细胞损伤后,一般也由纤维结缔组织代替。

(三)各种组织的再生过程

1. 被覆上皮再生

鳞状上皮受损后,其边缘上皮组织的基底层细胞受刺激而迅速分裂、增生,先形成单层上皮,向缺损处移动延伸。在此过程中,细胞尚未分化成熟,如表皮细胞无角化,腺细胞无分泌颗粒,一旦覆盖完成,才开始分化为鳞状上皮,最后恢复原有的厚度。黏膜上皮也以同样方式修复。新生的黏膜上皮由扁平变为立方,最后形成柱状上皮。

2. 腺上皮再生

腺体的上皮细胞破坏后,由残留的上皮细胞分裂、补充。如腺体的基底膜或支架完整性没有破坏,则再生出来的结构和功能可保持原样,如损伤重支架已破坏,可部分再生,修复的腺体不能保持原样;如果腺体完全破坏,其再生就难以实现。如肝细胞再生就可分为3种情况:①肝在部分切除后,通过肝细胞分裂增生,短期内就能使肝脏恢复原来的大小;②肝细胞坏死时,不论范围大小,只要肝小叶网状支架完整,从肝小叶周边区再生的肝细胞可沿支架延伸,恢复正常结构;③肝细胞坏死较广泛,肝小叶网状支架塌陷,网状纤维转化为胶原纤维,或者由于肝细胞反复坏死及炎症刺激,纤维组织大量增生,形成肝小叶内间隔,此时再生肝细胞难以恢复原来小叶结构,成为结构紊乱的肝细胞团,如肝硬化时的再生结节。

3. 血管再生

血管再生由内皮细胞分裂、增生开始,先以出芽的方式形成实心的细胞条索,在血流的冲击下出现管腔,形成毛细血管,并进一步互相吻合呈网状(图 2-11)。为适应功能需要,有的消失,有的转变为小动脉和小静脉。大一些的血管断裂后行断端缝合,其内皮细胞可再生覆盖断裂处,内皮下各层由结缔组织增生,实现血管壁的连续。

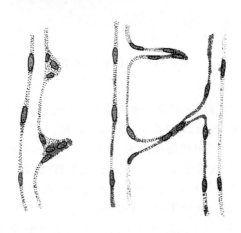

图 2-11　毛细血管再生模式图

4. 纤维结缔组织再生

损伤后,幼稚的成纤维细胞分裂、增生,形成纤维组织,幼稚的成纤维细胞可由局部静止状态的成纤维细胞转变而来,或由该处未分化的间叶细胞分化而成。当成纤维细胞停止分裂后,开始合成并分泌原胶原蛋白,在细胞周围形成胶原纤维,细胞本身由体积肥大、胞质有突起的成纤维细胞变为长梭形,胞质越来越少,胞核纤细的纤维细胞。

二、纤维性修复

纤维性修复首先通过肉芽组织增生,溶解、吸收损伤局部的坏死组织及其他异物,并填补组织缺损,以后肉芽组织转化成以胶原纤维为主的瘢痕组织,修复便告完成。

(一)肉芽组织

1. 肉芽组织的成分及形态

肉芽组织是由新生的毛细血管、成纤维细胞及各种炎细胞构成的幼稚的纤维结缔组织,肉眼表现为鲜红色,颗粒状,柔软湿润,形似鲜嫩的肉芽故而得名。当组织损伤较多,不能用同类细胞再生修复时,即由肉芽组织取代。

肉芽组织从组织缺损的边缘及底部长出,并向缺损中央及其表面伸展,最后填满缺损。肉芽组织形成初期,成纤维细胞和毛细血管显示活跃的再生。此时的成纤维细胞尚未产生原胶原蛋白和基质,细胞间疏松,有明显水肿;毛细血管的排列方向与表面垂直,近伤口表面时互相吻合,形成弓状突起,故表面呈颗粒状,鲜红色。在成纤维细胞和毛细血管间,常有多少不等的中性粒细胞和巨噬细胞。肉芽组织初期无神经纤维(图2-12)。

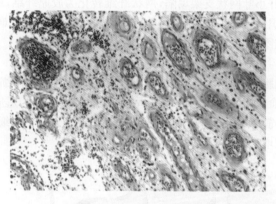

图2-12 肉芽组织(镜下)

2. 肉芽组织的作用及结局

肉芽组织在组织损伤修复过程中有以下重要作用:①抗感染保护创面;②填补创口及其他组织缺损;③机化或包裹坏死、血栓、炎性渗出物及其他异物。

肉芽组织在组织损伤后2~3 d内即可出现,自下向上(如体表创口)或从周围向中心(如组织内坏死)生长推进,填补创口或机化异物。随着时间的推移(如1~2周),肉芽组织按其生长的先后顺序,逐渐成熟。其主要形态标志为:间质的水分逐渐吸收减少;炎性细胞减少并逐渐消失;部分毛细血管管腔闭塞、数目减少,按正常功能的需要少数毛细血管管壁增厚,改建为小动脉和小静脉;成纤维细胞产生越来越多的胶原纤维,同时成纤维细胞变为纤维细胞。至此,肉芽组织转变为成熟的纤维结缔组织,并且逐渐转化为老化阶段的瘢痕组织。

(二)瘢痕组织

瘢痕组织是肉芽组织经改建成熟形成的纤维结缔组织。此时组织由大量平行或交错分布的胶原纤维束组成。纤维束往往呈均质性红染即玻璃样变。纤维细胞很稀少,核细长而深染,组织内血管减少。大体上局部呈收缩状态,颜色苍白或灰白半透明,质硬韧并缺乏弹性。瘢痕组织的作用及对机体的影响可概况为两个方面:

1. 有利的一面

①它能把损伤的创口或其他缺损长期地填补并连接起来,可使组织器官保持完整性;②由于瘢痕组织含大量胶原纤维,虽然没有正常皮肤的抗拉力强,但比肉芽组织的抗拉力要强得多,因而这种填补及连接也是相当牢固的,可使组织器官保持其坚固性。如果胶原形成不足或承受力大而持久,加之瘢痕缺乏弹性,可造成瘢痕膨出,在腹壁可形成疝,在心壁可形成室壁瘤。

2. 不利的一面

(1) 瘢痕收缩　当其发生于关节附近时,常常引起关节挛缩或活动受限;当其发生于胃肠道、泌尿道等腔性器官时,则可引起管腔狭窄,如十二指肠溃疡瘢痕可引起幽门梗阻。

(2) 瘢痕性粘连　特别是在各器官之间或器官与体腔壁之间发生的纤维性粘连,常不同程度地影响其功能。

(3) 瘢痕组织增生过度　又称肥大性瘢痕,如果这种肥大性瘢痕突出于皮肤表面并向周围不规则地扩延,称为瘢痕疙瘩(临床上常称为"蟹足肿")。其发生机制不清,一般认为与体质有关;也有人认为,可能与瘢痕中缺血缺氧,促使其中的肥大细胞分泌生长因子,使肉芽组织增长过度有关。

三、创伤愈合

创伤愈合是指机体遭受外力作用,皮肤等组织出现离断或缺损后的愈合过程,包括各种组织的再生、肉芽组织增生和瘢痕形成等过程,表现出各种过程的协同作用。

(一) 创伤愈合的基本过程

1. 急性炎症期

创伤第 1 天内,伤口出血,同时伤口周围很快出现不同程度的炎症,渗出物和血凝块充满缺口,起临时填充和保护作用。如果无感染,2～3 d 炎症逐渐消退。

2. 细胞增生期

上皮组织修复可经历上皮移动、细胞增生和上皮分化 3 个阶段。上皮受损后,基底层细胞即由伤口周围向创面移动。伤后数小时,上皮细胞开始分裂增生,逐渐覆盖创面。伤后第 2～3 天,伤口底部和周边开始新生肉芽组织,沿血凝块内的纤维素支架伸入,直至上皮下。创缘缝合密切且无感染的伤口,第 2 天上皮即可覆盖创面,第 3 天肉芽组织长满缺口。坏死多、感染重的伤口,肉芽组织中的大量中性粒细胞、巨噬细胞,发挥抗感染、清除异物的作用,在此基础上,健康的肉芽组织才得以填满伤口。以上过程所需的时日取决于局部损伤程度、感染严重度及全身状况。健康的肉芽组织填满伤口,其表面由再生上皮完全覆盖后,上皮细胞增生即停止并开始上皮化生。直径>20 cm 的创口,再生的上皮难以将创面完全覆盖,往往需要植皮。

3. 瘢痕形成期

经过细胞增生期,创口已初步愈合,此时肉芽组织中的成纤维细胞大量合成、分泌原胶原蛋白,在细胞外形成胶原纤维,成纤维细胞逐渐转变为纤维细胞。随着胶原纤维大量增加,毛细血管和纤维细胞也减少,肉芽组织变为致密的瘢痕组织。在此期,胶原纤维处于合成和分解的动态过程中,成纤维细胞开始产生胶原纤维的第一周内,胶原纤维合成最为活跃,而分解、吸收作用很弱;3 周以后,合成作用逐渐减弱,分解作用逐渐增强;3 个月以后,分解、吸收作用占优势。因此,瘢痕组织可逐渐缩小、变软,但大面积的瘢痕组织目前尚无可能使之完全消退。胶原纤维分解机制可能与成纤维细胞、表皮基底层细胞和巨噬细胞等产生的胶原酶和溶酶体酶的作用有关。

(二) 创伤愈合的类型

1. 一期愈合

一期愈合见于组织缺损少、创缘整齐、无感染、经黏合或缝合后创面对合严密的伤口。这种伤口仅有少量血凝块,炎症反应很轻,故在 1 周内即可愈合,只形成少量瘢痕,功能影响很小(图 2 - 13)。

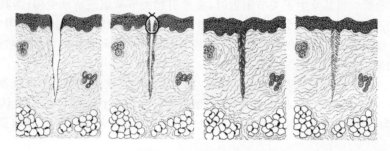

图 2 - 13　创伤一期愈合

2. 二期愈合

二期愈合见于组织缺损较大、创缘不整、无法整齐对合,或伴有感染的伤口。这种伤口首先需要控制感染,清除异物,吸收和机化大量坏死组织和血凝块。然后再生才能开始;而且还因伤口大,需新生出多量肉芽组织才足以填满伤口,因此二期愈合比一期愈合所需时间长,形成的瘢痕组织多,常影响组织器官的外形和功能(图 2 - 14)。

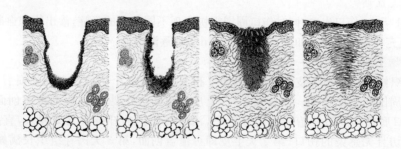

图 2 - 14　创伤二期愈合

3. 痂下愈合

伤口内的渗出物、血液和坏死组织凝固干燥后形成硬痂,在痂下进行上述的愈合过程。上皮再生完成后,硬痂即脱落。其愈合时间一般较无硬痂者长。如痂下渗出液多,痂皮妨碍其引流,则不利于愈合。

(三) 骨折愈合

骨折作为一种创伤,其基本愈合过程已如前述。但由于骨组织结构上的特殊性和愈合后的特殊功能要求,愈合过程与皮肤软组织的愈合过程不尽相同。骨折的愈合过程如下(图2-15)。

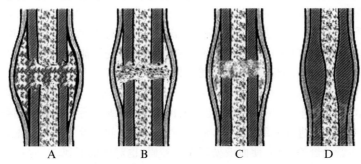

图2-15 骨折愈合过程

注 A. 血肿形成;B. 纤维性骨痂形成;C. 骨性骨痂形成;D. 骨痂改建。

(1) 血肿形成 骨组织和骨髓都有丰富的血管,在骨折的两端及其周围伴有大量出血,形成血肿,数小时后血肿发生凝固。与此同时常出现轻度的炎症反应。

(2) 纤维性骨痂形成 骨折后的2~3 d,血肿开始由肉芽组织取代而机化,继而发生纤维化形成纤维性骨痂,或称暂时性骨痂。肉眼及X线检查见骨折局部呈梭形肿胀。1周左右,上述增生的肉芽组织及纤维组织可进一步分化,形成透明软骨。透明软骨的形成一般多见于骨外膜的骨痂区,骨髓内骨痂区则少见。

(3) 骨性骨痂形成 上述纤维性骨痂逐渐分化出骨母细胞,并形成类骨组织,以后出现钙盐沉积,类骨组织转变为编织骨。纤维性骨痂中的软骨组织也经软骨化骨过程演变为骨组织,至此形成骨性骨痂。

(4) 骨痂改建或再塑 编织骨由于结构不够致密,骨小梁排列紊乱,故仍达不到正常功能需要。为了适应骨活动时所受应力,编织骨经过进一步改建成为成熟的板层骨、皮质骨和髓腔的正常关系,骨小梁正常的排列结构也重新恢复。改建是在破骨细胞的骨质吸收及骨母细胞的新骨质形成的协调作用下完成的。

(四) 影响创伤愈合的因素

创伤愈合过程的长短和愈合的好坏,除了与损伤范围、性质和组织再生能力强弱有关外,也与机体全身与局部因素有关。

1. 全身因素

(1) 年龄 儿童和青少年组织再生能力强,创伤愈合快;老年人组织再生能力弱,愈合慢。

(2) 营养 蛋白质和维生素在组织再生中甚为重要。严重的蛋白质缺乏,尤其是含硫氨基酸缺乏,伤口中肉芽组织形成减少,胶原纤维形成不足。清蛋白过低也影响再生。维生素C缺乏使胶原纤维合成过程中脯氨酸的羟化发生障碍,胶原纤维产生减少,愈合延缓,愈合后抗张力强度减弱。钙和磷能维持结缔组织及骨的生理代谢活动,它们在骨折愈合中尤为重要。锌缺乏会延缓愈合。

(3) 药物影响 肾上腺皮质激素和垂体促肾上腺皮质激素能抑制炎症,不利于机体消除伤口感染,还能抑制肉芽组织生长和胶原合成,加速胶原分解。抗癌药中的细胞毒药物也可延缓愈合。

(4) 某些疾病影响 糖尿病、尿毒症、肝硬化及一些免疫缺陷病等均可影响愈合过程。

2. 局部因素

(1) 局部血液循环 局部动脉血供应不足和静脉血回流不畅均导致组织营养不良,妨碍愈合。伤口包扎过紧或缝合过紧、病人较长时间休克,均使受伤局部血液灌流量不足,影响愈合。

(2)感染和异物 局部感染对再生十分不利,而且某些细菌产生的毒素和酶能进一步引起组织坏死、胶原纤维和基质溶解,加重局部损伤。伤口感染时还有大量渗出物,增加了局部张力,使感染难以局限化,甚至伤口裂开。只有当感染被控制后修复才能顺利进行。异物(如丝线、纱布、弹片等)和坏死组织对局部有刺激作用,妨碍修复。这种情况下,外科往往施行清创手术,以清除坏死组织和异物,在确定没有感染时,才缝合伤口以缩小创面,缩短愈合时间。

(3)神经支配 失去神经支配的组织会影响再生能力,所以要对有神经损伤的伤口进行缝合和处理,以保护神经,促进神经纤维再生,清创时也应注意勿伤及神经。支配局部血管的自主神经损伤会影响血管的舒缩作用,使血液循环发生障碍,也对再生不利。

(4)电离辐射 能破坏细胞、损伤小血管、抑制组织再生,影响创伤的愈合。

骨折愈合时,除了上述因素影响外,其他局部因素也可影响愈合,如损伤过重(粉碎性骨折)、骨膜撕裂过多,断端间有异物或软组织嵌入,对位不良,断端活动,开放性骨折引起感染等。

第三章

局部血液循环障碍

掌握 淤血、槟榔肝、心力衰竭细胞、血栓形成、血栓、栓塞、栓子、梗死的概念;肝淤血、肺淤血镜下特点;血栓的类型及其形成的条件。

熟悉 淤血的后果;血栓的结局及对机体的影响国;栓子运行的途径,栓塞的类型和对机体的影响;梗死的病变及类型。

了解 出血的类型、原因、病理变化及后果;血栓形成的过程;梗死形成的原因和条件,梗死对机体的影响和结局。

正常血液循环的主要功能是为各组织、器官输送氧和各种营养物质,同时又不断地运走组织中的二氧化碳和各种代谢产物,以保持机体内环境稳定和各组织、器官的代谢及机能活动的正常运行。一旦血液循环发生障碍,并超过机体的调节范围时,就会影响相应组织器官的机能代谢和形态结构,出现萎缩、变性、坏死等病理改变,严重者甚至导致机体死亡。

血液循环障碍分为全身性和局部性两种类型,前者常见于心力衰竭,后者多由局部因素引起,主要包括充血、出血、血栓形成、栓塞和梗死等。本章主要叙述局部血液循环障碍。局部血液循环障碍及其所引起的病变是疾病的基本病理改变,常出现在许多疾病过程中,如心肌梗死、肺栓塞、脑出血等。

第一节 充血和淤血

充血(hyperemia)和淤血(congestion)都是指局部组织血管内血液含量增多的状态。

一、充血

器官或组织因动脉输入血量的增多而发生的充血,称动脉性充血,又称主动性充血,简称充血。充血是一主动过程,表现为局部组织或器官小动脉和毛细血管扩张,血液输入量增加。

(一)原因及类型

各种原因通过神经体液作用,使血管舒张神经兴奋性增高或血管收缩神经兴奋性降低引起细动脉扩张,血流加快,使微循环动脉血灌注量增多。常见的类型包括:

1. 生理性充血

生理性充血为适应器官和组织生理需要和代谢增强需要而发生的充血,称生理性充血,如进食后的胃肠道黏膜充血,运动时的骨骼肌充血和妊娠时的子宫充血等。

2. 病理性充血

病理性充血指各种病理状态下的充血。

(1)炎症性充血　是较为常见的病理性充血,特别是在炎症反应的早期,由于致炎因子的作用引起的神经轴突反射使血管舒张神经兴奋,以及血管活性胺类介质作用,使细动脉扩张充血,局部组织变红和肿胀。

(2)减压后充血　局部器官或组织长期受压,当压力突然解除时,细动脉发生反射性扩张引起的充血,称减压后充血。如绷带包扎肢体或腹水压迫腹腔内器官,组织内的血管张力降低,若突然解开绷带或一次性大量抽取腹水,局部压力迅速解除,受压组织内的细动脉发生反射性扩张,导致局部充血。

(二)病理变化

动脉性充血的器官和组织,由于微循环内血液灌注量增多,使体积轻度增大。充血若发生于体表时,由于局部微循环内氧合血红蛋白增多,局部组织颜色鲜红,因代谢增强使局部温度增高,镜下见局部细动脉及毛细血管扩张充血。

(三)后果

动脉性充血是短暂的血管反应,原因消除后,局部血量恢复正常,通常对机体无重要影响。但在有高血压或动脉粥样硬化等疾病的基础上,由于情绪激动等原因可造成脑血管(如大脑中动脉)充血、破裂出血。

二、淤血

器官或局部组织静脉血液回流受阻,血液淤积于小静脉和毛细血管内,称淤血,又称静脉性充血或被动性充血。

(一)原因

1. 静脉受压

静脉受各种原因压迫,静脉管腔发生狭窄或闭塞,血液回流障碍,导致器官或组织淤血。常见有肿瘤压迫局部静脉引起相应组织淤血;中、晚期妊娠时增大的子宫压迫髂总静脉引起下肢淤血水肿;肠疝嵌顿、肠套叠、肠扭转压迫肠系膜静脉引起局部肠段淤血。

2. 静脉腔阻塞

静脉血栓形成或侵入静脉内的肿瘤细胞形成瘤栓,可阻塞静脉,局部出现淤血。

3. 心力衰竭

心力衰竭时心脏不能排出正常容量的血液进入动脉,心腔内血液滞留,压力增高,阻碍了静脉的回流,造成淤血。左房室瓣或主动脉瓣狭窄和关闭不全,高血压病后期等引起左心衰竭,造成肺淤血。肺源性心脏病时,右心出现衰竭,导致体循环淤血,造成肝淤血。

(二)病理变化

发生淤血的局部组织和器官,由于血液的淤积而肿胀。由于局部血流缓慢,毛细血管扩张,使散热增加,体表温度下降。镜下见局部细静脉及毛细血管扩张,管腔内充满血液。

(三)后果

淤血的后果取决于淤血发生的速度、程度、部位、持续时间以及侧支循环建立的状况等因素。短时间的淤血后果轻微,而长期淤血可以引起以下病变。

1. 淤血性水肿

毛细血管淤血导致血管内流体静压升高和缺氧,其通透性增加,水、钠和少量蛋白质可漏出,漏出液潴留在组织内引起淤血性水肿。漏出液也可以积聚在浆膜腔,引起胸水、腹水和心包积液。

2. 淤血性出血

毛细血管通透性进一步增高或破裂,引起红细胞漏出,形成小灶性出血,称淤血性出血。在皮肤、黏膜则形成瘀点或瘀斑。

3. 实质细胞发生萎缩、变性,甚至坏死

长时间的淤血,由于局部组织缺氧,营养物质供应不足和中间代谢产物的堆积和刺激,导致实质细胞发生萎缩、变性,甚至坏死。

4. 淤血性硬化

由于长期淤血,间质纤维组织增生,网状纤维胶原化,使淤血的组织、器官逐渐变硬,称为淤血性硬化。

(四)重要器官的淤血

临床上重要器官淤血以肺淤血和肝淤血多见。

1. 肺淤血

由左心衰竭引起,左心腔内压力升高,阻碍肺静脉回流,造成肺淤血。肉眼观,淤血的肺体积增大,重量增加,暗红色,切面可有暗红色血性或淡红色泡沫状液体流出。镜下观,可见肺泡壁毛细血管扩张,部分肺泡腔内有水肿液,严重时可见红细胞,形成肺水肿及漏出性出血。当肺泡腔内的红细胞被巨噬细胞吞噬后,红细胞内的血红蛋白即转变成棕黄色、颗粒状的含铁血黄素,这种含有含铁血黄素的巨噬细胞称为心力衰竭细胞(heart failure cells)(图 3-1),心力衰竭细胞可以见于病人的痰内。

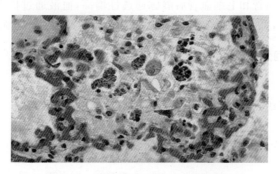

图 3-1　慢性肺淤血(心力衰竭细胞)

慢性肺淤血,除见肺泡壁毛细血管扩张充血更为明显外,还可见肺泡壁变厚和纤维化,使肺质地变硬,肉眼呈棕褐色,称为肺褐色硬化。肺淤血的病人临床上有明显气促、缺氧、发绀,咳出大量粉红色泡沫痰等症状。

2. 肝淤血

常由右心衰竭引起,肝静脉回流心脏受阻所致。肉眼观,淤血的肝脏体积增大,重量增加,呈暗红色,包膜紧张。镜下观,小叶中央静脉及其附近的肝窦扩张充满红细胞,严重时肝小叶中央肝细胞萎缩甚至消失,肝小叶周围的肝细胞可发生脂肪变性(图3-2)。在慢性肝淤血时,肝小叶中央区因淤血呈暗红色,两个或多个肝小叶中央淤血区可相连,而肝小叶周边部肝细胞则因脂肪变性呈黄色,致使在肝的切面上出现红(淤血区)黄(肝脂肪变区)相间的花纹状结构,状似槟榔的切面,称为槟榔肝(图3-3)。

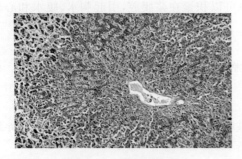
图3-2 慢性肝淤血

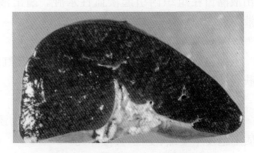
图3-3 慢性肝淤血(槟榔肝)

第二节 出 血

血液从血管或心腔逸出的过程,称为出血。

一、类型

(一) 根据血管壁损伤的情况分类

1. 破裂性出血

破裂性出血乃由心脏或血管壁破裂所致,一般情况下,破裂性出血的出血量较多。

2. 漏出性出血

由于微循环的毛细血管和毛细血管后静脉通透性增高,血液通过扩大的内皮细胞间隙和受损的基底膜漏出血管外,称为漏出性出血,一般情况下,漏出性出血的出血量较少。

(二) 根据血液流向分类

1. 内出血

血液流入体腔或组织内者称为内出血。

2. 外出血

血液流出体外,称为外出血。

二、原因

(一) 破裂性出血

(1) 心、血管壁机械性损伤 如割伤、刺伤、弹伤等。

（2）血管壁或心脏病变　如心肌梗死后形成的室壁瘤、主动脉瘤或动脉粥样硬化破裂等。

（3）血管壁周围病变侵蚀　如恶性肿瘤侵及其周围的血管；结核性病变侵蚀肺空洞壁的血管；消化性溃疡侵蚀溃疡底部的血管等。

（4）静脉破裂　常见于肝硬化时食管下段静脉曲张，破裂出血。

（5）毛细血管破裂　此类出血多发生于局部软组织的损伤。

（二）漏出性出血

1. 血管壁的损害

这是很常见的出血原因，常由于缺氧、感染、中毒等因子的损害引起。如脑膜炎双球菌败血症、立克次体感染、流行性出血热、有机磷中毒等损伤血管壁致通透性增高；某些化学药品中毒和细菌毒素如链球菌毒素引起变态反应性血管炎，血管壁也会受损伤；维生素C缺乏时毛细血管壁内皮细胞接合处的基质和血管外的胶原基质形成不足，致血管脆性和通透性增加。

2. 血液性质的改变

血小板减少或功能障碍，如再生障碍性贫血、白血病等可使血小板生成减少；原发性或继发性血小板减少性紫癜、弥散性血管内凝血使血小板破坏或消耗过多；血友病凝血因子缺乏；肝实质疾患如肝炎、肝硬化、肝癌时，凝血因子合成减少。

三、病理变化

（一）内出血

内出血可见于体内任何部位，血液积聚于体腔内称体腔积血，如心包积血、胸腔积血、腹腔积血和关节腔积血。在组织间隙内局限性的大量出血，称为血肿，如脑硬膜下血肿、皮下血肿等。

（二）外出血

鼻腔出血排出体外称鼻出血；呼吸道出血经口腔排出到体外称为咯血，如肺结核空洞或支气管扩张出血；上消化道出血经口腔排出到体外称为呕血，如消化性溃疡或食管静脉曲张出血；消化道出血经粪便排出体外称便血，如结肠、胃出血经肛门排出；泌尿道出血经尿排出称为尿血；皮肤、黏膜、浆膜的少量出血，在局部有时可以看到散在的出血点，称为瘀点（petechiae）；如果出血严重，出血点可以相互融合成片，直径超过 1～2 cm，称为瘀斑（ecchymoses）；介于瘀点和瘀斑之间的，称为紫癜（purpura）。皮肤、黏膜出血灶的颜色随着红细胞崩解后释放出血红蛋白降解的过程而改变，开始为紫红色，2～3 d 后转变为蓝绿色，4～6 d 后转变为橙黄色，直至恢复正常。

四、后果

出血对机体的影响取决于出血的类型、出血量、出血速度和出血部位。破裂性出血若出血过程迅速，在短时间内丧失循环血量 20%～25% 时，可发生出血性休克。漏出性出血，若出血广泛时，如肝硬化因门静脉高压发生广泛性胃肠道黏膜出血，亦可导致出血性休克。发生在重要器官的出血，即使出血量不多，亦可引起严重的后果，如心脏破裂引起心包内积血，由于心包填塞，可导致急性心功能不全。脑出血，尤其是脑干出血，因重要的神经中枢受压可致死亡。局部组织或器官的出血，可导致相应的功能障碍，如脑内囊出血引起对侧肢体的偏瘫；视网膜出血可引起视力消退或失明。慢性反复性出血还可引起缺铁性贫血。

第三节 血 栓 形 成

在活体的心脏和血管内,血液发生凝固或血液中某些有形成分凝集形成固体质块的过程,称为血栓形成(thrombosis)。所形成的固体质块称为血栓(thrombus)。

血液中存在凝血系统和抗凝血系统(纤维蛋白溶解系统)。在生理状态下,凝血系统和纤维蛋白溶解系统保持动态平衡。若在某些促凝血过程的因素作用下,上述的动态平衡被破坏,便可触发凝血过程,形成血栓。

一、血栓形成的条件和机制

血栓形成是血液在流动状态由于血小板的活化和凝血因子被激活致血液发生凝固。其形成的条件主要如下所述。

(一)心血管内皮细胞的损伤

在正常情况下,完整的内皮细胞主要起抑制血小板黏附和抗凝血作用,但在内皮损伤或被激活时,则引起局部凝血。

心血管内膜的损伤,是血栓形成的最重要和最常见的原因。内皮细胞损伤后,暴露出内皮下的胶原,激活血小板和凝血因子Ⅻ,启动了内源性凝血过程。与此同时,损伤的内皮细胞释放组织因子,激活凝血因子Ⅶ,启动外源性凝血过程。这样在损伤的局部发生血液凝固,形成血栓。

心血管内膜损伤导致血栓形成,多见于风湿性和感染性心内膜炎、心肌梗死区的心内膜、严重动脉粥样硬化斑块溃疡、创伤性或炎症性的动、静脉损伤部位。缺氧、休克、败血症和细菌内毒素等可引起全身广泛的内皮损伤,激活凝血过程,造成弥散性血管内凝血,在全身微循环内形成血栓。

(二)血流状态的致变

血流状态改变主要指血流减慢和出现涡流等。正常血流中,红细胞和白细胞在血流的中轴(轴流),其外是血小板,最外是一层血浆(边流)。血浆将血液的有形成分与血管壁隔开,阻止血小板与内膜接触和激活。当血流减慢或产生涡流时,血小板可进入边流,增加血小板与内膜的接触机会和黏附内膜的可能性。由于血流减慢和产生涡流引起内膜缺氧,导致内皮细胞变性、坏死、脱落,内皮下的胶原被暴露,从而可能触发机体的凝血过程。此外,血流减慢时,已被激活的凝血因子不能被及时冲走,使得局部凝血因子的浓度升高,有利于血栓形成。故血栓形成多发生于静脉内。

静脉比动脉发生血栓多4倍,下肢静脉血栓比上肢静脉血栓多3倍。虽然心脏和动脉内的血流快,不易形成血栓,但在左房室瓣狭窄时的左心房、动脉瘤内或血管分支处血流缓慢及出现涡流时,则易并发血栓形成。而下肢深静脉和盆腔静脉血栓常发生于心力衰竭、久病和术后卧床病人,也可伴发于大隐静脉曲张的静脉内。

(三)血液凝固性增加

血液凝固性增加是指血液中血小板和凝血因子增多,或纤维蛋白溶解系统活性降低,导致血液的高凝状态。在严重创伤、大面积烧伤、大手术后或产后导致大失血时,血液浓缩,血中纤维蛋白原、凝血酶原及其他凝血因子的含量增多,以及血中补充大量幼稚的血小板,其黏性增加,易于发生黏集形成血栓。广泛转移的晚期恶性肿瘤(如胰腺癌、肺癌、乳腺癌、前列腺癌和胃癌等),由于癌细胞释放出促凝因子,如组织因子等,激活机体的凝血过程,导致血栓形成。在胎盘早期剥离的病人,也可造成大量组织因子入血,导致血栓形成。在出现弥散性血管内凝血时,血液凝固性的增高是由于一系列因素所诱发的凝血因子激活和组织因子的释放所致。

必须强调上述血栓形成的条件,往往是同时存在的。虽然心血管内膜损伤是血栓形成的最重要和最常见的原因,但在不同的状态下,血流缓慢及血液凝固性的增高也可能是重要因素。

二、血栓形成的过程及血栓的形态

(一)形成过程

在血栓形成的过程中,首先是血小板黏附于内膜损伤后裸露的胶原表面,血小板被胶原激活,血小板发生肿胀变形,随后释出血小板颗粒,再从颗粒中释放出 ADP、血栓素 A_2、5 - HT 及血小板第Ⅳ因子等物质,使血流中的血小板不断地在局部黏附,形成血小板小堆,此时血小板的黏附是可逆的,可被血流冲散消失。但随着内源及外源性凝血途径启动,凝血酶原转变为凝血酶,凝血酶将纤维蛋白原转变为纤维蛋白,后者与受损内膜处基质中的纤维连接蛋白结合,使黏附的血小板堆牢牢固定于受损的血管内膜表面,成为不可逆的血小板血栓,并作为血栓的起始点。

血小板血栓在镜下呈无结构的淡红色,其间可见少量纤维蛋白。由于不断生成的凝血酶、ADP 和血栓素 A_2 的协同作用,使血流中的血小板不断激活和黏附于血小板血栓上,致使血小板血栓不断增大。由于血小板血栓的阻碍,血流在其下游形成漩涡,形成新的血小板小堆。如此反复进行,血小板黏附形成不规则梁索状或珊瑚状突起,称为血小板小梁。在血小板小梁间则由网有大量红细胞的纤维蛋白网填充。

由血小板黏附小堆形成的血小板血栓是血栓形成的第一步,血栓形成后的发展、形态和组成以及血栓的大小则取决于血栓发生的部位和局部血流状态。

(二)类型和形态

血栓类型可分为以下 4 种:

1. 白色血栓

白色血栓常位于血流较快的心瓣膜、心腔内、动脉内,例如在急性风湿性心内膜炎时在左房室瓣闭锁缘上形成的血栓为白色血栓。在静脉性血栓中,白色血栓位于延续性血栓的起始部,即血栓的头部。肉眼观察白色血栓呈灰白色小结节或赘生物状,表面粗糙,质实,与血管壁紧密黏着不易脱落。镜下主要由血小板及少量纤维蛋白构成,又称血小板血栓或析出性血栓。

2. 混合血栓

静脉血栓在形成血栓头部后,其下游的血流变慢和出现涡流,导致另一个血小板小梁状的凝集堆。在血小板小梁之间的血液发生凝固。纤维蛋白形成网状结构,网内充满大量的红细胞。由于这一过程反复交替进行,致使所形成的血栓在肉眼观察时呈灰白色和红褐色层状交替结构,称为层状血栓,即混合血栓(图 3-4)。静脉内的延续性血栓的体部为混合血栓,呈粗糙干燥圆柱状,与血管壁粘连,有时可辨认出灰白与褐色相间的条纹状结构。发生于心腔内、动脉粥样硬化溃疡部位或动脉瘤内的混合血栓,可称为附壁血栓。发生于左心房内的血栓,由于心房的收缩和舒张,混合血栓呈球状。镜下观混合血栓主要由淡红色无结构的呈分支状或不规则珊瑚状的血小板小梁(肉眼观呈灰白色)和充满小梁间纤维蛋白网的红细胞(肉眼观呈红色)所构成,血小板小梁边缘可见有中性粒细胞附着,这是由于纤维蛋白崩解对白细胞有趋化作用所致。

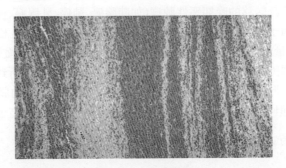

图3-4 混合血栓

3. 红色血栓

红色血栓主要见于静脉内,当混合血栓逐渐增大并阻塞血管腔时,血栓下游局部血流停止,血液发生凝固,成为延续性血栓的尾部。红色血栓形成过程与血管外凝血过程相同。镜下见在纤维蛋白网眼内充满血细胞,其细胞比例与正常血液相似,绝大多数为红细胞和呈均匀分布的少量白细胞。肉眼观红色血栓呈暗红色,新鲜时湿润,有一定弹性,与血管壁无粘连,与死后血凝块相似。经过一定时间后,由于血栓内的水分被吸收而变得干燥、无弹性、质脆易碎,可脱落形成栓塞。

4. 透明血栓

透明血栓发生于微循环的血管内,主要在毛细血管,因此只能在显微镜下观察到,又称为微血栓。透明血栓主要由嗜酸性的纤维蛋白构成,又称为纤维素性血栓,最常见于弥散性血管内凝血。

三、血栓的结局

(一) 溶解、吸收

新近形成的血栓,由于血栓内的纤溶酶的激活和白细胞崩解释放的溶蛋白酶,可使血栓软化并逐渐被溶解。血栓溶解的快慢取决于血栓的大小和新旧程度。小的新鲜的血栓可被快速完全溶解。

(二) 软化、脱落

大的血栓多为部分软化,若被血液冲击可形成碎片状或整个脱落,随血流运行至他处,引起该部位血管的阻塞,即血栓栓塞。

(三) 机化与再通

血栓形成后,在血栓附着处,有新生的肉芽组织形成并逐渐代替血栓,此过程为血栓机化。较大的血栓完全机化需2~3周。机化的血栓和血管壁紧密相连,不易脱落。经过一段时间后,机化的血栓发生收缩,使血栓内或血栓与血管壁之间出现裂隙,此后,血管内皮细胞长入并衬覆于裂隙表面形成新的管腔,这些管腔相互吻合沟通,形成狭窄迂曲的血管腔,血流能够重新通过,这一过程称之为再通。

(四) 钙化

若血栓未能软化又未完全机化,可发生钙盐沉着,称为钙化。血栓钙化后成为静脉石或动脉石。机化的血栓,在纤维组织玻璃样变的基础上也可发生钙化。

四、血栓对机体的影响

血栓形成对破裂的血管起止血的作用,这是对机体有利的一面。如慢性胃、十二指肠溃疡底部和肺结核性空洞壁的血管,在病变侵蚀前已形成血栓,可避免大出血的可能性。但多数情况下血栓形成对机体有不同程度的不利影响,这取决于血栓的部位、大小、类型和血管腔阻塞的程度,以及有无侧支循环的建立。

(一)阻塞血管

动脉血管管腔未完全阻塞时,可引起局部器官或组织缺血,实质细胞萎缩。若完全阻塞而又无有效的侧支循环时,则引起局部器官或组织缺血性坏死(梗死)。如脑动脉血栓引起脑梗死;心冠状动脉血栓引起心肌梗死;血栓闭塞性脉管炎时引起患肢的梗死,合并腐败菌感染而成为坏疽等。静脉血栓形成,若未能建立有效的侧支循环,则引起局部水肿、出血,甚至坏死。如肠系膜静脉血栓可引起肠的出血性梗死。肢体浅表静脉血栓,由于有丰富的侧支循环,通常不引起明显的症状。

(二)栓塞

当血栓与血管壁黏着不牢固时,或在血栓软化、碎裂过程中,血栓的整体或部分脱落成为栓子,随血流运行,引起栓塞。深部静脉形成的血栓或在心室、心瓣膜上形成的血栓最容易脱落成为栓子。若栓子内含有细菌,可引起栓塞组织的败血性梗死或脓肿形成。

(三)心瓣膜变形

风湿性心内膜炎和感染性心内膜炎时,心瓣膜上反复形成的血栓发生机化,增厚变硬、瓣叶之间粘连,造成瓣膜口狭窄;瓣膜增厚、蜷缩,腱索增粗缩短,则引起瓣膜关闭不全。

(四)广泛性出血

广泛性出血见于弥散性血管内凝血,微循环内广泛性纤维素性血栓形成。在纤维蛋白凝固过程中,凝血因子大量消耗,血液呈低凝状态,可引起病人全身广泛性出血和休克。

第四节 栓 塞

在循环血液中出现的不溶于血液的异常物质,随血流运行阻塞血管腔的现象称为栓塞(embolism)。阻塞血管的异常物质称为栓子(embolus)。栓子可以是固体、液体或气体。最常见的栓子是脱落的血栓碎片或节段,罕见的为脂肪滴、空气、羊水和肿瘤细胞团。

一、栓子运行的途径

栓子运行途径一般随血流方向运行(图3-5),最终停留在口径与其相当的血管并阻断血流。来自不同血管系统的栓子,其运行途径不同。

(1)静脉系统及右心栓子 来自体静脉系统及右心的栓子,随血流进入肺动脉主干及其分支,引起肺栓塞。某些体积小而又富于弹性的栓子(如脂肪栓子)可通过肺泡壁毛细血管回流入左心,再进入体动脉系统,阻塞动脉小分支。

(2)主动脉系统及左心栓子 来自主动脉系统及左心栓子,随动脉血流运行,阻塞于各器官

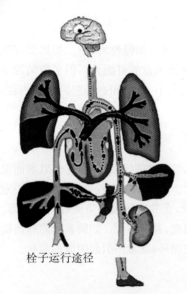

栓子运行途径

图 3-5 栓子运行途径及栓塞

的小动脉内,常见于脑、脾、肾及四肢的指、趾部等。

(3)门静脉系统栓子 来自肠系膜静脉等门静脉系统的栓子,可引起肝内门静脉分支的栓塞。

(4)交叉性栓塞 又称反常性栓塞,偶见来自右心或腔静脉系统的栓子,在右心压力升高的情况下通过先天性房(室)间隔缺损到达左心,再进入体循环系统引起栓塞。罕见有静脉脱落的小血栓经肺动脉未闭的动脉导管进入体循环而引起栓塞。

(5)逆行性栓塞 极罕见于下腔静脉内血栓,在胸、腹压突然升高(如咳嗽或深呼吸)时,使血栓一时性逆流至肝、肾、髂静脉分支并引起栓塞。

二、栓塞的类型和对机体的影响

栓塞有以下几种类型,对机体影响大致相同。

(一)血栓栓塞

由血栓或血栓的一部分脱落引起的栓塞称为血栓栓塞。血栓栓塞是栓塞最常见的原因,占所有栓塞的99%以上。由于血栓栓子的来源、大小和栓塞部位的不同,对机体的影响也有所不同。

1. 肺动脉栓塞

造成肺动脉栓塞的栓子95%以上来自下肢膝以上的深部静脉,特别是腘静脉、股静脉和髂静脉,偶尔可来自盆腔静脉或右心附壁血栓。根据栓子的大小和数量,其引起栓塞的后果不同:①中、小栓子多栓塞肺动脉的小分支,常见于肺下叶,一般不引起严重后果,因为肺有双重血液循环,肺动脉和支气管动脉间有丰富的吻合支,侧支循环可起代偿作用。若在栓塞前,肺已有严重的淤血,微循环内压升高,使支气管动脉供血受阻,可引起肺组织的出血性梗死。②大的血栓栓子栓塞肺动脉主干或大分支,较长的栓子可栓塞左右肺动脉干,称为骑跨性栓塞。病人可突然出现呼吸困难、发绀、休克等症状。严重者可因急性呼吸循环衰竭死亡(猝死)。③若栓子小但数目多,可广泛地栓塞肺动脉多数小分支,亦可引起右心衰竭猝死。

肺动脉栓塞引起猝死的机制尚未完全清楚。一般认为:①肺动脉主干或大分支栓塞时,肺动脉内阻力急剧增加,造成急性右心衰竭;同时肺缺血、缺氧,左心回心血量减少,冠状动脉灌流量不足导致心肌缺血;②肺栓塞刺激迷走神经,通过神经反射引起肺动脉、冠状动脉、支气管动脉和支气管平滑肌的痉挛,致急性右心衰竭和窒息;血栓栓子内血小板释出 5-HT 及血栓素 A_2,亦可引起肺血管的痉挛,故新鲜血栓栓子比陈旧性血栓栓子危害性大。

2. 体循环动脉栓塞

栓子80%来自左心,常见有亚急性感染性心内膜炎时心瓣膜上的赘生物、左房室瓣狭窄时左心房附壁血栓、心肌梗死区心内膜上的附壁血栓,其余见于动脉粥样硬化溃疡或动脉瘤的附壁血栓,罕见有来自腔静脉的栓子,通过房间隔缺损进入左心,发生交叉性栓塞。动脉栓塞的主要部位为下肢、脑、肠、肾和脾。栓塞的后果取决于栓塞的部位和局部的侧支循环情况以及组织对缺血的耐受性。当栓塞的动脉缺乏有效的侧支循环时,可引起局部组织的梗死。上肢动脉吻合支丰富,肝脏有肝动脉和门静脉双重供血,故很少发生梗死。

(二) 脂肪栓塞

循环血流中出现脂肪滴阻塞小血管,称为脂肪栓塞。脂肪栓塞的栓子常来源于长骨骨折、脂肪组织严重挫伤和烧伤,这些损伤可导致脂肪细胞破裂和释出脂滴,由破裂的骨髓血管窦状隙或静脉进入血循环引起脂肪栓塞。脂肪肝时,由于上腹部猛烈挤压、撞击,使肝细胞破裂释出脂滴进入血流。

创伤性脂肪栓塞时,脂肪栓子从静脉入右心,再到达肺,直径>20 μm 的脂滴栓子引起肺动脉分支、小动脉或毛细血管的栓塞;直径<20 μm 的脂滴栓子可通过肺泡壁毛细血管经肺静脉至左心达体循环的分支,引起全身多器官的栓塞,最常阻塞脑的血管,引起脑水肿和血管周围点状出血。

脂肪栓塞的后果,取决于栓塞部位及脂滴数量的多少。少量脂滴入血,可被巨噬细胞吞噬吸收,或由血中脂酶分解清除,无不良后果。若大量脂滴(9~20 g)短期内进入肺循环,使75%的肺循环面积受阻时,可引起窒息和因急性右心衰竭死亡。

(三) 气体栓塞

大量空气迅速进入血循环或原溶于血液内的气体迅速游离,形成气泡阻塞心血管,称为气体栓塞。前者为空气栓塞,后者是在高气压环境急速转到低气压环境的减压过程中发生的气体栓塞,称减压病。

1. 空气栓塞

多由于静脉损伤破裂,外界空气由缺损处进入血流所致。如头颈、胸壁和肺手术或创伤时损伤静脉、使用正压静脉输液以及人工气胸或气腹误伤静脉时,空气可因吸气时静脉腔内负压而被吸引,由损伤口进入静脉。分娩或流产时,由于子宫强烈收缩,可将空气挤入子宫壁破裂的静脉窦内。

空气进入血循环的后果取决于进入的速度和气体量。少量气体入血,可溶解于血液内,不会发生气体栓塞。若大量气体(多于100 ml)迅速进入静脉,随血流到右心后,因心脏搏动,将空气与血液搅拌形成大量血气泡,使血液变成泡沫状充满心腔,阻碍了静脉血的回流和向肺动脉的输出,造成了严重的循环障碍。病人可出现呼吸困难、发绀、致猝死。进入右心的部分气泡,可直接进入肺动脉,阻塞小的肺动脉分支,引起肺小动脉气体栓塞。小气泡亦可经过肺动脉小分支和毛细血管到左心,致使体循环的一些器官栓塞。

2. 减压病

减压病又称沉箱病和潜水员病,是气体栓塞的一种。人体从高气压环境迅速进入常压或低气压环境,原来溶于血液的气体包括氧气、二氧化碳和氮气迅速游离形成气泡。氧和二氧化碳可再溶于体液内被吸收,但氮气在体液内溶解迟缓,致在血液和组织内形成很多微气泡或融合成大气泡,引起气体栓塞,又称为氮气栓塞。若短期内大量气泡形成,阻塞了多数血管,特别是阻塞冠状动脉时,可引起严重血循环障碍甚至迅速死亡。

(四) 羊水栓塞

羊水栓塞是分娩过程中一种罕见严重的并发症(1/50 000 人),病死率>80%。在分娩过程中,羊膜破裂、早破或胎盘早期剥离,又逢胎儿阻塞产道时,由于子宫强烈收缩,宫内压增高,可将羊水压入子宫壁破裂的静脉窦内,经血循环进入肺动脉分支、小动脉及毛细血管内引起羊水栓塞。少量羊水可通过肺的毛细血管经肺静脉达左心,引起体循环器官的小血管栓塞。羊水栓塞的证据是在显微镜下观察到肺小动脉和毛细血管内有羊水的成分,包括角化鳞状上皮、胎毛、胎脂、胎粪和黏液,亦可在母体血液涂片中找到羊水的成分。本病发病急,后果严重,病人常在分娩过程中或分娩后突然出现呼吸困难、发绀、抽搐、休克、昏迷甚至死亡。

(五)其他栓塞

其他栓塞包括肿瘤细胞侵蚀血管进入血流引起的细胞栓塞;动脉粥样硬化灶中的胆固醇结晶脱落引起动脉系统的栓塞;寄生在门静脉的血吸虫及其虫卵栓塞肝内门静脉小分支;细菌、真菌团和其他异物可进入血循环引起栓塞。

第五节 梗 死

器官或局部组织由于血管痉挛、受压或血管阻塞等原因而导致的缺血性坏死,称为梗死。梗死一般是由于动脉的阻塞而引起的局部组织缺血坏死,但静脉阻塞,使局部血流停滞缺氧,也可引起梗死。

一、梗死形成的原因和条件

任何引起血管管腔阻塞,导致局部组织血液循环中断和缺血的原因均可引起梗死。

(一)梗死形成的原因

(1)血栓形成　是梗死最常见的原因,主要见于冠状动脉、脑动脉粥样硬化合并血栓形成时引起的心肌梗死和脑组织梗死。

(2)动脉栓塞　多为血栓栓塞,亦可为气体、羊水、脂肪栓塞,常引起脾、肾、肺和脑的梗死。

(3)动脉痉挛　在严重的冠状动脉粥样硬化或合并硬化灶内出血的基础上,冠状动脉可发生强烈和持续的痉挛,引起心肌梗死。

(4)血管受压闭塞　如位于血管外的肿瘤压迫血管;肠扭转、肠套叠和嵌顿疝时,肠系膜静脉和动脉受压或血流中断;卵巢囊肿扭转及睾丸扭转致血流供应中断等引起的坏死。

(二)梗死形成的条件

血管阻塞是否造成梗死,还与下列因素有关:

(1)侧支循环情况　有双重血液循环的器官,其中一条动脉阻塞,因有另一条动脉可以维持供血,通常不易引起梗死。如肺有肺动脉和支气管动脉供血,肺动脉小分支的血栓栓塞不会引起梗死。肝梗死很少见,是因为肝动脉和门静脉双重供血,肝内门静脉阻塞一般不会发生肝梗死。一些器官动脉的吻合支少,如肾、脾及脑,动脉迅速发生阻塞时,由于不易建立有效的侧支循环,常易发生梗死。

(2)局部组织对缺血的敏感程度　大脑的神经细胞的耐受性最低,3~4 min 的缺血即引起梗死。心肌细胞对缺血也很敏感,缺血 20~30 min 就会死亡。骨骼肌、纤维结缔组织对缺血耐受性最强。严重的贫血或心功能不全,血氧含量降低,可促进梗死的发生。

二、梗死的病变及类型

(一)梗死的形态特征

梗死是局部组织的坏死,其形态因不同组织器官而有所差异。

(1)梗死灶的形状　取决于该器官的血管分布方式。多数器官的血管呈锥形分布,如脾、肾、肺等,故梗死灶也呈锥形,切面呈扇面形,或三角形,其尖端位于血管阻塞处,常指向脾门、肾门、肺门,底部为器官的表面(图3-6)。心冠状动脉分支不规则,故心肌梗死灶的形状也不规则,呈地图状。肠系膜血管呈扇形分布和支配某一肠段,故肠梗死灶呈节段形。

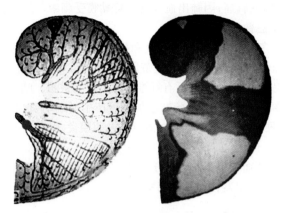

图3-6 肾动脉分支栓塞及肾贫血性梗死模式图

(2)梗死灶的质地 取决于坏死的类型。实质器官如心、脾、肾的梗死为凝固性坏死。新鲜时,由于组织崩解,局部胶体渗透压升高而吸收水分,使局部肿胀,表面和切面均有微隆起。梗死若靠近浆膜面,则浆膜表面常有一层纤维素性渗出物被覆。陈旧性梗死因含水分较少而略呈干燥,质地变硬,表面下陷。脑梗死为液化性坏死,新鲜时质软疏松,日久后逐渐液化成囊状。

(3)梗死灶的颜色 取决于病灶内的含血量,含血量少时颜色灰白,称为贫血性梗死或白色梗死。含血量多时,颜色暗红,称为出血性梗死或红色梗死。

(二)类型

根据梗死灶内含血量的多少和有无合并细菌感染,将梗死分为以下3种类型。

1. 贫血性梗死

贫血性梗死发生于组织结构较致密侧支循环不充分的实质器官,如脾、肾、心和脑组织。当动脉分支阻塞时,局部组织缺血缺氧,梗死灶呈灰白色。梗死的早期,梗死灶与正常组织交界处因炎症反应常见一充血出血带,数日后因红细胞被巨噬细胞吞噬后转变为含铁血黄素而变成黄褐色。晚期病灶表面下陷,质地变坚实,黄褐色出血带消失,梗死灶发生机化,初由肉芽组织取代,以后形成瘢痕组织。镜下观贫血性梗死灶呈凝固性坏死,早期细胞尚可见核固缩、核碎裂和核溶解等改变,胞质嗜伊红染色,均匀一致,组织结构轮廓尚保存。晚期病灶呈均质性结构,边缘有肉芽组织长入和瘢痕组织形成,最终被瘢痕组织代替。

此外,脑梗死一般为贫血性梗死,梗死灶的脑组织坏死、变软、液化,以后形成囊状,或被增生的星形细胞和胶质纤维所代替,最后形成胶质瘢痕。

2. 出血性梗死

出血性梗死的形成,除血流阻断这一基本原因外,还与严重的淤血、侧支循环丰富及组织疏松等条件有关,常见于肺、肠。

(1)肺出血性梗死 严重淤血是肺梗死形成的重要先决条件,因为在肺淤血情况下,肺静脉和毛细血管内压增高,影响了肺动脉分支阻塞后建立有效的肺动脉和支气管动脉侧支循环,致肺出血性梗死。梗死常位于肺下叶,常多发,病灶大小不等,呈锥形(楔形),尖端朝向肺门,底部紧靠胸膜,胸膜表面有纤维素性渗出物。梗死灶质实,因弥漫性出血呈暗红色,略向表面隆起,时间久后肉芽组织长入逐渐机化,最后形成瘢痕,梗死灶变成灰白色。镜下观梗死灶呈凝固性坏死,可见肺泡轮廓,肺泡腔、小支气管腔及肺间质充满红细胞。早期(48 h内)红细胞轮廓尚保存,以后崩解。梗死灶边缘与正常肺组织交界处的肺组织充血、水肿及出血。临床上,因梗死灶的胸膜发生纤维素性胸膜炎,可出现胸痛;因肺出血及支气管黏膜受刺激,可引起咳嗽及咯血;由于组织坏死可引起发热及白细胞总数升高等症状。

(2)肠出血性梗死 多见于肠系膜动脉栓塞和静脉血栓形成,或在肠套叠、肠扭转、嵌顿疝、肿瘤压迫等情况下引起出血性梗死。肠梗死灶呈节段性暗红色,肠壁因淤血、水肿和出血呈明显增厚,随之肠壁坏死,质脆易破裂,肠浆膜面可有纤维素性渗出物被覆。临床上,由于血管阻塞,肠壁肌肉缺氧引起持续性痉挛致剧烈腹痛;因肠蠕动加强可产生逆蠕动引起呕吐;肠壁坏死累及肌层及神经,可引起麻痹性肠梗阻;肠壁全层坏死可致穿孔及腹膜炎,引起严重后果。

3.败血性梗死

由含有细菌的栓子阻塞血管引起。常见于急性感染性心内膜炎,含细菌的栓子从心内膜脱落,顺血流运行而引起相应组织器官动脉栓塞所致。

三、梗死对机体的影响和结局

(一)梗死对机体的影响

取决于发生梗死的器官、梗死灶的大小和部位,以及有无细菌感染等因素。梗死发生在重要器官,如心肌梗死可影响心功能,范围大者可导致心功能不全。脑梗死灶大者也可导致死亡。梗死若发生在脾、肾,则对机体影响不大,仅引起局部症状。如肾梗死可出现腰痛和血尿,不影响肾功能。肺梗死有胸痛和咯血。肠梗死常出现剧烈腹痛、血便和腹膜炎症状。肺、肠、四肢的梗死,若继发腐败菌感染,可引起坏疽,后果严重。败血性梗死,如急性感染性心内膜炎含化脓性细菌栓子的脱落引起的栓塞,梗死灶内可出现脓肿。

(二)梗死的结局

梗死灶形成时,引起病灶周围的炎症反应,血管扩张充血,有中性粒细胞及巨噬细胞渗出,继而形成肉芽组织,在梗死发生24~48 h后,肉芽组织已开始从梗死灶周围长入病灶内,小的梗死灶可被肉芽组织完全取代机化,日久变为纤维瘢痕;大的梗死灶不能完全机化时,则由肉芽组织和日后转变成的瘢痕组织加以包裹,病灶内部可发生钙化。脑梗死则可液化成囊腔,周围由增生的胶质瘢痕包裹。

第四章

炎　症

∰∰∰∰ 学习目标 ∰∰∰∰

掌握 炎症的概念,炎症渗出中血管反应、液体渗出的概念;炎症介质的概念;常见炎症类型;炎症的局部表现和全身反应。

熟悉 炎症变质、增生等基本病变,血管通透性增高的机制;白细胞渗出的过程、炎细胞的种类及功能;肉芽肿性炎的病变特点;炎症的结局。

了解 炎症的原因;血管通透性增高的类型;吞噬过程及机制;炎症介质的种类及主要炎症介质的作用。

炎症是具有血管系统的活体组织对各种损伤因子引起的损伤而发生的以防御为主的反应。无脊椎动物包括单细胞生物和多细胞生物对局部损伤发生各自不同的反应,这些反应包括吞噬损伤因子、中和有害刺激物,但所有这些均不能称为炎症。只有当生物进化到具有血管时,才能发生以血管反应为主要特征的,同时又保留了上述吞噬和清除等反应的复杂炎症现象。因此,从进化角度看血管反应是炎症过程的中心环节。

在炎症过程中一方面损伤因子可直接或间接损伤机体的细胞和组织;另一方面通过一系列血管反应、液体渗出、白细胞渗出和被激活,发挥稀释、中和、杀伤和包围损伤因子的作用;同时机体通过实质和间质细胞的再生使受损伤的组织得以修复和愈合。可以说炎症是损伤、抗损伤和修复的统一过程。所以不是所有炎症对机体都是有利的,有时也会给机体带来危害。

第一节　原　因

凡是能引起组织、细胞损伤的因子都能引起炎症。这些损伤因子,则统称为致炎因子。致炎因子的种类很多,一般可归纳为以下几类:

(1) 生物性因子　包括细菌、病毒、立克次体、支原体、螺旋体、真菌和寄生虫等。它们在人体内可以繁殖、扩散,或释放毒素、代谢产物,损伤组织、细胞引起炎症;也可以由其本身的抗原性或寄生于机体细胞后产生的抗原物质引起免疫反应而发生炎症。由生物性因子引起的炎症,称为感染,是最常见和最重要的一类炎症。生物性因子的致病作用,与病原体的数量和毒力有关。

(2) 物理性因子　如高温、低温、放射线、紫外线、电击、切割、挤压等造成组织损伤后均可引起炎症反应。

(3)化学性因子 包括外源性和内源性化学物质。外源性化学物质如强酸、强碱等。内源性化学物质如组织坏死所生成的分解产物和体内代谢所产生的尿素等,可直接引起炎症反应或造成组织损伤后发生炎症反应。

(4)变态反应 当机体免疫反应状态异常时,可引起不适当或过度的免疫反应,造成组织损伤。例如,链球菌感染后的免疫复合物可引起肾小球肾炎,自身免疫引起的系统性红斑狼疮、结节性多动脉炎等。

致炎因子作用于机体,能否引起炎症以及炎症反应的强弱,一方面与致炎因子的性质、数量、强度和作用时间等有关,另一方面还与机体的防御机能状态以及对致炎因子的敏感性有密切关系。例如,新生儿由于从母体获得了抗体而不易感染麻疹和白喉,小儿患麻疹后机体抵抗力降低容易伴发肺炎,免疫缺陷病人易发生细菌或真菌感染等。因此,机体的内在因素(年龄、抵抗力、免疫力、神经内分泌的功能状态及器官、组织特性等)对炎症的发生、发展起重要的作用。

第二节 炎 症 介 质

在炎症过程中由细胞释放或体液产生的参与、介导炎症反应的化学物质称为炎症介质。这些炎症介质包括细胞释放的炎症介质、白细胞产物和体液产生的炎症介质。这些介质通过各种途径作用于血管,使血管扩张、通透性增加,引起渗出,吸引白细胞到达炎症部位,导致组织损伤,引起局部炎症反应和全身反应。

一、细胞释放的炎症介质

(一)血管活性胺

血管活性胺包括组胺和5-羟色胺(5-HT),均能引起血管扩张和小静脉通透性升高。

(1)组胺 主要存在于肥大细胞、嗜碱性粒细胞和血小板内。肥大细胞脱颗粒或血小板聚集均可释放组胺,多发生于组织损伤和免疫反应过程中。组胺可引起微动脉、毛细血管前括约肌和微静脉扩张,使微静脉和毛细血管通透性升高,对嗜酸性粒细胞有趋化作用,是过敏性炎症中引起嗜酸性粒细胞浸润的主要因素。

(2)5-羟色胺(5-HT) 又称血清素,主要存在于肥大细胞、血小板和肠嗜铬细胞中。主要作用是使血管壁通透性升高和低浓度时有致痛作用。

(二)花生四烯酸(AA)代谢产物

在炎症刺激因子和炎症介质的作用下,细胞的磷脂酶 A_2 被激活,使 AA 通过环氧化酶或脂质氧化酶途径分别产生前列腺素(PG)和白细胞三烯(LT),可引起炎症和启动凝血过程。

(1)前列腺素 如 PGE_2、PGI_2 可引起血管扩张,血管壁的通透性升高,此外还可引起疼痛和发热,并对中性粒细胞和嗜酸性粒细胞有趋化作用。

(2)白细胞三烯 如 LTB_4 在炎症中主要是使血管壁的通透性升高,对中性粒细胞和嗜酸性粒细胞有趋化作用,临床上的某些抗感染治疗,如阿司匹林、吲哚美辛等通过抑制 AA 代谢,糖皮质激素使 AA 难以从磷脂中释出,均减轻炎症反应。

（三）白细胞产物

致炎因子激活中性粒细胞和单核细胞后可释放氧自由基和溶酶体酶,促进炎症反应和破坏组织,成为炎症介质。氧自由基可损伤血管内皮细胞,灭活 α_1-抗胰蛋白酶、导致蛋白酶活性增高;溶酶体酶中的中性蛋白酶可引起组织损伤,阳离子蛋白质可引起肥大细胞脱颗粒,并对中性和嗜酸性粒细胞有趋化作用。

激活的淋巴细胞和单核细胞可释放一系列细胞因子介导炎症。白介素1可促进内皮细胞表达黏附因子,促进白细胞黏着,引起发热。肿瘤坏死因子还可促进中性粒细胞聚集,释放蛋白水解酶。白介素8是中性粒细胞趋化因子和激活因子。

另外,血小板激活因子具有激活血小板、增加血管通透性、促进细胞聚集、黏着和趋化作用。P物质可刺激肥大细胞脱颗粒。一氧化氮可引起血管扩张。

二、体液中的炎症介质

1. 激肽系统

炎症时,组织损伤可活化凝血因子XII,从而启动了激肽系统、补体系统、凝血系统和纤维蛋白溶解系统。激肽是由激肽原酶作用于激肽原而产生的。主要有缓激肽和舒血管肽。后者经血浆氨基肽酶的作用,转变为缓激肽。在炎症中起主要作用的是缓激肽,它具有使血管扩张、血管壁通透性显著升高和较强的致痛作用。

2. 补体系统

与炎症有关的主要是 C3a、C5a 和 C5b67。C3a、C5a 亦称过敏毒素,能促使肥大细胞和血小板释放组胺。C5a 对吞噬细胞有强烈的趋化作用。C5b67 对中性粒细胞、单核细胞和嗜酸性粒细胞有趋化作用,促进中性粒细胞释放溶酶体。

3. 凝血系统

XII因子激活不仅能启动激肽系统,而且能启动凝血和纤维蛋白溶解两个系统,从而使血管壁通透性升高,对白细胞亦有趋化作用。

第三节　炎症局部的基本病理变化

任何炎症,不论其原因、发生部位如何,炎症的局部都有着共同的病理变化,即变质、渗出和增生3种改变。但是,不同的炎症或炎症的不同阶段,三者的变化程度和组成方式不同。有的炎症以变质性改变为主,有的以渗出性改变为主,有的则以增生性改变为主,有时也可互相转化。

一、变质

炎症局部组织发生的变性和坏死,统称为变质。变质是致炎因子引起的损伤过程,是局部细胞、组织代谢、理化性质改变的形态所见。既可以发生于实质细胞,也可发生于间质细胞。实质细胞常出现的变质性变化包括细胞水肿、脂肪变性、细胞凝固性坏死或液化性坏死等。间质成分如纤维结缔组织,常出现的变质性变化,包括黏液变性和纤维素样坏死等。变质由致病因子直接作用,或由血液循环障碍和炎症反应产物的间接作用引起。变质的轻重一方面取决于致病因子的性质和强度,另一方面也取决于机体的反应性。

二、渗出

炎症局部组织血管内的液体成分、纤维素等蛋白质和各种炎症细胞通过血管壁进入组织间隙、体腔、体表和黏膜表面的过程,称为渗出。渗出是炎症最具特征性的病理变化,它在炎症反应中具有重要的防御作用。炎症介质在渗出中起重要作用。渗出的全过程包括血流动力学改变、液体渗出和白细胞渗出三部分。

(一)血流动力学改变

血流动力学变化的速率取决于损伤的严重程度,其发生顺序如下(图4-1):

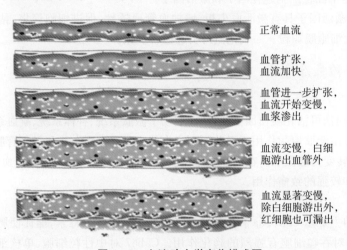

正常血流

血管扩张,
血流加快

血管进一步扩张,
血流开始变慢,
血浆渗出

血流变慢,白细
胞游出血管外

血流显著变慢,
除白细胞游出外,
红细胞也可漏出

图4-1　血流动力学变化模式图

1. 细动脉短暂收缩

当组织受到致炎因子刺激时,通过神经反射,迅速出现短暂的细动脉收缩,仅持续几秒钟。

2. 血管扩张和血流加速

先发生细动脉扩张,然后毛细血管扩张以及开放的毛细血管数量增加,使血流加快,血流量增多,是局部发红和发热的原因,可持续数分钟至数小时不等。

3. 血流速度减慢

随着炎症的继续发展,血流由快变慢导致淤血,甚至发生血流停滞。上述血管的变化,为血液成分的渗出创造了条件。

血流动力学变化的发生机制,与神经、体液因素的作用有关。早期性炎性充血,可以是通过神经轴突反射发生,亦可以是血管运动神经兴奋的结果。但神经因素引起的充血多是暂时的,而持久的炎性充血和淤血往往是炎症介质作用的结果。如组胺、前列腺素、缓激肽及补体等都具有强烈的血管扩张作用。炎症局部血流由快变慢的发生与毛细血管网广泛的显著扩张有关;也与炎症介质使血管壁的通透性升高、血液中的液体成分渗出,引起血液浓缩、黏稠度增加有关;此外炎症局部酸中毒使血管扩张、血管内皮细胞肿胀、白细胞附壁致血流阻力增加以及炎性渗出物对静脉的压迫等均可加重血流缓慢。

(二)液体渗出

在炎性充血、细静脉淤血、血管壁通透性升高的基础上,血管内的液体成分通过细静脉和毛细血管壁渗出到血管外的过程,称为液体渗出。

1. 液体渗出的机制

渗出是血管壁通透性升高、微循环内流体静压升高和组织渗透压升高三者共同作用的结果。

(1)血管壁通透性升高 毛细血管和细静脉的内皮细胞是一种半透膜,正常情况下,水分和小分子的物质可以自由通过血管壁,而血浆蛋白等大分子则不易通过。炎症时,由于致炎因子、炎症介质的作用,局部组织淤血缺氧、酸中毒,使细静脉和毛细血管扩张、血管内皮细胞间隙增宽、内皮细胞受损及基底膜损伤,导致血管壁通透性升高,使血管内的液体和较大分子的物质得以渗出。此外,炎症时血管内皮细胞的吞饮现象活跃,血浆中分子较小的物质也可通过内皮细胞的吞饮作用而渗出到血管外。

血管壁通透性升高反应可分为3个类型:①速发短暂反应型,损伤后立即发生渗出,持续时间短,如荨麻疹;②速发持续反应型,损伤后通透性立即升高,持续几小时至几天,此型见于严重损伤,如烧伤;③迟发持续反应型,致炎因子作用后,经过一段时间才发生渗出反应,但持续时间较久,如迟发性变态反应性炎症属此型。

(2)微循环内流体静压升高 由于炎症局部的细动脉和毛细血管扩张,细静脉淤血、血流缓慢,使毛细血管内流体静压升高,血管内液体渗出增多。

(3)组织渗透压升高 炎症局部组织变性坏死、分解代谢增强及局部酸中毒。致使局部的分子浓度和离子浓度升高,因此炎症局部的胶体渗透压和晶体渗透压均升高,促进了液体的渗出。

炎症时渗出的液体称为渗出液。渗出液的成分可因致炎因子、炎症部位和血管壁受损伤程度的不同而有所差异。血管壁受损轻微时,渗出液中主要为水、盐类和分子较小的清蛋白;血管壁受损严重时,分子较大的球蛋白甚至纤维蛋白原也能渗出。渗出的纤维蛋白原在坏死组织释放出的组织因子的作用下,可形成纤维蛋白即纤维素。

炎症时因血管壁通透性升高所形成的渗出液与非炎症时所形成的漏出液不同(表4-1)。

表4-1 渗出液与漏出液的区别

	渗出液	漏出液
原因	炎症	血液循环障碍
外观	混浊	澄清
蛋白含量(g/L)	>25	<25
比重	>1.018	<1.018
细胞数(×10^9/L)	>0.50	<0.10
Rivalta 试验	阳性	阴性
凝固	常自行凝固	不能自凝

2. 渗出液的意义

(1)有利作用 渗出液具有重要的防御作用,它可以稀释炎症灶内的毒素和有害物质,减轻毒素对组织的损伤。渗出液中含有抗体、补体及溶菌物质,有利于杀灭病原体。渗出的纤维蛋白原可转变为纤维蛋白(纤维素),纤维蛋白交织成网,可阻止病菌的扩散,并有利于吞噬细胞发挥吞噬作用,使炎症局限化。

(2)有害作用 渗出液过多,可压迫周围组织,加剧局部血液循环障碍;体腔积液过多,可影响器官的功能,如心包腔大量积液可压迫、限制心脏的搏动而引起血液循环障碍;渗出液中如含纤维蛋白过多,不能完全吸收时,可发生机化、粘连,给机体带来不利的影响。

(三)白细胞渗出

白细胞通过血管壁游到血管外的过程即为白细胞渗出。白细胞的渗出是炎症反应最重要的特征。炎症时渗出的白细胞称为炎细胞,炎细胞进入组织间隙内,称为炎细胞浸润。炎细胞浸润是炎症防御反应的主要环节。

1.白细胞的渗出过程

白细胞的渗出过程包括边集、附壁、游出、趋化和吞噬等步骤(图4-2),在炎症局部发挥重要的防御作用。

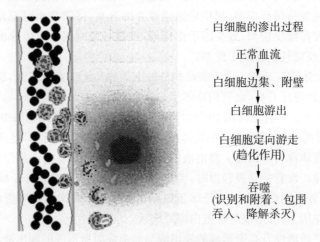

白细胞的渗出过程

正常血流
↓
白细胞边集、附壁
↓
白细胞游出
↓
白细胞定向游走
(趋化作用)
↓
吞噬
(识别和附着、包围
吞入、降解杀灭)

图4-2 白细胞渗出过程

(1)边集 维持正常血流的轴流和边流,需要一定的血流速度。炎症时,由于炎症局部的血管扩张,血流变慢,使轴流变宽,白细胞由轴流进入边流,靠近血管壁,即所谓白细胞边集。

(2)附壁 靠边的白细胞借助于免疫球蛋白超家族分子和整合蛋白类分子黏附于内皮细胞。

(3)游出 白细胞附壁后,其胞质突起形成伪足,以阿米巴运动的方式插入内皮细胞之间的缝隙,进入内皮细胞和基底膜之间,最后穿过基底膜使整个细胞移出血管外,这个过程称为白细胞游出。游出的白细胞最初围绕在血管周围,然后沿组织间隙,以阿米巴运动的方式向炎症灶中心聚集。各型白细胞都能游出,但其游走能力差别较大。中性粒细胞和单核细胞游走能力最强,淋巴细胞最弱。由于中性粒细胞游走能力最强,而且在血液中的数量最多,所以在急性炎症时,中性粒细胞常最早出现于炎症局部,这是急性炎症反应的重要形态学标志。炎症时,红细胞也可以通过管壁移出血管外,称为红细胞漏出,这与白细胞游出不同,红细胞无游走能力,其漏出是被动的,受流体静压作用,从血管壁损伤裂口推出血管外。渗出液中若出现大量红细胞,是炎症反应剧烈或血管壁受损严重的标志。

(4)趋化 白细胞游出血管后,以阿米巴运动的方式定向游走,向炎症局部集中,是由于炎症局部中存在某些化学物质,对白细胞具有化学吸引作用所致,这种现象称为趋化作用。能吸引白细胞定向游走的物质称趋化因子,多属于炎症介质。趋化因子的作用是特异性的,即不同的趋化因子只对某一种或几种炎细胞有趋化作用。此外,不同细胞对趋化因子的反应能力也不同。

(5)吞噬 是指白细胞游走到炎症局部后,吞噬和消化病原体及组织崩解碎片等异物的过程,是炎症防御作用的重要组成部分。人体的吞噬细胞主要有中性粒细胞和单核巨噬细胞两种,都具有很强的吞噬能力。

吞噬过程包括对吞噬物的识别和附着、包围吞入和杀灭降解3个阶段。

1)识别和附着:吞噬细胞借其表面的Fc和C3b受体,能识别被抗体或补体包被的异物(如细菌),通过抗体或补体与其相应受体结合,细菌就附着在吞噬细胞的表面。

2)包围吞入:吞噬细胞膜内褶和外翻形成伪足将其包围,并摄入胞质内形成吞噬体;吞噬体与胞质内的溶酶体融合形成吞噬溶酶体,细菌在吞噬细胞吞噬溶酶体内被杀伤、降解。

3)杀灭降解:进入吞噬溶酶体的细菌主要被具有活性的氧代谢产物杀伤和降解。吞噬过程使白细胞的耗氧量激增,可达到正常耗氧量的2~20倍,并激活各种酶类,产生具有活性的氧代谢产物,其中次氯酸是强氧化剂和杀菌因子,氧自由基是另一种杀菌因子。

2. 炎细胞的种类和功能

(1)中性粒细胞 又称小吞噬细胞,是急性炎症和化脓性炎症及炎症早期最常见的炎细胞,具有活跃地游走和吞噬能力,能吞噬细菌、组织崩解碎片及抗原抗体复合物等。其胞质内含有丰富的溶酶体,它含有多种酶类,如碱性磷酸酶、溶菌酶、溶蛋白酶和髓过氧化物酶等,通过这些酶的作用杀灭和降解被吞噬的病原体及异物。溶酶体中的阳离子蛋白质可促进血管壁通透性升高和对单核细胞有趋化作用,中性蛋白酶能引起组织损伤和促进脓肿形成。中性粒细胞的寿命较短,仅有3~4 d,完成吞噬作用后很快死亡并释放各种蛋白水解酶,能使炎灶内的坏死组织和纤维素溶解液化,有利于吸收或排出体外。正常人血清中含有抗胰蛋白酶,故不对正常组织起溶解作用。

(2)单核细胞及巨噬细胞 炎症局部的巨噬细胞主要由血液中的单核细胞自血管游出后转化而来,亦可由局部组织内的组织细胞增生而来。它具有较强的吞噬功能,能吞噬较大的病原体、异物、坏死组织碎片甚至整个细胞。常见于急性炎症后期、慢性炎症、某些非化脓性炎症(结核、伤寒等)、病毒及寄生虫感染时。巨噬细胞在不同情况下,可出现各种不同的形态特征,如当吞噬消化含蜡质膜的细菌(如结核杆菌)时,其胞质增多,染色变淡,整个细胞变为与上皮细胞相似,称为上皮样细胞;有时吞噬脂质较多,胞质内出现许多脂滴空泡,呈泡沫状,称为泡沫细胞。如果异物体积较大,难以被吞噬时,巨噬细胞可以通过多个细胞的融合或核分裂而胞质不分裂而形成多核巨细胞,对异物进行包围吞噬。有时,巨噬细胞吞噬的病原体(如结核杆菌、伤寒杆菌等)未能被杀死,可随巨噬细胞的游走而在体内播散,对机体产生不利影响。巨噬细胞还能分泌和释放多种酶及炎症介质。巨噬细胞还能摄取并处理抗原,把抗原信息传递给免疫活性细胞,参与特异性免疫反应。

(3)嗜酸性粒细胞 嗜酸性粒细胞的胞质内含有丰富的嗜酸性颗粒即溶酶体,内含多种水解酶。具有一定的吞噬能力,能吞噬抗原抗体复合物,杀伤寄生虫。主要见于寄生虫感染和变态反应性炎症。

(4)淋巴细胞和浆细胞 淋巴细胞多见于慢性炎症,尤其是结核杆菌、病毒、梅毒螺旋体、立克次体感染时。T淋巴细胞受到抗原刺激后,转变为致敏淋巴细胞。当其再次与相应抗原接触时,致敏的淋巴细胞释放多种淋巴因子,发挥细胞免疫作用。B淋巴细胞在抗原刺激下,可以增殖转化为浆细胞。浆细胞能产生抗体,引起体液免疫反应。淋巴细胞和浆细胞是进行免疫反应的主要细胞。在免疫反应过程中,首先是巨噬细胞吞噬处理抗原,然后把抗原信息传递给免疫活性细胞。因此,淋巴细胞、浆细胞和巨噬细胞在炎症局部内常可同时出现。

(5)嗜碱性粒细胞 来自血液,它在形态上和功能上与组织的肥大细胞相似。这两种细胞的胞质中均有粗大的嗜碱性颗粒,内含肝素、组胺和5-羟色胺。当受到炎症刺激时,细胞脱颗粒而释放上述物质引起炎症反应。多见于变态反应性炎症。

三、增生

在致炎因子和组织崩解产物或某些理化因素的刺激下,炎症局部细胞增殖、细胞数目增多,称为增生。增生的细胞主要为血管内皮细胞、成纤维细胞和实质细胞,有时尚可伴有淋巴细胞和巨噬细胞的增生。在炎症早期,增生改变常较轻微,而在炎症后期或慢性炎症时,增生改变则较明显。少数炎症亦可在早期即有明显的增生现象,如伤寒时大量巨噬细胞增生,急性肾小球肾炎时肾小球的血管内皮细胞和系膜细胞明显增生等。

综上所述,任何炎症的局部都有变质、渗出和增生3种改变,这三者既有区别,又互相联系、互相影响,组成一个复杂的炎症过程。在此过程中,既有致炎因子对机体的损伤作用,同时又有机体的抗损伤反应。一般地说,炎症过程中的变质属于损伤性改变,而渗出和增生属于抗损伤反应。但这种区分不是绝对的,在一定条件下,损伤能促使抗损伤过程的出现,损伤和抗损伤过程可以互相转化。例如,渗出虽属抗损伤反应,但渗出反应如果过分剧烈,渗出的液体或纤维素过多,则可引起器官组织的功能障碍。

第四节　炎症的局部表现和全身反应

一、炎症的局部表现

以体表的急性炎症最为明显,局部可出现红、肿、热、痛和功能障碍。

1. 红

炎症局部组织发红,是由于局部充血所致。最初由于动脉性充血,局部氧合血红蛋白增多,故呈鲜红色。以后随着炎症的发展,血流变慢、甚至停滞,氧合血红蛋白减少,脱氧血红蛋白增多,局部组织变为暗红色,这是静脉性充血的结果。

2. 肿

急性炎症时局部肿胀明显,主要是由于局部充血、炎性渗出物聚积,特别是炎性水肿所致;慢性炎症时局部肿胀,主要是由于局部组织增生所致。

3. 热

体表炎症时,炎症局部的温度较周围组织的温度高。这是由于局部动脉性充血、血流量增多、血流加快、代谢增强、产热增多所致。

4. 痛

炎症时局部疼痛与多种因素有关。炎症局部分解代谢增强,钾离子、氢离子积聚,刺激神经末梢引起疼痛;炎症渗出引起组织肿胀,张力升高,压迫或牵拉神经末梢引起疼痛;炎症介质如前列腺素、5-羟色胺、缓激肽等刺激神经末梢引起疼痛。

5. 功能障碍

炎症时实质细胞变性、坏死、代谢障碍,炎性渗出物的压迫或机械性阻塞,均可引起组织器官的功能障碍。如病毒性肝炎时,肝细胞变性、坏死,可引起肝功能障碍;急性心包炎心包积液时,可因压迫而影响心脏功能。此外,疼痛也可影响功能,如急性膝关节炎症,可因疼痛而使膝关节活动受到限制。

二、全身反应

比较严重的炎症性疾病,特别是当病原微生物在体内蔓延、扩散时,常可出现明显的全身反应。常见的全身反应如下所述。

1. 发热

发热是下丘脑的体温调节中枢受发热激活物和内生性致热源刺激的结果。多见于病原微生物引起的炎症。发热激活物(如细菌的内毒素以及病毒、立克次体和疟原虫等)和内生性致热源(如白介素 1、白介素 6、肿瘤坏死因子等)可间接或直接作用于体温调节中枢,使其调定点上移,引起体温升高。

2. 白细胞增多

炎症时,由于骨髓受病原微生物、毒素、炎症局部代谢产物及白细胞崩解产物的刺激,白细胞生成增多,因而使外周血液中的白细胞数目增多。增多的白细胞类型,常因病原体的不同而不同。急性化脓性炎症时,血中增多的白细胞以中性粒细胞为主;慢性炎症或病毒感染时,常以淋巴细胞增多为主;过敏性炎症和寄生虫感染时,则以嗜酸性粒细胞增多为主。在伤寒杆菌、流感病毒感染时,血中的白细胞数常减少。外周血中白细胞数量和质量常反映机体的抵抗力和感染程度。机体抵抗力低下,感染严重时,白细胞数目可无明显增多,甚至减少,其预后较差。

3. 单核巨噬细胞系统增生

主要表现为局部淋巴结、脾、肝大。骨髓、肝、脾、淋巴结中的巨噬细胞增生,吞噬消化能力增强。淋巴组织中的 B 淋巴细胞和 T 淋巴细胞也发生增生,同时释放淋巴因子和分泌抗体的功能增强。单核巨噬细胞系统和淋巴组织的细胞增生是机体防御反应的表现。

4. 实质器官病变

炎症较严重时,由于病原微生物及其毒素的作用,以及局部血液循环障碍、发热等因素的影响,心、肝、肾等器官的实质细胞可发生不同程度的变性、坏死。

第五节 类 型

临床上常按病程长短及起病急缓,将炎症分为超急性、急性、亚急性和慢性四类。其中以急性炎症和慢性炎症最为常见。急性炎症起病急,病程短(一般数天至 1 个月),症状明显,局部病变常以变质、渗出为主,炎细胞浸润多以中性粒细胞为主;慢性炎症病程较长,数月至数年以上,局部病变多以增生为主,炎细胞浸润多以淋巴细胞、巨噬细胞和浆细胞为主。

病理形态学则是根据炎症局部基本病理变化中变质、渗出和增生 3 种改变以哪一种占优势来分类,将炎症分为以变质为主的炎症、以渗出为主的炎症和以增生为主的炎症三大类,分别称为变质性炎、渗出性炎和增生性炎。

一、变质性炎

以变性、坏死为主的炎症称为变质性炎,渗出和增生改变较轻微,多见于急性炎症。变质性炎主要发生于肝、肾、心和脑等实质性器官,常由某些重症感染和中毒引起。急性重型肝炎就是一个典型的例子,其中肝细胞广泛坏死,而渗出和增生改变轻微。流行性乙型脑炎则是以神经细胞的变性和坏死为主。变质性炎常常引起实质性器官的功能障碍。

二、渗出性炎

此类炎症最为常见,且种类较多。病变以渗出性改变为主。炎症病灶内有大量渗出物形成;伴有不同程度的变质和轻微的增生。由于致炎因子和机体反应性的不同,渗出物的成分也往往不同。根据渗出物的主要成分及病变特点,又可将渗出性炎分为以下几种。

(一) 浆液性炎

浆液性炎是以浆液渗出为主的炎症。渗出物主要是血浆,其成分以清蛋白为主,同时混有少量纤维素和中性粒细胞。浆液性炎好发于皮肤、黏膜、浆膜(如胸膜、腹膜和心包膜等)和疏松结缔组织等处。皮肤的浆液性炎如皮肤浅Ⅱ度烫伤时,渗出的浆液积聚于皮肤的表皮内形成水疱;黏膜的浆液性炎又称浆液性卡他性炎,卡他的含义是渗出物沿黏膜表面顺势下流,如感冒初期,鼻黏膜排出大量浆液性分泌物;浆膜的浆液性炎如结核性胸膜炎,可引起胸膜腔积液;疏松结缔组织的浆液性炎如毒蛇咬伤时,渗出的浆液聚集于组织间隙,可引起炎性水肿。

浆液性炎通常一般较轻,易于消退。但浆液性渗出物过多也会产生不利影响,甚至导致严重后果。如喉头浆液性炎造成的喉头水肿可引起窒息;胸膜或心包腔的大量浆液渗出可影响心、肺功能。

(二) 纤维素性炎

纤维素性炎以纤维蛋白原渗出为主,继而形成纤维蛋白,即纤维素。纤维蛋白原大量渗出说明血管壁损伤严重,通透性明显增加,多由于某些细菌毒素(如白喉杆菌、痢疾杆菌和肺炎球菌的毒素)、各种内源性和外源性毒物(如尿毒症的尿素和汞中毒的汞)所致。常发生于黏膜、浆膜和肺组织。发生于黏膜者(如白喉、细菌性痢疾),渗出的纤维素、白细胞和坏死的黏膜组织及病原菌等,在黏膜表面可形成一层灰白色的膜状物,称为假膜,故又称假膜性炎。白喉的假膜性炎,若发生于咽部不易脱落称为固膜性炎;若发生于气管则较易脱落称为浮膜性炎。假膜脱落可引起窒息。发生于浆膜者,如纤维素性心包炎,由于心脏不停地跳动,心包的脏、壁两层互相摩擦,致使渗出在两层心包膜腔面上的纤维素形成绒毛状,称为绒毛心(图4-3)。发生在肺的纤维素性炎,除了有大量纤维蛋白渗出外,还可见大量中性粒细胞,常见于大叶性肺炎(图4-4)。

渗出的纤维素,可通过渗出物内中性粒细胞释出的蛋白水解酶将其溶解,或被吞噬细胞搬运清除,或通过自然管道排出体外。若中性粒细胞渗出过少,释出的蛋白水解酶相对不足,不能将纤维素完全溶解吸收时,可通过肉芽组织的长入而发生机化,形成浆膜的纤维性粘连或大叶性肺炎肉质变。

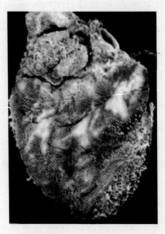

图4-3 绒毛心

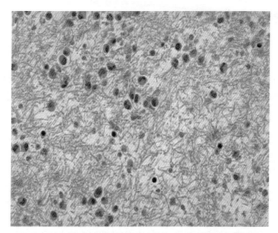

图4-4 大叶性肺炎肺泡腔内渗出大量纤维蛋白

(三) 化脓性炎

化脓性炎是以大量中性粒细胞渗出为特征,伴有不同程度组织坏死和脓液形成的一种炎症。常由葡萄球菌、链球菌、脑膜炎球菌、淋球菌、大肠埃希菌、铜绿假单胞菌等化脓菌引起。所形成脓性渗出物称为脓液。脓液中的中性粒细胞大多已发生变性、坏死,这种变性坏死的中性粒细胞称为脓细胞。脓液主要由渗出的大量中性粒细胞和脓细胞、溶解的坏死组织、少量浆液及化脓菌组成。脓液呈灰黄色或黄绿色,质浓稠(如由葡萄球菌感染引起)或稀薄(如由链球菌感染引起)。

化脓性炎由于发生原因和部位的不同,可以形成一些不同的病变类型,常见的有以下几种。

1. 脓肿

为局限性的化脓性炎症,并形成充满脓液的腔,称为脓肿。主要由金黄色葡萄球菌引起,好发于皮下和内脏,如皮肤的疖、痈,肺、肝、肾、脑等内脏的脓肿等。由于金黄色葡萄球菌产生的凝固酶可以使渗出的纤维蛋白原转变为纤维素,可阻止细菌的蔓延,故病灶较为局限。脓肿早期,病原菌聚集的局部组织发生坏死和大量中性粒细胞浸润(图4-5),随后中性粒细胞释放出蛋白水解酶使坏死组织液化,形成含有脓液的空腔。如果病原菌被消灭,则渗出停止,脓液逐渐被吸收,脓腔由肉芽组织填补而愈合。如果脓肿经久不愈,脓肿周围多量纤维组织增生而形成厚壁的慢性脓肿。含大量脓液的急性脓肿和厚壁的慢性脓肿,常需切开排脓后才能修复愈合。

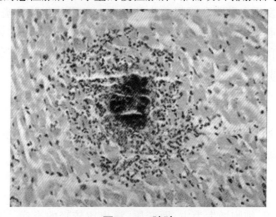

图4-5 脓肿

注 局部可见大量中性粒细胞密集浸润。

脓肿向外突破时,常可形成溃疡、窦道、瘘管等并发症。皮肤、黏膜较浅的脓肿,可向表面破溃,形成局部缺损,称为溃疡。深部组织的脓肿,向体表或向自然管道穿破,形成一个有盲端的排脓通道,称为窦道。如深部脓肿的一端向体表或体腔穿破,另一端向自然管道(消化管或呼吸道等)穿破,或两个有腔器官之间形成有两个以上开口的通道称为瘘管。例如,肛管直肠周围脓肿向皮肤穿破,形成肛旁窦道;如同时向内穿破直肠壁,使肠腔与体表皮肤相通,则形成肛瘘。窦道或瘘管因长期排脓而不易愈合。

疖是单个毛囊及其所属皮脂腺所发生的脓肿。痈是多个疖的融合,在皮下脂肪和筋膜组织中形成许多互相沟通的脓腔,常需多处切开引流排脓。

2. 蜂窝织炎

蜂窝织炎发生于皮肤、黏膜下、肌肉和阑尾等疏松组织内的弥漫性化脓性炎,称为蜂窝织炎。常由溶血性链球菌引起。链球菌能分泌玻璃酸酶,溶解结缔组织基质中的透明质酸,使基质崩解;还能分泌链激酶溶解纤维素,故细菌易于在组织内沿组织间隙和淋巴管向周围蔓延扩散,表现为组织内大量中性粒细胞弥漫性浸润(图4-6)。

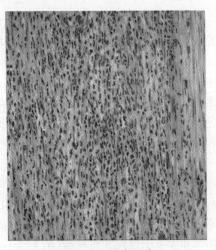

图4-6 蜂窝织炎
注 大量中性粒细胞弥漫分布。

3. 表面化脓和积脓

此种化脓性炎是指发生在黏膜和浆膜的化脓性炎。黏膜的化脓性炎又称脓性卡他性炎,此时中性粒细胞向黏膜表面渗出,深部组织的中性粒细胞浸润不明显。如化脓性尿道炎或化脓性支气管炎,渗出的脓液可沿尿道或支气管排出体外。当化脓性炎发生于浆膜、胆囊和输卵管时,脓液则在浆膜腔、胆囊和输卵管腔内积存,称为积脓。

(四) 出血性炎

出血性炎症灶的血管壁损伤严重,渗出物中含有大量红细胞。常见于某些传染病,如炭疽、鼠疫、流行性出血热及钩端螺旋体病等。

三、增生性炎

增生性炎是指以组织、细胞增生为主,而变质、渗出比较轻的炎症。大多数增生性炎是慢性炎,而少数增生性炎为急性炎,如伤寒。

（一）一般慢性增生性炎

一般慢性增生性炎的特点：①炎症灶内浸润细胞主要为淋巴细胞、浆细胞和单核细胞，反映了机体对损伤的持续反应；②主要是由炎症细胞引起的组织破坏；③常有较明显的纤维结缔组织、血管以及上皮细胞、腺体和实质细胞的增生，以替代损伤的组织。

黏膜慢性炎症时，由于致炎因子的长期刺激，局部黏膜组织可发生过度增生及肉芽组织增生，向黏膜表面突出形成根部有蒂的肿物，称为炎性息肉。常见的有鼻息肉、子宫颈息肉和结肠息肉等。慢性炎症时，由于局部组织炎性增生，可形成一个境界较清楚的肿瘤样结节或团块，肉眼及X线观察与肿瘤外形相似，称为炎性假瘤。好发于肺及眼眶。炎性假瘤本质是炎症，并非肿瘤，但需与真性肿瘤鉴别。

（二）肉芽肿性炎

肉芽肿性炎是一种特殊性增生性炎，以肉芽肿形成为其特点。所谓肉芽肿，是由增生的巨噬细胞及其演化而来的其他细胞构成的境界清楚的结节状病灶。巨噬细胞来源于血液的单核细胞和局部增生的组织细胞。巨噬细胞可转化为特殊形态的细胞如上皮样细胞和多核巨细胞等。肉芽肿病灶较小，直径一般在 0.5～2 mm。不同的病因可引起形态不同的肉芽肿，病理学家常可根据肉芽肿形态特点做出病因诊断。

根据致炎因子的不同，肉芽肿可分为感染性肉芽肿和异物性肉芽肿两类。

（1）感染性肉芽肿　由生物病原体如结核杆菌、伤寒杆菌、麻风杆菌、梅毒螺旋体、霉菌和寄生虫等引起，能形成具有特殊结构的细胞结节。例如，结核性肉芽肿（结核结节）主要由上皮样细胞和一个或几个朗汉斯巨细胞组成（图4-7）；伤寒肉芽肿（伤寒小结）主要由伤寒细胞组成。

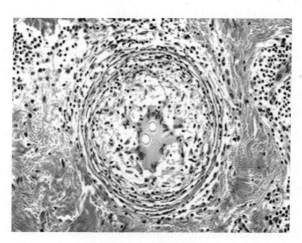

图 4-7　结核结节

（2）异物性肉芽肿　由外科缝线、粉尘、滑石粉、木刺等异物引起。病变以异物为中心，围以多少不等的巨噬细胞、异物巨细胞、纤维母细胞和淋巴细胞等，形成结节状病灶。

第六节　结　局

在炎症过程中，致炎因子的性质，机体抵抗力及反应性的差异，以及治疗措施是否及时、得当等因素均可影响炎症的结局。大多数急性炎症能够痊愈,少数迁延为慢性炎症,极少数可蔓延扩散到全身。

一、痊愈

在炎症过程中病因被清除,若少量的炎症渗出物和坏死组织被溶解吸收,通过周围健在的细胞的再生,可以完全恢复原来组织的结构和功能,称为完全痊愈。若坏死范围较大,则由肉芽组织增生修复,称为不完全痊愈。

二、迁延不愈

如果机体抵抗力低下或治疗不彻底,致炎因子持续或反复作用于机体,则炎症迁延不愈,急性炎症转化为慢性炎症。例如,急性病毒性肝炎转变为慢性迁延性肝炎,急性肾盂肾炎转变为慢性肾盂肾炎等。

三、蔓延扩散

少数情况下,由于机体抵抗力低下,病原微生物数量大、毒力强,以致不能有效的控制感染时,病原体即可在局部大量繁殖,向周围组织蔓延扩散或经淋巴道、血道扩散而引起严重后果。

1. 局部蔓延

炎症局部的病原微生物可经组织间隙或器官的自然腔道向周围组织蔓延扩散。例如,肾结核可引起输尿管、膀胱、附睾结核等。

2. 淋巴道扩散

病原微生物侵入淋巴管,随淋巴液到达局部淋巴结,引起局部淋巴结炎。如足部化脓性炎症可引起腹股沟淋巴结炎,肺结核可引起肺门淋巴结结核。

3. 血道扩散

病原微生物或毒素进入血循环引起一系列的表现,严重者可危及病人生命。

(1)菌血症 病灶局部的细菌经血管或淋巴管侵入血流,从血液中可查到细菌,但无全身中毒症状出现,称为菌血症。

(2)毒血症 细菌的毒素及其代谢产物吸收入血,引起全身中毒症状,称为毒血症。临床上出现高热、寒战等中毒症状,同时常伴有心、肝、肾等实质细胞的变性、坏死,但血培养找不到细菌。

(3)败血症 侵入血液中的细菌大量繁殖并产生毒素,引起全身中毒症状,称为败血症,临床上病人常有高热、寒战、皮肤黏膜出血斑点、脾肿大及全身淋巴结肿大等,严重者可并发中毒性休克。此时血培养,可找到细菌。

(4)脓毒血症 化脓菌引起的败血症,细菌随血流到达全身,在肺、肾、肝、脑等处发生多发性脓肿,称为脓毒血症或脓毒败血症。

肿　瘤

肿瘤(tumor,neoplasm)是严重危害人类健康和生命的常见病、多发病。按其生物学特征和对机体危害性大小,可分为良性肿瘤(benign tumor)和恶性肿瘤(malignant tumor)两大类。恶性肿瘤一般通称为癌症(cancer)。

近年统计资料显示,在我国城市居民疾病死因居第一位的便是恶性肿瘤。2005 年我国城市居民的恶性肿瘤死亡率约为 124.86/10 万,其中肺癌(31.44/10 万)、肝癌(25.17/10 万)、胃癌(18.12/10 万)、食管癌(10.57/10 万)、结直肠癌(8.31/10 万)、乳腺癌(3.09/10 万)、白血病(3.07/10 万)、子宫颈癌(1.82/10 万)、膀胱癌(1.59/10 万)和鼻咽癌(1.27/10 万)等为主要的恶性肿瘤。

恶性肿瘤对人类的危害,不仅是威胁病人的生命,还在于它给病人带来的躯体痛苦、精神压力和经济负担。肿瘤的诊断、预防和治疗,是医学科学十分重要的组成部分,形成一个专门的分支——肿瘤学。虽然世界各国每年都在投入大量人力、物力对肿瘤进行研究,并取得了较大进展,但迄今为止肿瘤的本质仍未被完全揭示出来。因此加强对肿瘤防治研究,是当今生物医学领域的重大研究课题和紧迫的战略任务。

第一节　概　　念

肿瘤是机体的细胞异常增殖形成的新生物,常表现为局部肿块。肿瘤的形成,是在各种致瘤因素作用下,细胞生长调控发生严重紊乱的结果。

大量医学观察和研究工作表明,肿瘤的形成,是机体的细胞异常增殖的结果,也与细胞的死亡机制发生障碍有关。这种导致肿瘤形成的细胞增殖称为肿瘤性增殖。

与肿瘤性增殖相对的概念是非肿瘤性增殖。例如,在炎症时,可以有血管内皮细胞、纤维母细胞等的增殖,然而它们并非肿瘤。区分这两种细胞增殖状况,具有重要意义。

非肿瘤性增殖可见于正常的细胞更新、损伤引起的防御反应、修复等情况,通常是符合机体需要的生物学过程,受到控制,有一定限度;引起细胞增殖的原因消除后一般不再继续。增殖的细胞或组织,能够分化成熟。非肿瘤性增殖一般是多克隆性的,增殖过程产生的细胞群,即使是同一类型的细胞(如纤维母细胞),也并不都来自同一个亲代细胞,而是从不同的亲代细胞衍生而来的子代细胞。

肿瘤性增殖与非肿瘤性增殖有重要区别:①肿瘤性增殖与机体不协调,对机体有害。②肿瘤性增殖一般是单克隆性的。许多研究显示,一个肿瘤中的肿瘤细胞群,是由发生了肿瘤性转化的单个细胞反复分裂繁殖产生的子代细胞组成的。这一现象称为肿瘤的克隆性。③肿瘤细胞的形态、代谢和功能均有异常,不同程度地失去了分化成熟的能力。④肿瘤细胞生长旺盛,失去控制,具有相对自主性,即使引起肿瘤性增殖的初始因素已消除,仍能持续生长。这些现象提示,在引起肿瘤性增殖的初始因素作用下,肿瘤细胞已经发生了基因水平的异常,并且可以稳定地将这些异常传递给子代细胞,所以,即使在引起肿瘤性增殖的初始因素不复存在的情况下,子代细胞仍能持续自主生长。

肿瘤性增殖常常表现为机体局部的肿块,但某些肿瘤性疾病(例如血液系统的恶性肿瘤——白血病)并不一定形成局部肿块。另一方面,临床上表现为"肿块"者也并非都是真正的肿瘤。一些病理学家强调"neoplasm"和"tumor"两个术语不同,"tumor"泛指临床上表现为"肿块"的病变,而真正的肿瘤才称为"neoplasm"。但在日常工作中,这两个术语通常作为同义词使用。

可导致肿瘤形成的各种因素称为致瘤因子。可导致恶性肿瘤形成的物质统称为致癌物。肿瘤形成是一个十分复杂的过程。最近几十年的研究表明,肿瘤形成是细胞生长与增殖的调节和控制发生严重紊乱的结果。细胞的生长和增殖受许多调节分子的控制,肿瘤形成与这些调节分子的基因发生异常有关。这些基因或其产物的异常是肿瘤发生的分子基础。

第二节 形　态

为了正确地诊断肿瘤,需要作各种临床检查和实验室检查。其中,病理学的检查(包括大体形态检查和显微镜检查)占有重要地位,常常是肿瘤诊断过程中决定性的一步。本节介绍肿瘤的大体形态和组织形态特点。

一、肿瘤的大体形态

大体观察时,应注意肿瘤的数目、大小、形状、颜色和质地等。这些信息可有助于判断肿瘤的类型、肿瘤的良恶性。

(一)数目

一位肿瘤病人可以只有一个肿瘤(单发肿瘤),也可以同时或先后发生多个原发肿瘤(多发肿瘤)。有些类型的肿瘤,比如消化道的癌,单发的比较多。有些肿瘤则表现为多发性肿瘤,如一种具有特殊基因变化的疾病——神经纤维瘤病,病人可有数十个甚至数百个神经纤维瘤。在对肿瘤病人进行体检或对手术切除标本进行检查时,应全面仔细,避免只注意到最明显的肿块而忽略多发性肿瘤的可能。

(二) 大小

肿瘤的体积差别很大。极小的肿瘤,例如甲状腺的微小癌,肉眼观察很难查见,需在显微镜下才能观察到。很大的肿瘤,重量可达数千克甚至数十千克,如发生在卵巢的囊腺瘤。

肿瘤的体积与很多因素有关,如肿瘤的性质(良性还是恶性)、生长时间和发生部位等。发生在体表或大的体腔(如腹腔)内的肿瘤,生长空间充裕,体积可以很大;发生在密闭的狭小腔道(如颅腔,椎管)内的肿瘤,生长受限,体积通常较小。生长缓慢、生长时间很长的肿瘤,体积可以很大。

一般而言,恶性肿瘤的体积越大,发生转移的机会也越大,因此,恶性肿瘤的体积是肿瘤分期(早期或者晚期)的一项重要指标。但是由于恶性肿瘤对机体的危害大,往往在其体积不大时机体就出现各种症状和体征,以致病人前去医院就诊而得到治疗,所以恶性肿瘤体积一般不会很大。

(三) 形状

肿瘤的形状可因其组织类型、发生部位、生长方式和良恶性质的不同而不同。如:乳头状、绒毛状、息肉状、结节状、分叶状、浸润性、溃疡状和囊状等。图5-1显示了肿瘤的一些常见形状。

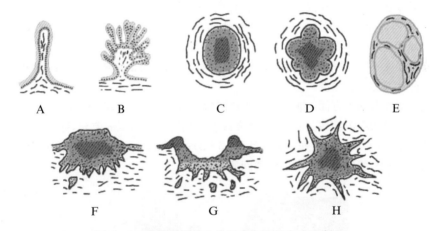

图 5-1　肿瘤的常见大体形态和生长方式示意图

注　A. 息肉状(外生性生长);B. 乳头状(外生性生长);C. 结节状(膨胀性生长);D. 分叶状(膨胀性生长);E. 囊状(膨胀性生长);F. 弥漫性肥厚状(外生伴浸润性生长);G. 溃疡性(浸润性生长);H. 浸润性包块状(浸润性生长)。

(四) 颜色

肿瘤的颜色由组成肿瘤的组织、细胞及其产物的颜色决定。例如,纤维组织的肿瘤,切面多呈灰白色;脂肪瘤呈黄色;血管瘤常呈红色。肿瘤可以发生一些继发性改变,如变性、坏死、出血等,这些改变可使肿瘤原来的颜色发生变化。有些肿瘤产生色素,如黑色素瘤细胞产生黑色素,可使肿瘤呈黑褐色。

(五) 质地

肿瘤质地与其类型、肿瘤细胞与间质的比例等因素有关。例如,脂肪瘤一般比较软;乳腺癌的质地较硬。肿瘤中除了肿瘤细胞,还有一些非肿瘤性的间质成分,它们在肿瘤组织中占的比例,可以影响肿瘤的质地。纤维间质较少的肿瘤,一般较软,如大肠的腺瘤;有些肿瘤纤维间质丰富,质地较硬。

二、肿瘤的组织形态

肿瘤的组织形态千变万化,是组织病理学的重要内容,也是肿瘤组织病理学诊断的基础。

肿瘤组织分肿瘤实质和间质两部分。肿瘤细胞构成肿瘤实质,这些细胞的形态、形成的结构或其产物是判断肿瘤的分化(differentiation)方向、进行肿瘤组织学分类的主要依据。肿瘤间质一般由结缔组织和血管组成,起着支持和营养肿瘤实质的作用。肿瘤细胞可刺激血管生成,是肿瘤能够持续生长的重要因素。肿瘤间质内还常可见淋巴细胞等浸润,可能与机体对肿瘤组织的免疫反应有关。

第三节　分化与异型性

肿瘤的分化是指肿瘤组织在形态和功能上与某种正常组织的相似之处;相似的程度称为肿瘤的分化程度。例如,某个肿瘤的形态与脂肪组织相似,提示这个肿瘤是向脂肪组织分化的。一个肿瘤的组织形态和功能比较接近某种正常组织,说明其分化程度高或分化好;若相似性较小,则说明其分化程度低或分化差。如果一个肿瘤缺乏与正常组织的相似之处,称为未分化(undifferentiated)肿瘤。

由于分化程度不同,肿瘤的细胞形态和组织结构与相应的正常组织有不同程度的差异。病理学上将这种差异称为异型性。

肿瘤的异型性有两个方面:细胞异型性和结构异型性(图5-2、图5-3)。

肿瘤细胞形成的组织结构,在空间排列方式上与相应正常组织的差异,称为肿瘤的结构异型性。如鳞状细胞癌,鳞状上皮排列显著紊乱(图5-2);胃腺癌中腺上皮形成不规则腺体或腺样结构;子宫内膜腺癌中,腺体之间正常的内膜间质消失等。

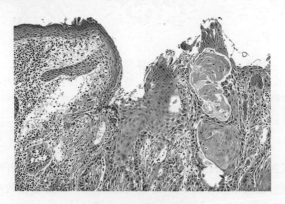

图5-2　鳞状细胞癌

注　鳞状细胞癌的结构异型性和细胞异型性都很明显,包括极性紊乱、
核大、深染,核质比例增高,核分裂象增多。

肿瘤的细胞异型性可有以下表现(图5-3):①肿瘤细胞通常比相应正常细胞大。②肿瘤细胞的大小和形态很不一致(多形性),可以出现瘤巨细胞,即体积巨大的肿瘤细胞。但是,有些分化很差的肿瘤,其瘤细胞很原始,体积不大,大小和形态也可以比较一致。③肿瘤细胞核的体积增大,胞核与细胞质的比例(核质比)增高。例如,正常上皮细胞的核质比多为1:(4~6),恶性肿瘤细胞则可为1:1。④核的大小、形状和染色差别较大(核的多形性),可出现巨核、双核、多核或奇异形核。核深染,染色质呈粗颗粒状,分布不均匀,常堆积在核膜下。⑤核仁明显,体积大,数目也可增多。⑥核分裂象常增多,出现异常的分裂象(病理性核分裂象),如不对称核分裂、多极性核分裂等(图5-3)。

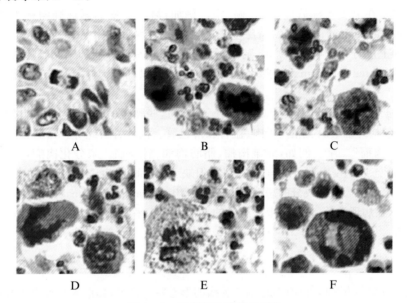

图5-3　肿瘤细胞核的多形性
注　A. 生理性核分裂;B. 顿挫性核分裂;C. 多极核分裂;D. 顿挫性核分裂;E. 不对称性核分裂;F. 多核瘤巨细胞。

异型性越大,表示肿瘤组织和细胞与相应正常组织的差异越大。异型性是肿瘤组织和细胞出现成熟障碍和分化障碍的表现。一般来说,异型性越大,成熟程度和分化程度就越低。明显的异型性称为间变(anaplasia),具有间变特征的肿瘤,称为间变性肿瘤(anaplastic tumor),多为高度恶性的肿瘤。

良性肿瘤一般异型性较小,恶性肿瘤异型性较大。良性肿瘤的细胞异型性一般较小,但可有不同程度的结构异型性。恶性肿瘤的细胞异型性和结构异型性都比较明显,在区别良、恶性肿瘤上具有重要意义。但不能仅靠肿瘤的异形性来判断肿瘤的良恶性。

第四节　命名与分类

肿瘤的命名和分类是肿瘤病理诊断的重要内容,对于临床实践十分重要。医护人员必须了解肿瘤病理诊断名称的含义,正确地使用它们。在医护人员与病人的交流中,也需要适当地给病人解释这些诊断名称的含义,使他们对所患疾病有恰当的认识。

一、命名

人体肿瘤的种类繁多,命名复杂。一般根据其组织或细胞类型以及生物学行为来命名。

(一)一般原则

1. 良性肿瘤命名
一般原则是在组织或细胞类型的名称后面加一个"瘤"字。例如,腺上皮的良性肿瘤,称为腺瘤(adenoma);平滑肌的良性肿瘤,称为平滑肌瘤(leiomyoma)。

2. 恶性肿瘤命名

(1)上皮组织的恶性肿瘤统称为癌(carcinoma) 这些肿瘤表现出向某种上皮分化的特点。命名方式是在上皮名称后加一个"癌"字。例如,鳞状上皮的恶性肿瘤称为鳞状细胞癌(squamous cell carcinoma,简称鳞癌);腺上皮的恶性肿瘤称为腺癌(adenocarcinoma)。有些癌具有不止一种上皮分化的特征,例如,肺的"腺鳞癌"同时具有腺癌和鳞状细胞癌成分。未分化癌(undifferentiated carcinoma)是指形态或免疫表型可以确定为癌,但缺乏特定上皮分化特征的癌。

(2)间叶组织的恶性肿瘤统称为肉瘤(sarcoma) 这些肿瘤表现出向某种间叶组织分化的特点。间叶组织包括纤维组织、脂肪、肌肉、血管和淋巴管、骨、软骨组织等。命名方式是在间叶组织名称之后加"肉瘤"二字。例如,纤维肉瘤、脂肪肉瘤、骨肉瘤。未分化肉瘤(undifferentiated sarcoma)是指形态或免疫表型可以确定为肉瘤,但缺乏特定间叶组织分化特征的肉瘤。

同时具有癌和肉瘤两种成分的恶性肿瘤,称为癌肉瘤(carcinosarcoma)。

应当强调,在病理学上,癌是指上皮组织的恶性肿瘤。平常所谓"癌症"泛指所有恶性肿瘤,包括癌和肉瘤。

(二)特殊情况

除上述一般命名方法以外,有时还结合肿瘤的形态特点命名,如形成乳头状及囊状结构的腺瘤,称为乳头状囊腺瘤;形成乳头状及囊状结构的腺癌,称为乳头状囊腺癌。

由于历史原因,有少数肿瘤的命名已经约定俗成,不完全依照上述原则。①有些肿瘤的形态类似发育过程中的某种幼稚细胞或组织,称为"母细胞瘤",良性者如骨母细胞瘤;恶性者如神经母细胞瘤、髓母细胞瘤和肾母细胞瘤等;②白血病、精原细胞瘤等,虽称为"病"或"瘤",实际上都是恶性肿瘤;③有些恶性肿瘤,既不叫癌也不叫肉瘤,而直接称为"恶性……瘤",如恶性黑色素瘤、恶性畸胎瘤、恶性脑膜瘤、恶性神经鞘瘤等;④有的肿瘤以起初描述或研究该肿瘤的学者的名字命名,如尤文(Ewing)肉瘤、霍奇金(Hodgkin)淋巴瘤;⑤有些肿瘤以肿瘤细胞的形态命名,如透明细胞肉瘤;⑥神经纤维瘤病、脂肪瘤病、血管瘤病等名称中的"……瘤病",主要指肿瘤多发的状态;⑦畸胎瘤(teratoma)是性腺或胚胎剩件中的全能细胞发生的肿瘤,多发生于性腺,一般含有两个以上胚层的多种成分,结构混乱,分为良性畸胎瘤和恶性畸胎瘤两类。

二、分类

肿瘤的分类主要依据肿瘤的组织类型、细胞类型和生物学行为,包括各种肿瘤的临床病理特征及预后情况。常见肿瘤的简单分类见表5-1。每一器官系统的肿瘤,有更为详尽的分类。例如中枢神经系统肿瘤分类、肾癌分类等。

肿瘤分类在医学实践包括病理学实际工作中有重要作用。不同类型的肿瘤具有不同的临床病理特点、治疗反应和预后。肿瘤的正确分类,是拟定治疗计划、判断病人预后的重要依据。

分类也是诊断和研究工作的基础。恰当的分类,有助于明确诊断标准,统一诊断术语,是临床病理诊断工作的前提。统一的诊断标准和术语,也是疾病统计、流行病学调查、病因和发病学研究以及对不同机构的研究结果进行比较分析的基本要求。

由于肿瘤分类十分重要,WHO邀请各国专家对各系统肿瘤进行分类,并根据临床与基础研究的进展,不断予以修订,形成世界上广泛使用的WHO肿瘤分类。医护人员应当熟悉其专业涉及的肿瘤的最新分类。

表 5-1 常见肿瘤的分类

	良性肿瘤	恶性肿瘤
上皮组织		
鳞状细胞	鳞状细胞乳头状瘤	鳞状细胞癌
基底细胞		基底细胞癌
腺上皮细胞	腺瘤	腺癌
尿路上皮(移行细胞)	尿路上皮乳头状瘤	尿路上皮癌
间叶组织		
纤维组织	纤维瘤	纤维肉瘤
平滑肌	平滑肌瘤	平滑肌肉瘤
横纹肌	横纹肌瘤	横纹肌肉瘤
血管	血管瘤	血管肉瘤
淋巴管	淋巴管瘤	淋巴管肉瘤
骨	骨瘤	骨肉瘤
软骨	软骨瘤	软骨肉瘤
滑膜		滑膜肉瘤
间皮		恶性间皮瘤
淋巴造血组织		
淋巴细胞		淋巴瘤
造血细胞		白血病
神经组织和脑脊膜		
胶质细胞	胶质瘤	恶性胶质瘤
神经细胞	节细胞神经瘤	神经母细胞瘤,髓母细胞瘤
脑脊膜	脑膜瘤	恶性脑膜瘤
神经鞘细胞	神经鞘瘤	恶性神经鞘瘤
其他肿瘤		
黑色素细胞		恶性黑色素瘤
胎盘滋养叶细胞	葡萄胎	恶性葡萄胎,绒毛膜上皮癌
生殖细胞		精原细胞癌
		无性细胞瘤
		胚胎性癌
性腺或胚胎剩件中的全能细胞	畸胎瘤	恶性畸胎瘤

确定肿瘤的类型,除了依靠其临床表现、影像学和形态学特点外,还借助于检测肿瘤细胞表面或细胞内的一些特定的分子。例如,通过免疫组织化学方法检测肌肉组织肿瘤表达的结蛋白、淋巴细胞等表面的 CD 抗原、上皮细胞中的各种细胞角蛋白、恶性黑色素瘤细胞表达的 HMB45 等。Ki-67 等标记可以用来检测肿瘤细胞的增殖活性,有助于估计其生物学行为和预后。这些标记是现代病理诊断的重要工具。在某些肿瘤(如淋巴造血组织肿瘤、软组织肿瘤等)的组织病

理诊断中,免疫标记起着十分关键的作用。

随着研究工作的发展,对肿瘤发生的分子机制的认识日益深入,为肿瘤的分类、诊断和治疗提供了新的方向。近年来,利用DNA芯片技术对肿瘤细胞基因表达谱进行大规模的检测,亦显示一些肿瘤中与生物学行为或治疗反应及预后有关的具有特征性的表达谱。通过分子水平的检查进行分子诊断,可能成为肿瘤病理诊断的重要手段之一。

第五节 生长和扩散

恶性肿瘤除了不断生长,还发生局部浸润,甚至通过转移蔓延到其他部位。本节介绍肿瘤生长和扩散的生物学特点和影响因素。

一、肿瘤的生长方式和生长速度

(一)肿瘤的生长方式

肿瘤的生长方式(图5-1)主要有3种:膨胀性生长、浸润性生长和外生性生长。

1. 膨胀性生长

实质器官的良性肿瘤多呈膨胀性生长,其生长速度较慢,随着体积增大,肿瘤推挤但不侵犯周围组织,与周围组织分界清楚,可在肿瘤周围形成完整的纤维性被膜。有被膜的肿瘤触诊时常常可以推动,手术容易摘除,不易复发。这种生长方式对局部器官、组织的影响主要是挤压。

2. 浸润性生长

恶性肿瘤多呈浸润性生长(图5-1)。肿瘤细胞长入并破坏周围组织(包括组织间隙、淋巴管或血管),这种现象叫作浸润(invasion)。浸润性肿瘤没有被膜(或破坏原来的被膜),与邻近的正常组织无明显界限(图5-1)。触诊时,肿瘤固定,活动度小;手术时需要将较大范围的周围组织一并切除,因为其中也可能有肿瘤浸润,若切除不彻底,术后容易复发。手术中由病理医师对切缘组织作快速冷冻切片检查以了解有无肿瘤浸润,可帮助手术医师确定是否需要扩大切除范围。

3. 外生性生长

体表肿瘤和体腔(如胸腔、腹腔)内的肿瘤,或管道器官(如消化道)腔面的肿瘤,常突向表面,呈乳头状、息肉状、蕈状或菜花状,这种生长方式称为外生性生长。良性肿瘤和恶性肿瘤都可呈外生性生长,但恶性肿瘤在外生性生长的同时,其基底部往往也有浸润。外生性恶性肿瘤,由于生长迅速,肿瘤中央部血液供应相对不足,肿瘤细胞易发生坏死,坏死组织脱落后形成底部高低不平、边缘隆起的溃疡(恶性溃疡)。

(二)肿瘤生长特点

不同肿瘤的生长速度(rate of growth)差别很大。良性肿瘤生长一般较缓慢,肿瘤生长的时间可达数年甚至数十年。恶性肿瘤生长较快,特别是分化差的恶性肿瘤,可在短期内形成明显的肿块。影响肿瘤生长速度的因素很多,如肿瘤细胞的倍增时间、生长分数、肿瘤细胞的生成和死亡的比例等。

肿瘤细胞的倍增时间指细胞分裂繁殖为两个子代细胞所需的时间。多数恶性肿瘤细胞的倍增时间并不比正常细胞快,所以,恶性肿瘤生长迅速可能主要不是肿瘤细胞倍增时间缩短引起的。生长分数指肿瘤细胞群体中处于增殖状态的细胞的比例。处于增殖状态的细胞,不断分裂繁殖,每一次这样的分裂繁殖过程称为一个细胞周期。恶性肿瘤形成初期,细胞分裂繁殖活跃,生长分数高。随着肿瘤的生长,有的肿瘤细胞进入静止期(G_0期),停止分裂繁殖。许多抗肿瘤的化学治疗药物是通过干扰细胞增殖起作用的。因此,生长分数高的肿瘤对于化学治疗敏感。如果一个肿瘤中非增殖期细胞数量较多,它对化学药物的敏感性可能就比较低。对于这种肿瘤,可以先进行放射治疗或手术,缩小或去除大部瘤体,这时,残余的G_0期肿瘤细胞可再进入增殖期,从而增加肿瘤对化学治疗的敏感性。

肿瘤细胞的生成和死亡的比例是影响肿瘤生长速度的一个重要因素。肿瘤生长过程中,由于营养供应和机体抗肿瘤反应等因素的影响,一些肿瘤细胞会死亡,并且常常以凋亡的形式发生。肿瘤细胞的生成与死亡的比例,可能在很大程度上决定肿瘤是否能持续生长、能以多快的速度生长。促进肿瘤细胞死亡和抑制肿瘤细胞增殖,是肿瘤治疗的两个重要方面。

(三) 肿瘤血管生成

肿瘤直径达到$1\sim2$ mm后,若无新生血管生成来提供营养,则不能继续增长。实验显示,肿瘤有诱导血管生成的能力。肿瘤细胞本身及炎细胞(主要是巨噬细胞)能产生血管生成因子,如血管内皮细胞生长因子(vascular endothelial growth factor, VEGF),诱导新生血管的生成。血管内皮细胞和纤维母细胞表面有血管生成因子受体。血管生成因子与其受体结合后,可促进血管内皮细胞分裂和毛细血管出芽生长。因此,抑制肿瘤血管生成可望成为治疗肿瘤的新途径。

(四) 肿瘤的演进和异质性

恶性肿瘤生长过程中,其侵袭性增加的现象称为肿瘤的演进,可表现为生长速度加快、浸润周围组织并发生远处转移。肿瘤演进与它获得越来越大的异质性有关。恶性肿瘤虽然是从一个发生恶性转化的细胞单克隆性增殖而来,但在生长过程中,经过多次分裂繁殖产生的子代细胞,可出现不同的基因改变或其他大分子的改变,其生长速度、侵袭能力、对生长信号的反应、对抗癌药物的敏感性等方面都可以有差异。这时,这一肿瘤细胞群体不再是由完全一样的肿瘤细胞组成的,而是具有异质性的肿瘤细胞群体,是具有各自特性的"亚克隆"。在获得这种异质性的肿瘤演进过程中,具有生长优势和较强侵袭力的细胞压倒了没有生长优势和侵袭力弱的细胞。

近年来对白血病、乳腺癌、胶质瘤等肿瘤的研究显示,一个肿瘤虽然是由大量肿瘤细胞组成的,其中具有启动和维持肿瘤生长、保持自我更新能力的细胞是少数,这些细胞称为癌症干细胞(cancer stem cell)、肿瘤干细胞(tumor stem cell)或肿瘤启动细胞(tumor initiating cell, TIC)。对肿瘤干细胞的进一步研究,将有助于深入认识肿瘤发生、肿瘤生长及其对治疗的反应,以及新的治疗手段的探索。

二、肿瘤扩散

恶性肿瘤不仅可在原发部位浸润生长、累及邻近器官或组织,而且还可通过多种途径扩散到身体其他部位。这是恶性肿瘤最重要的生物学特点。

(一) 局部浸润和直接蔓延

随着恶性肿瘤不断长大,肿瘤细胞常常沿着组织间隙或神经束衣连续地浸润生长,破坏邻近器官或组织,这种现象称为直接蔓延。例如,晚期子宫颈癌可直接蔓延到直肠和膀胱。

(二)转移

恶性肿瘤细胞从原发部位侵入淋巴管、血管或体腔,迁徙到其他部位,继续生长,形成同样类型的肿瘤,这个过程称为转移。通过转移形成的肿瘤称为转移性肿瘤或继发肿瘤;原发部位的肿瘤称为原发肿瘤。

转移是恶性的确凿证据,但并非所有恶性肿瘤都会发生转移。例如,皮肤的基底细胞癌,多在局部造成破坏,但很少发生转移。

恶性肿瘤通过以下几种途径转移:

1. 淋巴道转移

肿瘤细胞侵入淋巴管(图5-4),随淋巴液到达局部淋巴结(区域淋巴结)。例如,乳腺外上象限发生的癌常首先转移至同侧的腋窝淋巴结,形成淋巴结的转移性乳腺癌。肿瘤细胞先聚集于边缘窦,以后累及整个淋巴结,使淋巴结肿大,质地变硬。肿瘤组织侵出被膜,可使相邻的淋巴结融合成团。局部淋巴结发生转移后,可继续转移至淋巴循环下一站的其他淋巴结,最后可经胸导管进入血流,继发血道转移。

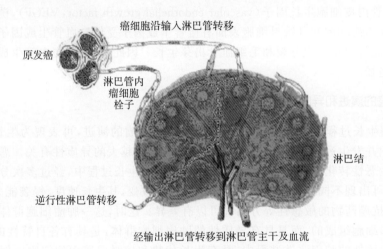

图5-4 癌的淋巴道转移模式图

2. 血道转移

瘤细胞侵入血管后,可随血流到达远处的器官,继续生长,形成转移瘤。由于静脉壁较薄,同时管内压力较低,故瘤细胞多经静脉入血。少数亦可经淋巴管间接入血。侵入体循环静脉的肿瘤细胞经右心到肺,在肺内形成转移瘤,例如骨肉瘤的肺转移。侵入门静脉系统的肿瘤细胞,首先发生肝转移,例如胃肠道癌的肝转移。原发性肺肿瘤或肺内转移瘤的瘤细胞可直接侵入肺静脉或通过肺毛细血管进入肺静脉,经左心随主动脉血流到达全身各器官,常转移到脑、骨、肾及肾上腺等处。因此,这些器官的转移瘤常发生在肺内已有转移之后。此外,侵入胸、腰、骨盆静脉的肿瘤细胞,也可以通过吻合支进入脊椎静脉丛(Batson脊椎静脉系统),例如前列腺癌可通过这一途径转移到脊椎,进而转移到脑,这时可不伴有肺的转移。

恶性肿瘤可以通过血道转移累及许多器官,但最常受累的脏器是肺和肝。临床上判断有无血道转移,以确定病人的临床分期和治疗方案时,应作肺及肝的影像学检查。形态学上,转移性肿瘤的特点是边界清楚,常为多个,散在分布,多接近于器官的表面。位于器官表面的转移性肿瘤,由于瘤结节中央出血、坏死而下陷,可形成所谓的"癌脐"。

进入血管内的恶性肿瘤细胞,并非都能够迁徙至其他器官形成转移灶。单个肿瘤细胞大多数为自然杀伤细胞(NK cell)消灭。但是,与血小板凝集成团的肿瘤细胞,形成不易消灭的肿瘤细胞栓,可与血管内皮细胞黏附,然后穿过血管内皮和基底膜,形成新的转移灶。前已述及,肿瘤演进过程中,出现侵袭性不一的亚克隆。高侵袭性的瘤细胞亚克隆,容易形成广泛的血行播散。

肿瘤血道转移的部位,受原发肿瘤部位和血循环途径的影响。但是,某些肿瘤表现出对某些器官的亲和性。例如,肺癌易转移到肾上腺和脑;甲状腺癌、肾癌和前列腺癌易转移到骨;乳腺癌常转移到肺、肝、骨、卵巢和肾上腺等。产生这种现象的原因尚不完全清楚,可能与以下因素有关:①这些器官的血管内皮细胞上的配体,能特异性地识别并结合某些癌细胞表面的黏附分子;②这些器官释放吸引某些癌细胞的趋化物质;③这是负选择的结果,即某些组织或器官的环境不适合肿瘤的生长,如组织中的酶抑制物不利于转移灶形成,而另一些组织和器官没有这种抑制物,于是表现出肿瘤对后面这些器官的“亲和性”。

3. 种植性转移

发生于胸腹腔等体腔内器官的恶性肿瘤,侵及器官表面时,瘤细胞可以脱落,像播种一样种植在体腔其他器官的表面,形成多个转移性肿瘤。这种播散方式称为种植性转移。

种植性转移常见于腹腔器官的恶性肿瘤。例如,胃肠道黏液癌侵及浆膜后,可种植到大网膜、腹膜、盆腔器官如卵巢等处。在卵巢可表现为双侧卵巢增大,镜下见富于黏液的印戒细胞癌弥漫浸润。这种特殊类型的卵巢转移性肿瘤称为 Krukenberg 瘤,多由胃肠道黏液癌(特别是胃的印戒细胞癌)转移而来(应注意 Krukenberg 瘤不一定都是种植性转移,也可通过淋巴道和血道转移形成)。

浆膜腔的种植性转移常伴有浆膜腔积液,可以为血性或浆液性积液。产生的原因是浆膜下淋巴管或毛细血管被瘤栓堵塞,毛细血管通透性增加,血液漏出,或者肿瘤细胞破坏血管引起的出血。体腔积液中可含有不等量的肿瘤细胞。抽取体腔积液做细胞学检查,以发现恶性肿瘤细胞,是诊断恶性肿瘤的重要方法之一。

第六节　分级和分期

恶性肿瘤的“级”或“分级”是描述其恶性程度的指标。病理学上,根据恶性肿瘤的分化程度、异型性、核分裂象的数目等对恶性肿瘤进行分级。三级分级法使用较多,Ⅰ级为高分化,分化良好,恶性程度低;Ⅱ级为中分化,中度恶性;Ⅲ级为低分化,恶性程度高。对某些肿瘤采用低级别和高级别的两级分级法。

肿瘤的“分期”是指恶性肿瘤的生长范围和播散程度。肿瘤体积越大、生长范围越宽,播散程度越广,病人的预后越差。对肿瘤进行分期,需要考虑以下因素:原发肿瘤的大小,浸润深度,浸润范围,邻近器官受累情况,局部和远处淋巴结转移情况,远处转移等。

肿瘤分期有多种方案。国际上广泛采用 TNM 分期系统。T 指肿瘤原发灶的情况,随着肿瘤体积的增加和邻近组织受累范围的增加,依次用 $T_1 \sim T_4$ 来表示。Tis 代表原位癌。N 指区域淋巴结受累情况。淋巴结未受累时,用 N_0 表示。随着淋巴结受累程度和范围的增加,依次用 $N_1 \sim N_3$ 表示。M 指远处转移(通常是血道转移),没有远处转移者用 M_0 表示,有远处转移者用 M_1 表示。

肿瘤的分级和分期是制定治疗方案和估计预后的重要指标。医学上,常常使用“5 年生存率”(5-year survival rate)、“10 年生存率”(10-year survival rate)等统计指标来衡量肿瘤的恶性行为和对治疗的反应,这些指标与肿瘤的分级和分期有密切关系。一般来说,分级和分期越高,生存率越低。

第七节　对机体的影响

良性肿瘤分化较成熟,生长缓慢,在局部生长,不浸润,不转移,故一般对机体的影响相对较小,主要表现为局部压迫和阻塞症状。这些症状的有无或者严重程度,主要与肿瘤发生部位和继发变化有关。例如,体表良性肿瘤除少数可发生局部症状外,一般对机体无明显影响;但若发生在腔道或重要器官,也可引起较为严重的后果,如突入肠腔的平滑肌瘤,也可引起严重的肠梗阻或肠套叠;颅内的良性肿瘤,可压迫脑组织、阻塞脑室系统而引起颅内压升高等相应的神经系统症状。良性肿瘤有时可发生继发性改变,亦可对机体带来不同程度的影响。如子宫黏膜下肌瘤常伴有子宫内膜浅表糜烂或溃疡,可引起出血和感染。内分泌腺的良性肿瘤可分泌过多激素而引起症状,如垂体生长激素腺瘤分泌过多生长激素,可引起巨人症或肢端肥大症。

恶性肿瘤分化不成熟,生长迅速,浸润并破坏器官的结构和功能,还可发生转移,对机体的影响严重,治疗效果尚不理想,病人的病死率高。恶性肿瘤除可引起局部压迫和阻塞症状外,还易并发溃疡、出血和穿孔等。肿瘤累及局部神经,可引起顽固性疼痛。肿瘤产物或合并感染可引起发热。内分泌系统的恶性肿瘤,包括弥散神经内分泌系统(diffuse neuroendocrine system,DNES)的恶性肿瘤如类癌和神经内分泌癌等,可产生生物胺或多肽激素,引起内分泌紊乱。晚期恶性肿瘤病人,往往发生癌症性恶病质。这是一种机体严重消瘦、贫血、厌食和全身衰弱的状态。癌症性恶病质的发生可能主要是肿瘤组织本身或机体反应产生的细胞因子等作用的结果。

一些非内分泌腺肿瘤,也可以产生和分泌激素或激素类物质,如促肾上腺皮质激素(ACTH)、降钙素(calcitonin)、生长激素(GH)、甲状旁腺素(PTH)等,引起内分泌症状,称为异位内分泌综合征(ectopic endocrine syndrome)。此类肿瘤多为恶性肿瘤,以癌居多,如肺癌、胃癌、肝癌等。异位激素的产生,可能与肿瘤细胞的基因表达异常有关。

异位内分泌综合征属于副肿瘤综合征(paraneoplastic syndrome)。广义的副肿瘤综合征,是指不能用肿瘤的直接蔓延或远处转移加以解释的一些病变和临床表现,是由肿瘤的产物(如异位激素)或异常免疫反应(如交叉免疫)等原因间接引起,可表现为内分泌、神经、消化、造血、骨关节、肾脏及皮肤等系统的异常。

一些肿瘤病人在发现肿瘤之前,先表现出副肿瘤综合征,如果医护人员能够考虑到副肿瘤综合征并进一步搜寻,可能及时发现肿瘤。另一方面,已确诊的肿瘤病人出现此类症状时,应考虑到副肿瘤综合征的可能,避免将之误认为是肿瘤转移所致。

第八节　良性肿瘤与恶性肿瘤的区别

良性肿瘤和恶性肿瘤的生物学特点有明显区别,对机体的影响差别甚大。良性肿瘤一般易于治疗,治疗效果好;恶性肿瘤危害大,治疗措施复杂,效果尚不理想。若将恶性肿瘤误诊为良性肿瘤,可能延误治疗,或者治疗不彻底。相反,如把良性肿瘤误诊为恶性肿瘤,可能导致过度治疗。因此,区别良性肿瘤与恶性肿瘤,具有重要意义。良性肿瘤与恶性肿瘤的主要区别归纳于表5-2。

表 5－2 良性肿瘤与恶性肿瘤的主要区别

	良性肿瘤	恶性肿瘤
分化程度	分化好,异型性小	分化不好,异型性大
核分裂象	无或少,不见病理性核分裂象	多,可见病理性核分裂象
生长速度	缓慢	较快
生长方式	膨胀性或外生性生长	浸润性或外生性生长
继发改变	少见	常见,如出血、坏死、溃疡形成等
转移	不转移	可转移
复发	不复发或很少复发	易复发
对机体影响	较小,主要为局部压迫或阻塞	较大,破坏原发部位和转移部位的组织;坏死、出血,合并感染;恶病质等

　　某些组织类型的肿瘤(如卵巢浆液性肿瘤),除了有典型的良性肿瘤(如卵巢浆液性乳头状囊腺瘤)和恶性肿瘤(如卵巢浆液性乳头状囊腺癌)之分,还存在一些组织形态和生物学行为介于两者之间的肿瘤,称为交界性肿瘤(borderline tumor),如卵巢交界性浆液性乳头状囊腺瘤。有些交界性肿瘤有发展为恶性的倾向;有些的恶性潜能目前尚难以确定,有待通过长时间随访进一步了解其生物学行为。

　　瘤样病变或假肿瘤性病变是指本身不是真性肿瘤,但其临床表现或组织形态类似肿瘤的病变。一些瘤样病变甚至容易被误认为是恶性肿瘤,因此,认识这一类病变并在鉴别诊断时予以充分考虑,是十分重要的。

　　必须强调,肿瘤的良、恶性,是指其生物学行为的良、恶性。在病理学上,通过形态学等指标来判断肿瘤的良恶性,借以对其生物学行为和预后进行估计,在大多数情况下是可行的,这是肿瘤病理诊断的重要任务,也是目前各种肿瘤检查诊断方法中最重要的方法。但是,必须认识到,影响一个肿瘤的生物学行为的因素很多、非常复杂,病理学家观察到的只是其中某些方面(肿瘤的形态学、免疫标记等),有许多因素(特别是分子水平的改变)目前人们知之甚少;而且,组织学诊断不可避免地会遇到组织样本是否具有代表性等技术问题。所以,这种预后估计并不是十分精确的。病理医师进行病理诊断,除了依据当时病理学界普遍接受的诊断标准,并立足于医师的经验与判断,还需注意临床与病理的联系,即充分考虑病人的临床情况、影像学资料和其他检查结果。在医学实践中,病理医师的角色是会诊医师,通过综合临床和病理信息,提出诊断意见。在拟定治疗计划时,各科医师有责任全面考虑临床与病理的联系,作出合理的判断和决策。病人及其家属对疾病(包括肿瘤)诊断与治疗的复杂性通常缺乏了解,往往期望对所有问题(良或恶性、治疗反应、生存期等)获得简单确定的答案。各科医护人员(包括病理医师)有责任利用各种机会教育公众,使他们对这些疾病的诊治复杂性有充分认识。

第九节　常见肿瘤举例

　　本节简介一些较为常见肿瘤的一般临床病理特点。

一、上皮组织肿瘤

上皮组织包括被覆上皮与腺上皮。上皮组织肿瘤常见,人体的恶性肿瘤大部分是上皮组织恶性肿瘤(癌),对人类危害甚大。

(一)上皮组织良性肿瘤

1. 乳头状瘤

乳头状瘤(papilloma)见于鳞状上皮、尿路上皮等被覆的部位,称为鳞状细胞乳头状瘤(图 5 - 5)、尿路上皮乳头状瘤等。乳头状瘤呈外生性向体表或腔面生长,形成指状或乳头状突起,也可呈菜花状或绒毛状。肿瘤的根部可有蒂与正常组织相连。镜下观,乳头的轴心由血管和结缔组织等间质成分构成,表面覆盖上皮。

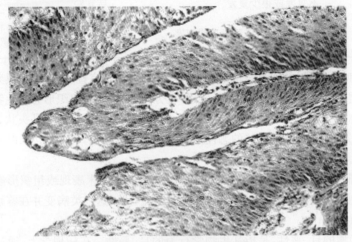

图 5 - 5　鳞状细胞乳头状瘤

2. 腺瘤

腺瘤(adenoma)是腺上皮的良性肿瘤,如肠道、乳腺、甲状腺等器官发生的腺瘤。黏膜的腺瘤多呈息肉状(图 5 - 6);器官内的腺瘤则多呈结节状,与周围正常组织分界清楚,常有被膜。腺瘤的腺体与相应正常组织腺体结构相似,可具有分泌功能。

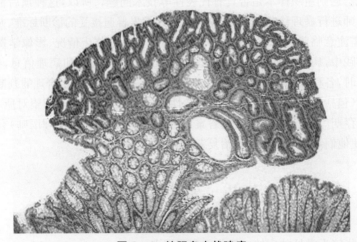

图 5 - 6　结肠息肉状腺瘤

根据腺瘤的组成成分或形态特点,又可将之分为管状腺瘤、绒毛状腺瘤、囊腺瘤、纤维腺瘤、多形性腺瘤等类型。

(1) 管状腺瘤与绒毛状腺瘤 多见于结肠、直肠黏膜,常呈息肉状,可有蒂与黏膜相连,但有些腺瘤是广基的,有些腺瘤则是平坦的。镜下,肿瘤性腺上皮形成分化好的小管或绒毛状结构;或为两种成分混合存在(称为管状绒毛状腺瘤)。绒毛状腺瘤发展为癌的概率较高,特别是体积较大者。在家族性腺瘤性息肉病(FAP),腺瘤发展为癌的概率极高,发生癌变时病人的年龄也较轻。

(2) 囊腺瘤 是由于腺瘤中腺体分泌物蓄积,腺腔逐渐扩大并互相融合的结果,肉眼观可见到大小不等的囊腔。常发生于卵巢等部位。卵巢囊腺瘤有两种主要类型:①腺上皮向囊腔内呈乳头状生长,并分泌浆液,称为浆液性乳头状囊腺瘤(serous papillary cystadenoma);②分泌黏液,常为多房性(multilocular),囊壁多光滑,少有乳头状增生,称为黏液性囊腺瘤(mucinous cystadenoma)。

(二)上皮组织恶性肿瘤

癌是人类最常见的恶性肿瘤。在 40 岁以上的人群中,癌的发生率显著增加。

发生在皮肤、黏膜表面的癌,可呈息肉状、蕈伞状或菜花状,表面常有坏死及溃疡形成。发生在器官内的癌,常为不规则结节状,呈树根状或蟹足状向周围组织浸润,质地较硬,切面常为灰白色。镜下观,癌细胞可呈巢状(癌巢)、腺泡状、腺管状或条索状排列,与间质分界一般较清楚。有时癌细胞亦可在间质内弥漫浸润,与间质分界不清。癌的转移,在早期一般多经淋巴道,到晚期发生血道转移。

1. 鳞状细胞癌

鳞状细胞癌(squamous cell carcinoma)简称鳞癌,常发生在鳞状上皮被覆的部位,如皮肤、口腔、唇、食管、喉、子宫颈、阴道、阴茎等处。有些部位如支气管、膀胱等,正常时虽不是由鳞状上皮被覆,但可以发生鳞状上皮化生,在此基础上发生鳞状细胞癌。鳞状细胞癌大体上常呈菜花状,可形成溃疡。镜下观,分化好的鳞状细胞癌,癌巢中央可出现层状角化物,称为角化珠或癌珠;细胞间可见细胞间桥。分化较差的鳞状细胞癌可无角化,细胞间桥少或无(图 5-7)。

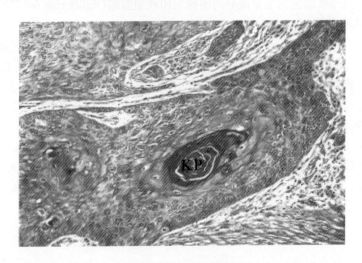

图 5-7 高分化鳞癌

2. 腺癌

腺癌(adenocarcinoma)是腺上皮的恶性肿瘤。腺癌较多见于胃肠道、肺、乳腺、女性生殖系统等。癌细胞形成大小不等、形状不一、排列不规则的腺体或腺样结构,细胞常不规则地排列成多层,核大小不一,核分裂象多见(图5-8)。乳头状结构为主的腺癌称为乳头状腺癌;腺腔高度扩张呈囊状的腺癌称为囊腺癌;伴乳头状生长的囊腺癌称为乳头状囊腺癌。

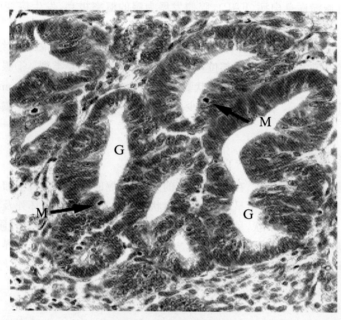

图5-8　高分化腺癌

分泌大量黏液的腺癌称为黏液癌,称为胶样癌,常见于胃和大肠。肉眼观,癌组织呈灰白色,湿润,半透明如胶冻样。镜下观,可见腺腔扩张,含大量黏液,并可由于腺体的崩解形成黏液池,癌细胞似漂浮在黏液中。有时黏液聚集在癌细胞内,将核挤向一侧,使癌细胞呈印戒状,称为印戒细胞。以印戒细胞为主要成分的癌称为印戒细胞癌(signet-ring cell carcinoma)。

3. 基底细胞癌

基底细胞癌(basal cell carcinoma)多见于老年人面部(图5-10)。镜下观,癌巢由深染的基底细胞样癌细胞构成,有浅表型、结节型等组织类型。基底细胞癌生长缓慢,表面常形成溃疡,浸润破坏深层组织,但很少发生转移,对放射治疗很敏感,临床上呈低度恶性的经过。

4. 尿路上皮癌

尿路上皮癌(urothelial carcinoma)亦称移行细胞癌(transitional cell carcinoma),发生于膀胱、输尿管或肾盂等部位,可为乳头状或非乳头状。分为低级别和高级别尿路上皮癌,或移行细胞癌Ⅰ级、Ⅱ级、Ⅲ级。级别越高,越易复发和向深部浸润。级别较低者,亦有复发倾向。有些病例复发后,级别增加。

二、间叶组织肿瘤

间叶组织肿瘤的种类很多,包括脂肪组织、血管和淋巴管、平滑肌、横纹肌、纤维组织、骨组织等的肿瘤。习惯上将外周神经组织的肿瘤也归入间叶组织肿瘤。骨肿瘤以外的间叶组织肿瘤又

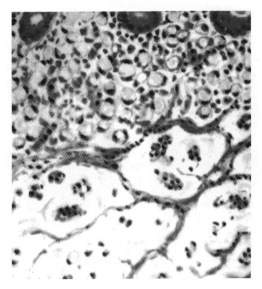

图 5-9 印戒细胞癌

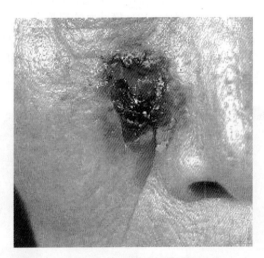

图 5-10 基底细胞癌

常称为软组织肿瘤。

　　间叶组织肿瘤中,良性的比较常见,恶性肿瘤(肉瘤)不常见。此外,间叶组织有不少瘤样病变,形成临床可见的"肿块",但并非真性肿瘤。有些瘤样病变可以拟似肉瘤,容易造成诊断困难。

(一)间叶组织良性肿瘤

1. 脂肪瘤

　　脂肪瘤(lipoma)主要发生于成人,是最常见的良性软组织肿瘤。脂肪瘤好发于背、肩、颈及四肢近端皮下组织。外观常为分叶状,有被膜,质地柔软,切面呈黄色,似脂肪组织。直径通常为数厘米,亦有大至数十厘米者。常为单发性,亦可为多发性。镜下见似正常脂肪组织,呈不规则分叶状,有纤维间隔(图 5-11)。一般无明显症状,手术易切除。

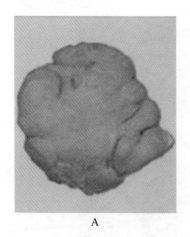
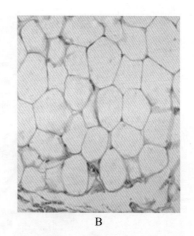

图 5 - 11　脂肪瘤

注　A. 图示肿瘤呈分叶状,淡黄色;B. 图示瘤细胞似成熟的脂肪细胞。

2. 血管瘤

血管瘤(hemangioma)常见,可发生在许多部位,如皮肤、肌肉(肌内血管瘤)、内脏器官等。有毛细血管瘤(图 5 - 12)、海绵状血管瘤(图 5 - 13)、静脉血管瘤等类型。无被膜,界限不清。在皮肤或黏膜可呈突起的鲜红肿块,或呈暗红或紫红色斑。内脏血管瘤多呈结节状。发生于肢体软组织的弥漫性海绵状血管瘤可引起肢体增大。血管瘤较常见于儿童,可为先天性,可随身体的发育而长大.成年后一般停止发展,甚至可以自然消退。

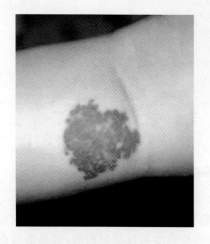
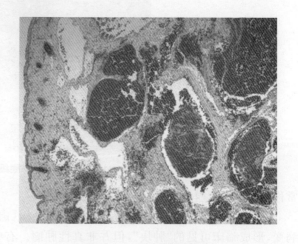

图 5 - 12　皮肤血管瘤(大体)

注　图示肿瘤暗红色,无包膜呈浸润性生长。

图 5 - 13　海绵状血管瘤

注　图示肿瘤实质由大量扩张的血窦构成。

3. 淋巴管瘤

淋巴管瘤(lymphangioma)由增生的淋巴管构成,内含淋巴液。淋巴管可呈囊性扩张并互相融合,内含大量淋巴液,称为囊状水瘤,多见于小儿。

4. 平滑肌瘤

平滑肌瘤(leiomyoma)多见于子宫、胃肠道等部位。肿瘤可单发或多发,大小不等,呈球形结节,境界清楚,包膜可有可无,切面灰白色编织状(图 5 - 14)。镜下,瘤组织由梭形细胞构成,形态比较一致,核呈长杆状,两端钝圆,形态类似平滑肌瘤细胞,排列成束状、编织状,核分裂象罕见(图5-15)。

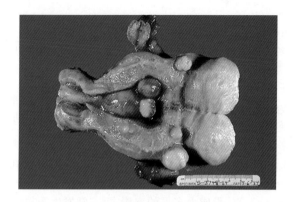

图5-14　子宫平滑肌瘤(大体观)

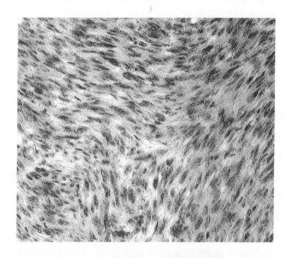

图5-15　子宫平滑肌瘤(镜下观)

5. 软骨瘤(chondroma)

自骨膜发生者称骨膜软骨瘤。发生于手足短骨和四肢长骨骨干髓腔内者,称为内生性软骨瘤,使骨膨胀,外有薄骨壳。切面呈淡蓝色或银白色,半透明,可有钙化或囊性变。镜下见瘤组织由成熟的透明软骨组成,呈不规则分叶状,小叶由疏松的纤维血管间质包绕。位于盆骨、胸骨、肋骨、四肢长骨或椎骨者易恶变;发生在指(趾)骨者极少恶变。病理诊断及与软骨肉瘤的鉴别需综合发生部位、影像学表现和组织形态。

(二)间叶组织恶性肿瘤

恶性间叶组织肿瘤统称肉瘤,较癌少见。有些类型的肉瘤较多发生于儿童或青少年,例如胚胎性横纹肌肉瘤多见于儿童,60%的骨肉瘤发生在25岁以下,有些肉瘤则主要发生于中老年人,如脂肪肉瘤。肉瘤体积常较大,切面多呈鱼肉状;易发生出血、坏死、囊性变等继发改变。镜下观,肉瘤细胞大多不成巢,弥漫生长,与间质分界不清(表5-3)。间质的结缔组织一般较少,但血管常较丰富,故肉瘤多先由血道转移。

表5-3 癌与肉瘤的鉴别

	癌	肉瘤
组织分化	上皮组织	间叶组织
发病率	较高,约为肉瘤的9倍。多见于40岁以后成人	较低。有些类型主要发生在年轻人或儿童;有些类型主要见于中老年
大体特点	质较硬、色灰白	质软、色灰红、鱼肉状
镜下特点	多形成癌巢,实质与间质分界清楚,纤维组织常有增生	肉瘤细胞多呈弥漫分布,实质与间质分界不清,间质内血管丰富,纤维组织少
网状纤维	见于癌巢周围,癌细胞间多无网状纤维	肉瘤细胞间多有网状纤维
转移	早期多经淋巴道转移	多经血道转移

(1)脂肪肉瘤(liposarcoma) 是成人多见的肉瘤之一,常发生于软组织深部、腹膜后等部位,较少从皮下脂肪层发生,与脂肪瘤的分布相反。多见于成人,极少见于青少年。大体观,多呈结节状或分叶状,可似脂肪瘤,亦可呈黏液样或鱼肉样。瘤细胞形态多种多样,以出现脂肪母细胞为特点,胞质内可见多少不等、大小不一的脂质空泡,可挤压细胞核,形成压迹。有高分化脂肪肉瘤、黏液样/圆形细胞脂肪肉瘤、多形性脂肪肉瘤、去分化脂肪肉瘤等类型。

(2)横纹肌肉瘤(rhabdomyosarcoma) 在儿童比较常见,主要发生于10岁以下儿童和婴幼儿,少见于成人。好发于头颈部、泌尿生殖道等,偶见于四肢。肿瘤由不同分化阶段的横纹肌母细胞组成,分化较好的横纹肌母细胞,胞质红染,有时可见纵纹和横纹。横纹肌肉瘤有胚胎性横纹肌肉瘤(包括葡萄状肉瘤)、腺泡状横纹肌肉瘤和多形性横纹肌肉瘤等组织类型。恶性程度高,生长迅速,易早期发生血道转移,预后差。

(3)平滑肌肉瘤(leiomyosarcoma) 多见于子宫,也可见于腹膜后、肠系膜、大网膜及皮肤等处。软组织平滑肌肉瘤病人多为中老年人。肿瘤细胞凝固性坏死和核分裂象的多少对平滑肌肉瘤的诊断及其恶性程度的判断很重要。

(4)血管肉瘤(angiosarcoma) 可发生于皮肤、乳腺、肝、脾、骨等器官和软组织。皮肤血管肉瘤较多见,尤其是头面部皮肤。肿瘤多隆起于皮肤表面,呈丘疹或结节状,暗红或灰白色,易坏死出血。有扩张的血管时,切面可呈海绵状。镜下观,肿瘤细胞有不同程度异型性,形状不规则的血管腔样结构,常互相吻合;分化差的血管肉瘤,细胞片状增生,血管腔形成不明显或仅呈裂隙状,腔隙内可含红细胞。

(5)纤维肉瘤(fibrosarcoma) 不多见,好发于四肢皮下组织,呈浸润性生长,切面灰白色、鱼肉状,常伴有出血、坏死;镜下典型的形态是异型的梭形细胞呈"鲱鱼骨"样排列。发生在婴儿和幼儿的婴儿型纤维肉瘤,较成人纤维肉瘤的预后好。

(6)骨肉瘤(osteosarcoma) 为最常见的骨恶性肿瘤。多见于青少年。好发于四肢长骨干骺端,尤其是股骨下端和胫骨上端。切面灰白色、鱼肉状,出血坏死常见;肿瘤破坏骨皮质,掀起其表面的骨外膜。肿瘤上下两端的骨皮质和掀起的骨外膜之间形成三角形隆起,是由骨外膜产生的新生骨,构成X线检查所见的Codman三角;由于骨膜被掀起,在骨外膜和骨皮质之间,可形成与骨表面垂直的放射状反应性新生骨小梁,在X线上表现为日光放射状阴影。这些影像学表现是骨肉瘤的特点。镜下,肿瘤细胞异型性明显,梭形或多边形,直接形成肿瘤性骨样组织或骨组织,这是诊断骨肉瘤最重要的组织学依据(图5-16)。骨肉瘤内也可见软骨肉瘤和纤维肉瘤样成分。骨肉瘤恶性度很高,生长迅速,发现时常已有血道转移。

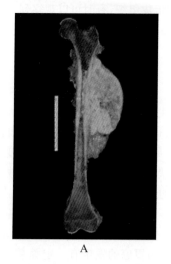
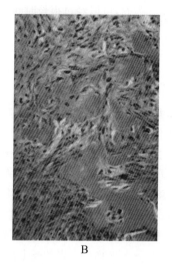

图 5‑16 骨肉瘤

注 A. 示肿瘤自骨皮质向周围软组织浸润性生长,外观呈灰红色;

B. 示瘤细胞有明显多形性、异型性,并可见肿瘤性新生骨质形成。

(7)软骨肉瘤(chondrosarcoma) 发病年龄多在 40～70 岁。多见于盆骨,也可发生在股骨、胫骨等长骨和肩胛骨等处。肉眼观,肿瘤位于骨髓腔内,呈灰白色、半透明的分叶状肿块。镜下见软骨基质中有异型的软骨细胞,核大深染,核仁明显,核分裂象多见,出现较多的双核、巨核和多核瘤巨细胞。软骨肉瘤一般比骨肉瘤生长慢,转移也较晚。

三、神经外胚叶肿瘤

胚胎早期的外胚叶,有一部分发育为神经系统,称为神经外胚叶,包括神经管和神经嵴。神经管发育成脑、脊髓、视网膜上皮等;由神经嵴产生神经节、施万细胞、黑色素细胞、肾上腺髓质嗜铬细胞等。由神经外胚叶起源的肿瘤,种类也很多。

(1)中枢神经系统原发性肿瘤 约 40% 为胶质瘤。小儿的恶性肿瘤中,颅内恶性肿瘤的发病率仅次于白血病。周围神经系统较常见的肿瘤是神经鞘瘤和神经纤维瘤。

(2)视网膜母细胞瘤(retinoblastoma) 产生自视网膜胚基,肿瘤细胞为幼稚的小圆细胞,形态类似未分化的视网膜母细胞,可见特征性菊形团。该肿瘤大多数见于 3 岁以下婴幼儿,预后不好。

(3)恶性黑色素瘤(malignant melanoma) 为高度恶性的黑色素细胞肿瘤。多见于皮肤,也可发生在其他一些部位,如黏膜和内脏。恶性黑色素瘤细胞可含黑色素,但有些恶性黑色素瘤可以没有色素。皮肤的恶性黑色素瘤可由黑色素细胞痣发展而来。

第十节 癌前疾病(或病变)、非典型增生和原位癌

某些疾病(或病变)虽然本身不是恶性肿瘤,但具有发展为恶性肿瘤的潜能,病人发生相应恶性肿瘤的风险增加。这些疾病或病变称为癌前疾病(precancerous disease)或癌前病变(precancerous lesion)。应当注意,癌前疾病(或病变)并不是一定会发展为恶性肿瘤。

从癌前状态发展为癌,可以经过很长时间。在上皮组织,有时可以观察到先出现非典型增生或异型增生,再发展为局限于上皮内的原位癌(carcinoma in situ, CIS),再进一步发展为浸润性癌。

一、癌前疾病(或病变)

癌前疾病(或病变)可以是获得性的或者遗传性的。遗传性肿瘤综合征病人具有一些染色体和基因异常,使得他们患某些肿瘤的机会增加。获得性癌前疾病(或病变)则可能与某些生活习惯、感染或一些慢性炎性疾病有关。以下为一些常见的获得性癌前疾病(或病变)。

(1) 大肠腺瘤 常见,可单发或多发,有绒毛状腺瘤、管状腺瘤等类型。绒毛状腺瘤发生癌变的机会更大。家族性腺瘤性息肉病(FAP)几乎均会发生癌变。

(2) 乳腺纤维囊性病 习称乳腺囊性增生症。常见于40岁左右的妇女,主要表现为乳腺导管囊性扩张、小叶和导管上皮细胞增生。伴有导管上皮增生者发生癌变的概率增加。

(3) 慢性胃炎与肠上皮化生 胃的肠上皮化生与胃癌的发生有一定关系。慢性幽门螺杆菌性胃炎与胃的黏膜相关淋巴组织发生的B细胞淋巴瘤及胃腺癌有关。

(4) 慢性溃疡性结肠炎 是一种肠道的炎症性疾病。在反复发生溃疡和黏膜增生的基础上可发生结肠腺癌。

(5) 皮肤慢性溃疡 由于长期慢性刺激,鳞状上皮增生和非典型增生,可进一步发展为癌。

(6) 黏膜白斑 常发生在口腔、外阴等处。鳞状上皮过度增生、过度角化,可出现异型性。大体观呈白色斑块。长期不愈有可能转变为鳞状细胞癌。

二、非典型增生和原位癌

非典型增生(atypical hyperplasia)指细胞增生并出现异型性,但还不足以诊断为肿瘤的一些病变。这个术语主要用于上皮,包括被覆上皮(如鳞状上皮和尿路上皮)和腺上皮(如乳腺导管上皮、子宫内膜腺上皮)。由于在修复、炎症等情况下,也可以出现非典型增生(称为反应性非典型增生),近年来,学术界倾向使用异型增生这一术语来描述与肿瘤形成相关的非典型增生。

根据异型性大小和累及范围,非典型增生(或异型增生)分为轻、中、重三级。轻度非典型增生,异型性较小,累及上皮层的下1/3;中度非典型增生,异型性中等,累及上皮层的下2/3;重度非典型增生,异型性较大,累及上皮2/3以上但未达到全层。轻度非典型增生可恢复正常;中重度非典型增生则较难逆转。

原位癌一词通常用于上皮的病变,指异型增生的细胞在形态和生物学特性上与癌细胞相同,并累及上皮的全层,但没有突破基底膜向下浸润,有时也称为上皮内癌。原位癌常见于鳞状上皮或尿路上皮被覆的部位,如子宫颈、食管、皮肤、膀胱等处;也可见于发生鳞状化生的黏膜表面,如鳞化的支气管黏膜。乳腺导管上皮发生癌变而未侵破基底膜向间质浸润者,称为导管原位癌或导管内癌。如能及时发现和治疗原位癌,可防止其发展为浸润性癌。肿瘤防治的一个重要工作是建立早期发现原位癌的技术方法。

目前,较多使用上皮内瘤变这一概念来描述上皮从非典型增生到原位癌这一连续的过程,将轻度非典型增生称为上皮内瘤变Ⅰ级,中度非典型增生称为上皮内瘤变Ⅱ级,重度非典型增生和原位癌称为上皮内瘤变Ⅲ级。例如,子宫颈上皮内瘤变Ⅰ级、Ⅱ级和Ⅲ级(CINⅠ、CINⅡ、CINⅢ)。将重度非典型增生和原位癌统称为上皮内瘤变Ⅲ级,主要是因为重度非典型增生和原位癌二者实际上难以截然划分,而且其处理原则基本一致。

第十一节 病因和发病机制

人类征服肿瘤的关键是要弄清肿瘤的病因和发病机制。多年来,虽然在生物医学领域的各个方面都进行了大量、广泛地研究,但至今尚未完全阐明,有待进一步探索。

一、肿瘤的病因

肿瘤的病因十分复杂,包括外界致癌因素(外因)和机体内在因素(内因)两个方面,其中往往有多种因素相互作用。人们的生活环境大致相同,一生中接触外界致癌因素的机会很多,但发生肿瘤者毕竟是少数,说明外因虽是引起肿瘤的重要条件,但机体的内在因素也起着非常重要的作用。

(一)外环境致癌因素

确定致瘤因素并不容易,需要结合临床观察、流行病学资料和实验研究等多方面的结果。由于肿瘤可以在致瘤因素作用后很久才发生,更增加了这种困难。可以导致恶性肿瘤发生的物质统称为致癌物。某些本身无致癌性的物质,可以增加致癌物的致癌性,这些物质叫作促癌物。促癌物起促发作用。下面介绍一些常见的环境致癌因素。

1. 化学致癌因素

对动物有肯定或可疑致癌作用的化学物质很多,其中有些和人类癌瘤有关。迄今被确认的化学致癌物质已达1000多种,多数需在体内(主要是在肝脏)代谢活化后才致癌,称为间接致癌物。少数不需在体内进行代谢转化即可致癌,称为直接致癌物。直接致癌物质较少见,主要为烷化剂和酰化剂。有些烷化剂用于临床,如环磷酰胺既是抗癌药物又是很强的免疫抑制剂,用于抗肿瘤治疗和抗免疫治疗。由于它们可能诱发恶性肿瘤(如粒细胞性白血病),应谨慎使用。以下介绍的大多为间接致癌物质。

(1)多环芳烃类化合物 存在于石油、煤焦油中。致癌性特别强的有3,4-苯并芘、1,2,5,6-双苯并蒽等。3,4-苯并芘是煤焦油的主要致癌成分,可由有机物的燃烧产生,存在于工厂排出的煤烟和烟草点燃后的烟雾中。近几十年来肺癌的发病率日益增加,与吸烟和大气污染有密切关系。此外,烟熏和烧烤的鱼、肉等食品中也含有多环芳烃,这可能和某些地区胃癌的发病率较高有一定关系。

(2)致癌的芳香胺类化合物 如乙茶胺、联苯胺等,与印染厂工人和橡胶厂工人的膀胱癌发病率较高有关。氨基偶氮染料,如过去食品工业中使用的奶油黄(二甲基氨基偶氮苯)和猩红,可引起实验性大白鼠肝细胞癌。

(3)亚硝胺类物质 可在许多实验动物诱发各器官的肿瘤,可能引起人胃肠道癌等。肉类食品的保存剂与着色剂可含有亚硝酸盐。亚硝酸盐也可由细菌分解硝酸盐产生。在胃内,亚硝酸盐与来自食物的二级胺合成亚硝胺。我国河南林县的食管癌发病率很高,与食物中的亚硝胺含量高有关。

(4)真菌毒素 黄曲霉菌广泛存在于霉变食品中。霉变的花生、玉米及谷类含量最多。黄曲霉毒素(aflatoxin)有多种,其中黄曲霉毒素B_1致癌性最强。黄曲霉毒素B_1是异环芳烃,在肝脏代谢为环氧化物,可使肿瘤抑制基因p53发生点突变而失去活性。这种毒素可诱发肝细胞癌。乙型肝炎病毒(HBV)感染导致肝细胞慢性损伤和再生,可能给黄曲霉毒素B_1的致突变作用提供了条件。HBV 感染与黄曲霉毒素 B_1 的协同作用可能是我国肝癌高发地区的重要致肝癌因素。

2. 物理致癌因素

物理致癌因素主要是通过损伤细胞的染色体,使细胞癌基因激活和肿瘤抑制基因失活,从而导致肿瘤发生。

(1)电离辐射 (包括 X 射线、γ 射线以及粒子形式的辐射如 β 粒子等)可引起癌症。放射工作者如长期接触射线而又缺乏有效防护措施,皮肤癌和白血病的发病率较一般人高。在日本的广岛和长崎原子弹爆炸后的幸存者中,慢性粒细胞性白血病、甲状腺癌、乳腺癌和肺癌的发病率明显增高。辐射能使染色体发生断裂、转位和点突变,导致癌基因激活或者肿瘤抑制基因灭活。

(2)紫外线(UV) 长期受紫外线照射,可引起皮肤鳞状细胞癌、基底细胞癌和恶性黑色素瘤,主要见于有易感因素的个体,如白种人和着色性干皮病(是一种罕见的常染色体隐性遗传病,病人先天缺乏修复 DNA 所需的酶,不能修复紫外线导致的 DNA 损伤,对日照十分敏感,皮肤癌的发病率很高,且在幼年即发病)。

(3)热辐射 克什米尔人的"怀炉癌"、我国北方人的"炕癌"、烧伤瘢痕癌都可能与热辐射有关。

(4)慢性刺激与创伤 可能是一些促癌因素。如慢性皮肤溃疡、慢性胃溃疡、慢性胆囊炎、慢性子宫颈炎等,都可刺激局部组织细胞增生,进而由异型增生发展为癌。进入体内的某些异物刺激,如石棉纤维与胸膜间皮瘤的发生有关。临床上骨肉瘤、睾丸肿瘤和脑瘤等病人常有局部外伤史。

3. 生物致癌因素

(1)病毒 生物致瘤因素主要是病毒。导致肿瘤形成的病毒称为肿瘤病毒,分为 DNA 肿瘤病毒和 RNA 肿瘤病毒,主要与动物肿瘤有关。人类某些肿瘤也与病毒有关。

1)人类乳头瘤病毒(human papilloma virus,HPV):有多种类型。其中,HPV-6 和 HPV-11 与生殖道和喉等部位的乳头状瘤有关;HPV-16、18 与宫颈等部位的原位癌和浸润癌等有关。HPV 的 E6 和 E7 蛋白能与 RB 和 P53 蛋白结合,抑制它们的功能,导致肿瘤发生。

2)EB病毒:与伯基特淋巴瘤和鼻咽癌等肿瘤有关。EB 病毒主要感染人类口咽部上皮细胞和 B 淋巴细胞。EBV 能使 B 淋巴细胞发生多克隆性增殖。在此基础上再发生其他突变,如 N-ras 突变,发展为单克隆增殖,形成淋巴瘤。鼻咽癌在我国南方和东南亚多见,肿瘤细胞中有 EBV 基因组。

3)乙型肝炎病毒(HBV):本身不含转化基因,病毒 DNA 的整合也无固定模式。但是,一些研究发现,HBV 感染者发生肝细胞癌的概率是未感染者的 200 倍。这可能与慢性肝损伤使肝细胞不断再生以及 HBV 产生的 HBx 蛋白有关。

4)人类 T 细胞白血病/淋巴瘤病毒 I(HTLV-1):与主要发生于日本和加勒比海地区的成人 T 细胞白血病/淋巴瘤(ATL)有关。

(2)细菌 幽门螺杆菌(Hp)为革兰阴性杆菌,是慢性胃炎和胃溃疡的重要病原因素。幽门螺杆菌感染与胃的黏膜相关淋巴组织(mucosa-associated lymphoid tissue,MALT)发生的 MALT 淋巴瘤密切相关。幽门螺杆菌胃炎与一些胃腺癌的发生也有关系,特别是局限于胃窦和幽门的幽门螺杆菌胃炎。

(3)寄生虫 已知日本血吸虫病与结肠癌的发生有关;埃及血吸虫病与膀胱癌的发生有关;华支睾吸虫病与胆管细胞性肝癌的发生有关。

(二) 肿瘤发生的内在因素

1. 遗传因素

Bloom 综合征(先天性毛细血管扩张性红斑及生长发育障碍)病人易发生白血病等恶性肿瘤。这些遗传综合征与 DNA 修复基因异常有关。

2. 免疫因素

发生了肿瘤性转化的细胞可以引起机体的免疫反应。引起机体免疫反应的肿瘤抗原和机体抗肿瘤免疫的机制,是肿瘤免疫学(tumor immunology)研究的重要内容。

肿瘤抗原可分为肿瘤特异性抗原(tumor-specific antigen)和肿瘤相关抗原(tumor-associated antigen)。肿瘤特异性抗原是肿瘤细胞独有的抗原,不存在于正常细胞。同一种致癌物诱发的同样组织类型的肿瘤,在不同个体中具有不同的特异性抗原。

肿瘤相关抗原则既存在于肿瘤细胞也存在于某些正常细胞。有些抗原在胎儿组织中大量表达,在分化成熟组织中不表达或表达量很小,但在癌变组织中表达增加,这种抗原称为肿瘤胎儿抗原。例如,甲胎蛋白可见于胎儿肝细胞和肝细胞癌中。

肿瘤分化抗原是正常细胞和肿瘤细胞都具有的与某个方向的分化有关的抗原。例如,前列腺特异抗原(PSA)既见于正常前列腺上皮也见于前列腺癌细胞。肿瘤相关抗原有助于相关肿瘤的诊断和病情监测。

机体的抗肿瘤免疫反应主要是细胞免疫,其效应细胞有细胞毒性 T 细胞(cytotoxic T cell, CTL)、自然杀伤细胞(natural killer cell, NK cell)和巨噬细胞等。激活的 CTL(CD8$^+$)通过细胞表面的 T 细胞受体识别与 MHC 分子组成复合物的肿瘤特异性抗原,释放一些酶以杀伤肿瘤细胞。NK 细胞激活后可溶解多种肿瘤细胞。T 细胞产生的 γ-干扰素可激活巨噬细胞,后者产生肿瘤坏死因子(TNF-α),参与杀伤肿瘤细胞。

免疫功能低下者,如先天性免疫缺陷病病人和接受免疫抑制治疗的病人,恶性肿瘤的发病率明显增加。这一现象提示,正常机体存在免疫监视机制,可以清除发生了肿瘤性转化的细胞,起到抗肿瘤的作用。免疫监视功能的下降,可能参与了一些肿瘤的发生。肿瘤细胞也可通过减少肿瘤抗原表达等方式,逃脱免疫监视;甚至通过诱导免疫细胞的死亡,破坏机体的免疫系统。

3. 种族因素

某些肿瘤的发生有明显的种族差异。如乳腺癌欧美人更多见;日本、冰岛等国的胃癌更多见;我国广东人的鼻咽癌多见,移居海外的华裔其发病率也高于当地人。这可能涉及不同的地理环境、饮食及生活习惯、遗传等多种因素的影响。

4. 性别和年龄

肿瘤的发生有性别差异。如女性的生殖器官肿瘤和甲状腺、乳腺及胆囊的癌明显多于男性,而男性的肺癌、食管癌、胃癌、大肠癌、肝癌等则明显多于女性。这除与激素水平有关外,主要还与接触致癌物质的机会有关。年龄对肿瘤的发生也有一定的影响,如神经母细胞瘤、肾母细胞瘤、髓母细胞瘤等好发于儿童;骨肉瘤、横纹肌肉瘤好发于青年人;而大多数癌则以老年人多见。

5. 激素因素

内分泌功能紊乱与某些肿瘤的发生、发展有一定的关系。如乳腺癌、子宫内膜腺癌等与雌激素过多有关;腺垂体激素可促进肿瘤的发生和转移;肾上腺皮质激素则可抑制某些造血系统恶性肿瘤的生长与扩散。

二、肿瘤的发生机制

近几十年来,随着分子细胞生物学的发展,人们对肿瘤发生的机制进行了大量研究,其结果显示,肿瘤形成是一个十分复杂的过程,是细胞生长与增殖的调控发生严重紊乱的结果。

肿瘤发生具有复杂的分子基础,包括原癌基因激活、肿瘤抑制基因的灭活或丢失、凋亡调节基因和 DNA 修复基因功能紊乱,以及近年来认识到的微小 RNA(micro RNA,miRNA)调节紊乱等。遗传因素和环境致瘤因素通过影响这些基因的结构和功能导致肿瘤。以下简介这些重要分子变化在肿瘤发生中的作用。

(一)癌基因

癌基因是在研究肿瘤病毒(特别是反转录病毒)致瘤机制的过程中认识到的。一些反转录病毒能引起动物肿瘤或在体外实验中能使细胞发生恶性转化,在研究这些病毒与肿瘤的关系过程中发现,反转录病毒基因组中含有某些 RNA 序列,为病毒致瘤或者导致细胞恶性转化所必需,称为病毒癌基因。

后来,在正常细胞基因组中发现与病毒癌基因十分相似的 DNA 序列,称为原癌基因。这些基因正常时并不导致肿瘤,它们编码的产物是对促进细胞生长增殖十分重要的蛋白质。

当原癌基因发生某些异常时,能使细胞发生恶性转化,此时这些基因称为细胞癌基因,如c-ras,c-myc 等等。原癌基因转变为细胞癌基因的过程,称为原癌基因的激活。

原癌基因的常见激活方式有点突变、基因扩增、染色体转位等几种。

(二)肿瘤抑制基因

肿瘤抑制基因本身也是在细胞生长与增殖的调控中起重要作用的基因,如 RB 和 p53 基因,这些基因的产物限制细胞生长。肿瘤抑制基因的两个等位基因都发生突变或丢失(纯合型丢失)的时候,其功能丧失,可导致细胞发生转化。

RB 基因是人们认识到的第一个肿瘤抑制基因。后来的研究发现,RB 的丢失或失活可见于视网膜母细胞瘤、膀胱癌、肺癌、乳腺癌、骨肉瘤等等。

p53 基因是得到广泛研究的肿瘤抑制基因,人类肿瘤 50% 以上有 p53 基因的突变。

(三)凋亡调节基因

肿瘤的生长,取决于细胞增殖与细胞死亡的比例。除了原癌基因和肿瘤抑制基因的作用,调节细胞凋亡的基因在某些肿瘤的发生上也起着重要的作用。细胞凋亡受复杂的分子机制调控,通过促凋亡分子和抗凋亡分子之间复杂的相互作用实现。

(四)DNA 修复基因

电离辐射、紫外线、烷化剂、氧化剂等许多因素,可以引起 DNA 损伤。除了外源因素,DNA还可以因为复制过程中出现的错误以及碱基的自发改变而出现异常。正常细胞内 DNA 的轻微损害,可通过 DNA 修复机制予以修复,这对维持基因组稳定性很重要。切除修复是主要的 DNA 损伤修复方式,广泛存在于各种生物体中。复制过程导致的碱基错配,如果没有被 DNA 多聚酶的校对功能清除,则由错配修复机制修复。显然,DNA 修复机制有异常时,这些 DNA 损伤保留下来,并可能在肿瘤发生中起作用。遗传性 DNA 修复基因异常者,如着色性干皮病病人,不能修复紫外线导致的 DNA 损伤,其皮肤癌的发生率极高,且发病年龄较轻。

(五) 肿瘤发生是一个多步骤的过程

流行病学、分子遗传学以及化学致癌的动物模型等多方面的研究均显示,肿瘤的发生并非单个分子事件,而是一个多步骤的过程。细胞的完全恶性转化,一般需要多个基因的改变,加数个癌基因的激活,或肿瘤抑制基因的失活,以及其他基因发生变化。一个细胞要积累这些基因改变,一般需要较长的时间。这是癌症在年龄较大的人群中发生率较高的一个原因。

总结以上分子生物学研究成果,可以将人们目前了解的肿瘤发生的基本模式简要归纳如下:致瘤因素引起基因损伤,激活原癌基因,或者灭活肿瘤抑制基因,可能还累及凋亡调节基因、DNA 修复基因以及其他重要调控基因,使细胞出现多克隆性增殖;在进一步基因损伤基础上,发展为克隆性增殖;通过演进,形成具有不同生物学特性的亚克隆,获得浸润和转移的能力。

了解肿瘤发生的机制,不但具有理论意义,也具有重要的临床价值。一些明确的肿瘤分子改变,已用于临床诊断、治疗及预后判定。例如,针对特定分子的靶向治疗(targeted therapy)已应用于临床治疗。肿瘤分子诊断的工作,可能会越来越多地与传统的病理形态学一起构成肿瘤病理诊断的重要内容。机体与肿瘤中复杂的分子改变如何影响这些病人的治疗反应,怎样才能更准确地预测病人对靶向治疗的反应,都是需要深入探究的重要问题。

第六章

水和电解质代谢紊乱

学习目标

掌握　高渗性脱水、低渗性脱水、等渗性脱水、水中毒、水肿、反常性酸性尿、反常性碱性尿的概念;高渗性脱水、低渗性脱水病理生理变化的演变规律及相应的临床表现;水肿的发生机制。

熟悉　脱水的各种类型及其常见原因;低钾血症、高钾血症的原因和机制及其对神经肌肉、心脏的影响。

了解　水中毒的原因及其病理生理变化;水肿的特点及其对机体的影响。

第一节　水、电解质的正常代谢

为了掌握和熟悉水、电解质代谢紊乱的发生机制和演变规律,首先要熟悉水、电解质的正常代谢。

一、体液的容量和分布

水是机体内含量最多而且最重要的构成成分。所谓体液,是由体内的水与溶解在其中的物质共同组成。机体的各种功能代谢活动都是在体液中进行的。一个正常成年男性体液总量约占体重的60%。体液又分为细胞内液和细胞外液,其中细胞内液占40%,细胞外液占20%。另外,人们把细胞外液又分为血浆和组织间液两个部分,血浆占5%,组织间液占15%。除这些液体外,还有极少的一部分液体分布于一些密闭的腔隙(如关节腔、颅腔)中,称为跨细胞液,也称第三间隙液。

体液的容量和分布受多种因素的影响,如年龄、体型胖瘦程度和性别等。影响体液含量的第1个因素是年龄。新生儿体液总量最多,约占体重的80%,婴幼儿次之,约占体重的70%,随着年龄的增长体液含量是逐渐减少的。第2个因素是人体体型胖瘦程度。体液随机体脂肪含量的增多而减少,因为脂肪组织含水量较少,肌肉组织含水量较多,所以肌肉发达的人体液含量多。影响体液含量的第3个因素是性别。成年后,成年女性和成年男性相比,体液总量百分比较低,是因为成年女性平均脂肪含量高,体液量少。

二、体液中的电解质成分

细胞内、外电解质成分有很大差异。在细胞内液,最主要的阳离子是K^+,其次是Mg^{2+},主要的阴离子是HPO_4^{2-}和蛋白质。细胞外液中,Na^+是最主要的阳离子,约为140 mmol/L;最主要

的阴离子是 Cl^-，约为 104 mmol/L；其次是 HCO_3^-，约为 24 mmol/L。血浆和组织间液电解质成分基本相同，因为蛋白质不能通过毛细血管壁，所以血浆和组织间液的差别主要是血浆中的蛋白质高于组织间液。

三、体液的渗透压

正常人的血浆渗透压维持为 280～310 mmol/L，在此范围内称为等渗，低于 280 mmol/L 为低渗，高于 310 mmol/L 为高渗。血浆渗透压的大小 90％～95％由单价离子决定的，如 Na^+、Cl^- 和 HCO_3^-，其中血浆渗透压的一半左右是由血 Na^+ 含量决定的。所以在临床上为了方便起见，通常用血 Na^+ 的浓度来衡量血浆渗透压的高低。

四、人体水的出入量

正常人每天水的摄入和排出处于动态平衡之中。正常人每天水的摄入量有 3 种来源：饮水、食物含的水和代谢产生的水（又称内生水），总量为 2 000～2 500 ml。人体排出水的途径有 4 种：①在肾脏以尿液的形式排出；②呼吸道排出；③皮肤蒸发；④随粪便排出，排水的总量也为 2 000～2 500 ml（表 6-1）。当然，正常人每天水的出入量是有个体差异的。在水的摄入途径中，变动比较大的是饮水；同样的道理，在排出水的途径中，变化最大的是每天尿液的量。一个病人每天至少要补充 1 500 ml 的水分才能维持水的平衡，这是因为正常成人每日尿液中的固体物质（主要是蛋白质代谢终产物以及电解质）一般不少于 35 g，尿液最大浓度为 6％～8％，平均是 7％，所以每天排出 35 g 固体溶质的最低尿量为 500 ml，再加上皮肤蒸发和呼吸蒸发的水分，所以对于一个不能喝水的病人，每天最低的补液量为 1 500 ml。

表 6-1　人体水的每天出入量

	摄入(ml)		排出(ml)
饮水	1 000～1 300	尿量	1 000～1 500
食物水	700～900	皮肤蒸发	500
代谢水	300	呼吸蒸发	350
		粪便水	150
合计	2 000～2 500		2 000～2 500

五、电解质的生理功能和钠平衡

机体的电解质分为有机电解质（如蛋白质）和无机电解质（即矿物质）两部分。形成矿物质的主要金属阳离子为 K^+、Na^+ 和 Mg^{2+}，主要阴离子则为 Cl^-、HCO_3^- 和 HPO_4^{2-} 等。无机电解质主要功能如下：

1）维持体液的渗透压平衡和酸碱平衡。

2）维持神经肌肉、心肌细胞的静息电位，并参与其动作电位的形成。

3）参与新陈代谢和生理功能活动。

正常成人体内含钠量为 40～50 mmol/kg，其中 60％～70％是可以交换的，约 40％是不可交换的，主要结合于骨骼的基质。总钠的 50％左右存在于细胞外液，10％左右存在于细胞内液。血清 Na^+ 浓度的正常范围是 130～150 mmol/L。成人每天饮食摄入钠 100～200 mmol/L。天然食物中含钠甚少,故人们摄入的钠主要来自食盐。摄入的钠几乎全部由小肠吸收,Na^+主要经肾随尿排出。摄入多,排出亦多;摄入少,排出亦少。正常情况下排出和摄入的钠量几乎相等。

六、水和电解质平衡的调节

细胞外液容量和渗透压的相对稳定是通过神经-内分泌系统的调节实现的,通过改变肾脏对水的排出量和控制肾脏对 Na^+ 的重吸收,维持细胞外液的容量和渗透压相对稳定。

(一)口渴中枢的调节

口渴中枢位于下丘脑的视上核侧面,血浆渗透压的升高和循环血量的减少是引起其兴奋的主要刺激。口渴中枢兴奋可引起渴感,促使机体主动饮水。饮水后,血浆渗透压回降,渴感消失。

(二)抗利尿激素的作用

首先起作用的是抗利尿激素(antidiuretic hormone,ADH),它是下丘脑的视上核所分泌的激素,储存在神经垂体,在某些因素的刺激下分泌(图6-1)。影响抗利尿激素分泌的主要刺激是细胞外液渗透压的变化。当细胞外液渗透压增高的时候,它主要作用于下丘脑的渗透压感受器,来增加抗利尿激素的分泌。当成人细胞外液渗透压有1%变动时,就足以刺激下丘脑的渗透压感受器,可以增加抗利尿激素的释放。抗利尿激素作用在肾远曲小管和集合管,这些部位对水的重吸收增加,细胞外液的渗透压下降;反之,当细胞外液的渗透压下降,可以抑制渗透压感受器,减少抗利尿激素的分泌。所以,细胞外液渗透压的变化,是影响抗利尿激素分泌的主要因素。除了这个因素,另外还有一个因素可以影响抗利尿激素的分泌,即血容量的变化。当血容量减少,可以通过刺激左心房和胸腔大静脉处的容量感受器,影响抗利尿激素的分泌,通过增加肾脏对水的重吸收,补充血容量。

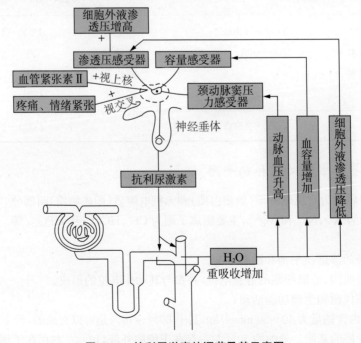

图6-1 抗利尿激素的调节及其示意图

（三）醛固酮的作用

机体内调节水、电解质平衡的第2个重要的激素是醛固酮,它主要受肾素-血管紧张素系统的调控(图6-2)。当循环血量减少时,肾血流量不足,可以刺激肾小球旁细胞产生肾素,肾素进一步刺激产生血管紧张素Ⅱ。血管紧张素Ⅱ作用于肾上腺皮质球状带,增加醛固酮的分泌。醛固酮作用的靶器官也在肾远曲小管和集合管。醛固酮的分泌增多,增加了钠的重吸收,钠的重吸收增加,通过渗透压的作用,也增加了水的重吸收。所以细胞外液容量增加,补充了循环血量的不足。当然,醛固酮在增加钠和水重吸收的同时,还具有调节氢和钾排出的作用。影响醛固酮分泌的第2个因素是血钠浓度的变化,当血钠浓度降低时,会直接刺激肾上腺皮质球状带,增加醛固酮的分泌,通过增加肾脏对钠的重吸收,来补充血钠不足。所以醛固酮是调节细胞外液容量和血钠浓度变化的一个非常重要的因素。

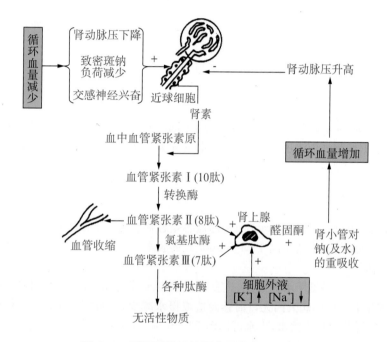

图6-2 醛固酮分泌的调节及其作用示意图

（四）心房钠尿肽的作用

除了抗利尿激素和醛固酮以外,体内还有一些激素,它们也参与了水和电解质平衡的调节,比如说心房钠尿肽(atrial natriuretic peptide,ANP),又称心房肽(atriopeptin),它可以通过影响肾脏减少对肾素和醛固酮的分泌,通过排钠利尿来影响水和电解质的平衡。

第二节 水、钠代谢紊乱

水、钠代谢障碍往往是同时或相继发生,并且相互影响,关系密切,故临床上常将两者同时考虑。在分类时,一般是根据渗透压和体液容量或血钠浓度来分。

一、常见的水钠代谢紊乱分类

1. 根据体液的渗透压

1) 低渗性脱水。

2) 高渗性脱水。

3) 等渗性脱水。

4) 低渗性水过多(水中毒)。

5) 高渗性水过多(盐中毒)。

6) 等渗性水过多(水肿)。

2. 根据体液容量和血钠浓度

(1) 低钠血症　根据体液容量可分为：①低容量性低钠血症；②高容量性低钠血症；③等容量性低钠血症。

(2) 高钠血症　根据体液容量可分为：①低容量性高钠血症；②高容量性高钠血症；③等容量性高钠血症。

(3) 正常血钠性水紊乱　根据体液容量又可分为：①等渗性脱水；②水肿。

二、脱水

各种原因引起的体液容量明显减少称为脱水(dehydration)，此时水代谢呈负平衡状态，并伴有钠的丢失。根据细胞外液渗透压的变化，脱水可分为三种类型，即高渗性脱水、低渗性脱水和等渗性脱水。

(一)高渗性脱水

高渗性脱水(hypertonic dehydration)又称低容量性高钠血症，指失水多于失钠，血钠浓度超过 150 mmol/L，细胞外液渗透压高于 310 mmol/L 的脱水。

1. 原因和机制

(1) 水入量不足　多见于水源断绝、进食或饮水困难等情况。某些中枢神经系统损害的病人、严重疾病或年老体弱的病人因无口渴感而造成摄水减少，一日不饮水，丢失水约1 200 ml(约为体重的 2%)。婴儿一日不饮水，失水可达体重的 10%，对水丢失更为敏感，故临床上更应特别注意。

(2) 水丢失过多

1) 经呼吸道失水：任何原因引起的过度通气都会使呼吸道黏膜不感蒸发加强，如果持续时间过长又未得到水分的补充，则由于其损失的都是不含任何电解质的水分，故可以引起高渗性脱水。

2) 经皮肤失水：高热、大量出汗和甲状腺功能亢进时，均可通过皮肤丢失大量低渗液体。

3) 经肾失水：中枢性尿崩症时因抗利尿激素产生和释放不足，肾脏对水的重吸收减少，大量排尿会导致高渗性脱水。

4) 经胃肠道丢失：呕吐、腹泻及消化道引流等可导致含钠量低的消化液丢失。

以上情况在口渴感正常的人，如果能够及时得到水和能够及时饮水，很少引起低渗性脱水。因为水分丢失的早期，血浆渗透压稍有升高时就会刺激口渴中枢，在饮水以后，血浆渗透压即可恢复。但如果没有及时得到水分的补充，再加上由于皮肤和呼吸道蒸发丧失水分，体内水的丢失就大于钠的丢失，造成高渗性脱水。

2. 病理生理变化

失水大于失钠,血浆钠和细胞外液渗透压升高是引起一系列病理生理变化的关键环节。

(1) 细胞外液渗透压升高

1) 口渴:细胞外液渗透压升高,刺激下丘脑口渴中枢,引起渴感使饮水量增加。

2) 尿的变化:细胞外液渗透压升高,刺激渗透压感受器,使抗利尿激素释放增加,肾远曲小管和集合管重吸收水增加,导致少尿。因血钠升高,抑制了醛固酮的分泌,使肾排钠增加,尿钠增高。

3) 细胞内液水分转向细胞外:细胞外液渗透压升高,使渗透压相对低的细胞内液水分转向细胞外(图 6-3)。

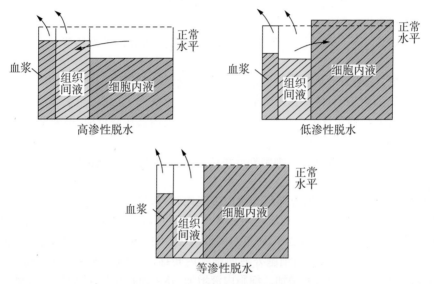

图 6-3　三种类型的脱水体液容量的变化

通过以上代偿,饮水增加、排尿减少、细胞内液转向细胞外使细胞外液得到补充,因此,病人脱水早期血容量减少不明显,发生循环障碍者少。

(2) 细胞外液含量减少　因细胞内液向细胞外转移,虽然高渗性脱水时细胞内外液均减少,但以细胞内液减少为主,并出现细胞脱水。当汗腺细胞脱水,分泌汗液减少,皮肤蒸发水分减少,这种因脱水导致机体散热障碍所引起的体温升高称为脱水热。而脑细胞脱水,脑体积显著缩小,可引起烦躁、抽搐、昏迷等中枢神经系统功能紊乱的神经精神症状。

3. 防治原则

1) 防治原发病,去除病因。

2) 合理地补液:因高渗性脱水病人失水大于失钠,补液应以 5%~10% 葡萄糖液为主,但要注意,输入不含电解质的葡萄糖溶液过多反而有引起水中毒的危险,输入过快则加重心脏负担。因高渗性脱水也有钠的丢失,待脱水情况得到一定程度纠正后,需补充一定量的钠盐。当然,必要的时候还要补充一些其他的电解质,比如钾等。

(二) 低渗性脱水

低渗性脱水(hypotonic dehydration)又称低容量性低钠血症,是失钠多于失水,血钠低于 130 mmol/L,细胞外液渗透压低于 280 mmol/L 的脱水。

1. 原因

体液大量丢失后处理措施不当,如只补充水而未补充电解质,加之补液方法不当,没有补给丢失的钠引起细胞外液渗透压降低造成低渗性脱水。常见丢失体液的原因如下。

(1) 经肾失钠过多　如长期连续使用排钠性利尿剂,利尿机制是通过抑制氯离子重吸收,使钠离子和水重吸收减少。

(2) 肾外丢失

1) 经消化道失液:如呕吐、腹泻导致大量含钠消化液丢失,肠道消化液的 Na^+ 浓度均与血浆钠浓度接近。

2) 液体在第三间隙积聚:体腔内液体潴留后,大量或反复抽放胸腔积液或腹水。

3) 经皮肤丢失:如大量出汗,大面积烧伤时血浆渗出等。

2. 病理生理变化

失钠多于失水,细胞外液低渗是低渗性脱水时病理生理变化的关键环节。

(1) 细胞外液渗透压降低

1) 丧失渴感:细胞外液渗透压降低,口渴中枢抑制,病人无渴感,不饮水。

2) 尿的变化:因细胞外液渗透压降低,抑制渗透压感受器,抗利尿激素分泌减少,肾小管对水重吸收减少,脱水早期尿量可正常或增多。当细胞外液渗透压降低时,引起醛固酮分泌增加,肾小管重吸收钠增多,尿钠减少。

3) 细胞外液水分转向细胞内:细胞外液渗透压降低,水分可从细胞外液转向渗透压相对高的细胞内。

(2) 细胞外液明显减少　因为细胞外液向细胞内转移,加上不饮水,尿量正常或增多,使细胞外液进一步减少(图6-3),其中血容量明显减少,使脱水病人早期发生周围循环衰竭表现,如动脉血压降低、脉搏细速、静脉塌陷等,而组织间液减少,临床表现为皮肤弹性下降,眼窝及婴儿囟门下陷等体征,称为脱水征。因细胞外液向细胞内转移,所以低渗性脱水以细胞外液丢失为主,细胞内液并未丢失,甚至有所增加。细胞内液增加,导致细胞水肿,特别是脑水肿引起了中枢神经系统功能障碍。

3. 防治原则

1) 防治原发病,去除病因。

2) 纠正不恰当的补液。

3) 原则上给予等渗液以恢复细胞外液容量,如出现休克,要按照休克的处理方式积极抢救。

(三) 等渗性脱水

等渗性脱水(isotonic dehydration)又称混合性脱水,是水钠等比例丢失,血钠浓度为130～150 mmol/L,细胞外液渗透压为280～310 mmol/L 的脱水。

1. 原因

任何等渗性液体大量丢失所引起的脱水在短期内均属于等渗性脱水,可见于呕吐、腹泻、大面积烧伤、创伤、大量胸腔积液和腹水形成等。

2. 病理生理变化

(1) 等渗性体液丢失　首先是细胞外液容量减少,但渗透压没有变化,对细胞内液影响不明显,即细胞内液变化不大(图6-3)。

(2) 细胞外液容量减少　醛固酮和ADH分泌增多,发挥代偿调节作用,肾对钠水重吸收增多,细胞外液得到一定补充。病人尿量减少,尿钠减少。严重病人血容量迅速减少,可伴发周围循环衰竭;组织间液显著减少,脱水征明显。

等渗性脱水可因治疗不及时,加之皮肤和肺继续丢失水分,转变为高渗性脱水;或因处理不当,只补充水分,不补充钠盐,可转变为低渗性脱水。因此,等渗性脱水既可有高渗性脱水的表现,也可有低渗性脱水的表现。

3. 防治原则

首先防治原发病,并及时输入渗透压偏低的氯化钠溶液。

三、水中毒

水中毒(water intoxication)又称高容量性低钠血症。特点是血钠下降,血钠低于 130 mmol/L,细胞外液渗透压低于 280 mmol/L,病人有水潴留使体液量明显增多。

水中毒是肾排水能力降低而摄水过多,致使大量低渗液体堆积在细胞内外。也就是说体内水过多,主要是细胞内水过多,引起重要器官功能严重障碍和相应的临床表现。

(一)原因和机制

主要原因是由于过多的低渗性液体在体内潴留造成细胞内外液都增多,引起重要器官功能严重障碍。

(1)水排出减少 多见于急性肾功能衰竭少尿期或者抗利尿激素分泌过多,如恐惧、失血、休克、外伤等,导致肾排水减少,引起水潴留。

(2)水摄入过多 在肾功能良好的情况下,一般不易发生水中毒,但入水多加上肾功能减退就容易发生水潴留。另外一个容易导致水中毒的原因是静脉输液过多过快,机体来不及排出,也会导致水潴留。故水中毒最常发生于急性肾功能衰竭的病人而又输液不恰当的时候。

(二)病理生理变化

(1)细胞外液量增多,血液稀释 在以上原因作用下,体内水潴留,细胞外液水分增多,血钠浓度被稀释,使细胞外液渗透压下降,称为稀释性低钠血症。

(2)细胞内水肿 水向渗透压相对高的细胞内迅速转移,引起细胞水肿,最终导致细胞内、外液容量都增加,渗透压都降低。因大部分水分积聚在细胞内,主要发生的还是细胞水肿。

(3)中枢神经系统症状 轻症或慢性水中毒时,由于发病缓慢,有轻度脑细胞水肿和稀释性低钠血症,中枢神经系统症状不明显,多被原发症状和体征掩盖,一般可有嗜睡、恶心、呕吐,少数表现头痛等。重症或急性水中毒时,由于急性脑细胞水肿和颅内压增高,中枢神经系统症状出现最早而且突出,发生失语、精神错乱、定向障碍、嗜睡、昏迷等,严重者还可以发生脑疝,导致呼吸心跳骤停。

(三)防治原则

1)防治原发病,严格限制水的摄入,防止水中毒的发生。

2)轻症病人,只要停止或限制水分摄入,造成水的负平衡即可自行恢复。

3)重症或急性病人,除严格禁水外,尚应给予高渗盐水以迅速纠正脑细胞水肿,静脉给予甘露醇等渗透性利尿剂或呋塞米(速尿)等强利尿剂以促进体内水分的排出。

四、水肿

过多的液体在组织间隙或体腔内积聚称为水肿(edema)。水肿不是独立的疾病,而是多种疾病的一种重要的病理过程。水肿发生于体腔内,一般称之为积水(hydrops),如心包积水、胸腔积水、腹腔积水、脑积水等。

(一)分类

①按水肿波及的范围可分为全身性水肿和局部性水肿;②按发病原因可分为肾性水肿、肝性水肿、心性水肿、营养不良性水肿、淋巴性水肿、炎性水肿等;③按发生水肿的器官组织可分为皮下水肿、脑水肿、肺水肿等。

(二)发病机制

正常人体液容量和组织液容量是相对恒定的。这种恒定依赖于机体对体内外液体交换平衡和血管内外液体交换平衡的完善调节。当平衡失调时,就为水肿的发生奠定了基础。

1. 血管内外液体交换平衡失调——组织液的生成大于回流

正常情况下组织液和血浆之间不断进行液体交换,使组织液的生成和回流保持动态平衡。影响血管内外液体交换的主要因素:①毛细血管血压和组织液的胶体渗透压,它们是推动血管内液体向组织间隙滤出的力量。②血浆胶体渗透压和组织液静水压,它们是推动组织间液回吸至血管的力量,这两对力量之差称为有效滤过压。在毛细血管动脉端,滤出的力量大于回吸收的力量,因此液体从动脉端滤出;而在毛细血管静脉端,回吸收的力量大于滤出的力量,因此液体从静脉端回流。正常时,组织液的生成略大于回流。③淋巴回流是影响组织间液量的另一因素,因大部分自动脉端滤出到组织间隙的液体在静脉端回吸收,其余约10%的组织间液由淋巴管回流到血液中。另外,淋巴管壁的通透性较高,蛋白质易通过。因此,淋巴回流不仅可把生成的组织液送回体循环,还可把经毛细血管漏出的少量蛋白质回吸收入静脉。在组织液生成过多时,淋巴回流还具有代偿能力(图6-4)。这些因素如果一个或一个以上同时或相继失调,都可能成为水肿发生的重要原因。

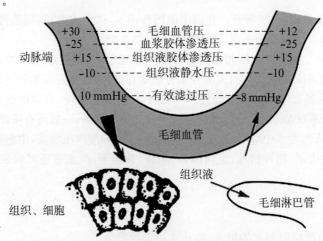

图6-4 组织液生成和回流示意图

注 +代表使液体滤出毛细血管的力量;一代表使液体吸收回毛细血管的力量(1 mmHg≈0.133 kPa)。

(1)毛细血管流体静压增高 毛细血管流体静压增高可致有效流体静压增高,有效滤过压增大,于是组织液生成增多,当后者超过淋巴回流的代偿能力时,便可引起水肿。毛细血管流体静压增高的常见原因是静脉压增高。充血性心力衰竭时,静脉压增高可成为全身水肿的重要原因;肿瘤压迫静脉回流或静脉的血栓形成,可使毛细血管的流体静压增高,引起局部水肿。

（2）血浆胶体渗透压降低　血浆胶体渗透压主要取决于血浆清蛋白的含量。当清蛋白的含量减少时，可使血浆胶体渗透压降低，有效滤过压增大，组织液生成增加，有利于水肿的形成。引起血浆白蛋白含量下降的原因：①蛋白质丢失，见于肾病综合征，水肿是肾病综合征的四大特征之一。肾病综合征的主要病变是肾小球膜的通透性增高，造成大量蛋白质从尿中丢失。②蛋白质摄入不足，见于严重的营养不良。③蛋白质合成障碍，见于肝功能障碍，如肝硬化等。

（3）微血管壁通透性增加　正常时，毛细血管仅允许微量蛋白质滤出，因此，当微血管壁通透性增高时大量血浆清蛋白从毛细血管滤出。于是，毛细血管内的胶体渗透压下降，组织间液的胶体渗透压上升，促使溶质及水分滤出，导致组织液生成增多。常见于各种炎症，包括感染、烧伤、冻伤、化学伤以及昆虫咬伤等。

（4）淋巴回流受阻　正常情况下，淋巴回流不仅能把组织液及其所含蛋白回收到血液循环，而且在组织液生成增多时还能代偿回流，具有重要的抗水肿作用。在某些病理条件下，当淋巴管道被堵塞、淋巴回流受阻，含蛋白的水肿液在组织间隙中积聚，形成淋巴性水肿。如丝虫病时，主要的淋巴管道被丝虫成虫堵塞，可引起下肢和阴囊慢性水肿。

2. 体内外液体交换平衡失调——钠、水潴留

正常人钠、水的摄入量和排出量处于动态平衡状态，从而保持体液量的相对恒定。这种平衡的维持依赖于排泄器官正常的结构和功能，以及体液的容量及渗透压的调节。肾在调节钠、水平衡中起着重要的作用，所以引起钠、水潴留的基本原因是肾的调节功能发生障碍，肾小球滤过降低或（和）肾小管重吸收钠水增多，可导致肾排出钠、水减少，成为水肿发生的重要原因。

（1）肾小球滤过率下降　当肾小球滤过钠水减少，在不伴有肾小管重吸收相应减少时，就会导致钠、水的潴留。引起肾小球滤过率下降的常见原因有：①广泛的肾小球病变，如急性肾小球肾炎，使肾小球滤过膜面积减少和通透性降低，肾小球的滤过率显著降低；②有效循环血量明显减少，如充血性心力衰竭、肾病综合征等使有效循环血量减少，肾血流量下降，肾小球滤过率下降，导致钠、水潴留。

（2）肾小管重吸收钠水增多　当有效循环血量减少时，肾小管对钠水的重吸收增加，使肾排水减少，成为某些全身性水肿发病的重要原因。

1）醛固酮分泌增多：醛固酮的分泌作用是促进肾小管重吸收钠，进而引起钠、水潴留。当有效循环血量下降，或其他原因使肾血流减少时，醛固酮分泌增多。

2）抗利尿激素分泌增加：抗利尿激素的作用是促进肾小管对水的重吸收，是引起钠、水潴留的重要原因之一。充血性心力衰竭发生时，有效循环血量减少使左心房和胸腔大血管的容量感受器所受的刺激减弱，反射性地引起抗利尿激素分泌的增加，使肾小管对水的重吸收增多，容易形成水肿。

3）心房钠尿肽分泌减少：正常人血液循环中存在有一定浓度的心房钠尿肽，当有效循环血量明显减少时，心房钠尿肽分泌减少，肾小管对钠水的重吸收增加，从而导致或促进水肿的发生。

4）肾血流重新分布：正常肾血流约90%分布在皮质肾单位，其余分布在髓质。皮质肾单位约占肾单位总数的85%，皮质肾单位对钠水的重吸收功能较弱；近髓肾单位约占15%，近髓肾单位髓襻长，深入髓质高渗区，重吸收钠、水能力强。在某些病理情况下，如心力衰竭，使有效循环血量下降时通过皮质肾单位的血流明显减少，而近髓肾单位的血流有所增加，从而使钠水重吸收增强，这种现象称肾血流重新分布。

以上是水肿发病机制中的基本因素，在各种不同类型的水肿发生发展中，通常是多种因素先后或同时发挥作用，同一因素在不同的水肿发病机制中所居的地位也不同。因此，在治疗实践中，必须对不同病人进行具体分析，这对于选择适宜的治疗方案具有重要意义。

(三) 特点及对机体的影响

1. 水肿的特点

(1) 水肿液的性状　水肿液含有血浆的全部晶体成分,根据蛋白含量的不同分为漏出液和渗出液:①漏出液的特点:水肿液的比重(相对密度)低于1.015;蛋白质的含量低于25 g/L;细胞数少于5 000个/L;②渗出液的特点:水肿液的比重高于1.015;蛋白质的含量可达30~50 g/L;可见多数的白细胞。后者是由于毛细血管通透性增高所致,见于炎性水肿。

(2) 水肿的皮肤特点　皮下水肿是全身或躯体局部水肿的重要体征。当皮下组织有过多的液体积聚时,皮肤肿胀、弹性差、皱纹变多,用手指按压时可能有凹陷,称为凹陷性水肿,又称为显性水肿。实际上,全身性水肿病人在出现凹陷之前已有组织液的增多,并可达到体重的10%,称为隐性水肿。

(3) 全身性水肿的分布特点　最常见的全身性水肿是心性水肿、肾性水肿和肝性水肿。水肿出现的部位各不相同。心性水肿首先出现在身体低垂部位;肾性水肿首先表现为眼睑或面部水肿;肝性水肿则以腹水多见。这些特点与下列因素有关:①重力效应,毛细血管流体静压受重力影响,距心脏水平面垂直距离越远的部位,外周静脉压与毛细血管流体静压越高。因此,右心衰竭时体静脉回流障碍,首先表现为下垂部位的流体静脉压增高,形成水肿。②组织结构特点,一般来说,组织结构疏松,皮肤伸展性大的部位容易容纳水肿液;组织结构致密的部位如手指和足趾等,皮肤较厚而伸展性小不易发生水肿。因此,肾性水肿由于不受重力的影响首先发生在组织疏松的眼睑和面部。③局部血液动力学因素,以肝性水肿的发生为例,肝硬化时由于肝内广泛的结缔组织增生,以及再生的肝细胞结节的压迫,肝静脉回流受阻,进而使肝静脉压和毛细血管流体静压增高,成为肝硬化时易伴发腹水的原因。

2. 水肿对机体的影响

除炎性水肿具有稀释毒素、运送抗体等抗损伤作用外,其他水肿对机体都有不同程度的不利影响。其影响的大小取决于水肿的部位、程度、发生速度及持续时间等。

(1) 细胞营养障碍　过量的液体在组织间隙中积聚,使细胞与毛细血管间的距离增大,增加了营养物质在细胞间弥散的距离和时间。发生重度水肿时,压迫微血管使营养血流减少,可致细胞发生严重的营养障碍,如脑水肿等。

(2) 水肿对器官组织功能活动的影响　水肿对器官组织功能活动的影响,取决于水肿发生的速度及程度。快速发展的重度水肿因来不及适应及代偿,可能引起比慢性水肿重得多的功能障碍。若为生命活动的重要器官,则可造成更为严重的后果,如脑水肿可引起颅内压升高,甚至导致死亡;喉头水肿可引起气道阻塞,严重者可发生窒息而死亡。

第三节　钾代谢紊乱

钾代谢紊乱主要是指细胞外液钾离子浓度的异常变化,许多急、慢性疾病常伴有钾代谢紊乱,而且在临床容易测定。

一、正常钾代谢

钾是体内最重要的无机阳离子之一。正常人体钾的摄入和排出处于动态平衡,且保持血浆钾浓度在正常范围内。正常血清钾浓度3.5~5.5 mmol/L,占体内总钾量的2%,细胞内钾约占人体内总钾量的 98%。钾的主要来源是食物,食物中的钾由小肠吸收入血。钾的排泄途径有尿、汗液和粪便等,其中主要随尿排出体外。人体排钾量与摄入量相关,即多吃多排,少吃少排,但不吃也排。

二、钾的生理功能

钾是生命活动必需的电解质之一,其主要的生理作用如下所述。

(1)维持细胞新陈代谢　钾的生理作用与细胞的新陈代谢密切相关,细胞内一些酶的活性维持必须要有一定浓度的钾存在,如酵解过程中的丙酮酸激酶等。

(2)维持细胞膜静息电位　钾是维持神经和肌细胞膜静息电位的重要离子。静息状态下,细胞膜内外钾浓度差决定膜电位的大小,细胞膜对钾离子的通透性也影响膜电位,进而改变动作电位,导致神经、肌肉应激性和功能的改变。

(3)维持细胞内液的渗透压和调节酸碱平衡　钾是细胞内主要的阳离子,能通过细胞膜和细胞外液的氢、钠进行交换,是维持细胞内液容量和渗透压的基础。

三、钾代谢紊乱

按血钾浓度的高低,钾代谢紊乱通常可分为低钾血症和高钾血症两大类。

(一)低钾血症

低钾血症(hypokalemia)指血清钾浓度低于 3.5 mmol/L。

1. 原因和机制

(1)钾摄入不足　在正常饮食条件下,一般不会发生低钾血症。故低钾血症见于各种造成机体摄食减少的因素:如胃肠道梗阻或昏迷不能进食病人、胃肠道手术后禁食病人等。

(2)钾丢失过多

1)经消化道丢失钾:经消化道丢失大量消化液是低钾血症最常见的发生原因,主要见于严重呕吐、腹泻、胃肠减压和肠瘘等。

2)经肾丢失钾:如长期大量使用髓襻类利尿剂或噻嗪类利尿剂;原发性和继发性醛固酮增多症;各种肾疾患和肾小管性酸中毒等。

3)经皮肤丢失钾:如在高温环境中进行体力劳动,可因大量出汗丢失较多的钾。

(3)细胞外钾进入细胞内　如碱中毒,细胞外液 pH 值增高,H^+ 从细胞内转向细胞外缓解细胞外液碱中毒,同时细胞外 K^+ 进入细胞内以维持体液的电荷平衡。其他还有家族性周期性麻痹发作、应用过多胰岛素、某些毒物中毒等因素。

2. 病理生理变化

低钾血症对机体的影响是多方面的,主要取决于血清钾降低的速度和程度及伴随的缺钾严重程度。当然,其变化因个体不同有很大程度的差异。

(1)对神经肌肉的影响　主要有骨骼肌和胃肠道平滑肌,其中以下肢肌肉最为常见。

1)急性低钾血症:①骨骼肌,出现肌无力乃至肌麻痹的症状,轻度可无症状或仅感觉倦怠和全身软弱无力,重度可表现为腱反射减弱乃至消失,严重时累及躯干、上肢肌肉,呼吸肌麻痹为其最重要的死亡原因;②胃肠道平滑肌,可引起胃肠道蠕动减弱,发生厌食、恶心、呕吐,严重低血钾可有明显腹胀,肠鸣音减弱乃至消失,甚至引起麻痹性肠梗阻。

2)慢性低钾血症:由于病程缓慢,故临床表现不明显。

(2)对心脏的影响　低钾血症时心肌细胞静息电位发生改变,影响到心肌细胞电生理特性,心肌兴奋性增高,传导性降低,自律性增高和心肌收缩性改变。以上改变导致低钾血症时发生各种心律失常,如期前收缩、阵发性心动过速等,心电图表现：出现 S-T 段压低,Q-T 间期延长,T 波低平,并出现明显 U 波(图 6-5)。

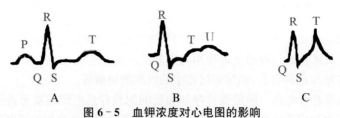

图 6-5 血钾浓度对心电图的影响

注 A. 正常；B. 低钾血症；C. 高钾血症。

(3) 对酸碱平衡的影响 低钾血症对酸碱平衡的影响主要表现在以下两方面：代谢性碱中毒和反常性酸性尿。

1) 代谢性碱中毒：当发生细胞内外离子交换时,因为细胞外低钾,细胞内 K^+ 移到细胞外,为保持细胞内外的电荷平衡,细胞外 H^+ 移到细胞内,结果使细胞内液的 H^+ 浓度增高,细胞外液中 H^+ 浓度降低,造成细胞外碱中毒。

2) 反常性酸性尿：主要是由于肾小管上皮细胞排 H^+ 增加。低钾血症时,肾小管上皮细胞内 K^+ 浓度降低,H^+ 浓度增大,导致肾小管上皮细胞 K^+-Na^+ 交换减弱、H^+-Na^+ 交换加强。尿排 H^+ 增多,此时血液呈碱性,尿液却呈酸性,称反常性酸性尿。

(4) 其他 低钾血症还可引起肾功能障碍和中枢神经系统功能障碍等变化。

3. 治疗原则

(1) 防治原发病 去除低钾的原因,如治疗呕吐、腹泻等,尽快恢复饮食和肾功能。

(2) 补钾 补钾途径以口服最好,不能口服者或病情严重时,才考虑静脉滴注补钾。静脉补钾时须避免引起高钾血症,尿少时不宜补钾,输入钾浓度要低,速度要慢。

(3) 纠正水和其他电解质代谢紊乱 略。

(二) 高钾血症

高钾血症(hyperkalemia)指血清钾浓度高于 5.5 mmol/L。

1. 原因和机制

(1) 钾排出减少 钾主要通过肾脏排泄,肾排钾减少是引起高钾血症的主要原因,如急性肾功能衰竭少尿期,病人少尿、甚至无尿,几乎都伴发高钾血症；醛固酮有保钠、排钾、排氢的作用,醛固酮减少可引起高钾血症；大量应用保钾利尿剂如应用螺内酯(安体舒通)等,引起钾在体内潴留。

(2) 钾摄入过多 主要见于处理不当,如静脉输钾过多、过快以致血钾突然升高；输入大量库存血,其血钾浓度也会增加。

(3) 细胞内钾转移到细胞外 如酸中毒,细胞外液 pH 值降低,H^+ 进入细胞内被缓冲,为了维持细胞电荷平衡,细胞内 K^+ 进入细胞外,所以酸中毒往往伴发高钾血症。其他还有缺氧、溶血、广泛软组织损伤等。

2. 病理生理变化

高钾血症对机体的影响,也取决于血清钾升高的速度和程度。

(1) 对神经肌肉的影响

1) 急性高钾血症：分为两种情况,急性轻度高钾血症表现为感觉异常、刺痛等症状,但常被原发病症状所掩盖;急性重度高钾血症表现为肌肉软弱无力乃至弛缓性麻痹。

2)慢性高钾血症:很少出现神经-肌肉方面的症状。

(2)对心脏的影响 高钾血症对病人最大的威胁是对心肌的毒性作用,影响到心肌细胞电生理特性:心肌兴奋性改变,传导性降低,自律性降低和心肌收缩性减弱。以上改变导致高钾血症时发生各种严重的心律失常,如心率减慢、心室颤动甚至心搏骤停,心电图表现出现高血钾明显而重要的改变:T波高尖和Q-T间期缩短等(图6-5)。

(3)对酸碱平衡的影响 高钾血症对酸碱平衡的影响主要表现在以下两方面:代谢性酸中毒和反常性碱性尿。

1)代谢性酸中毒:当发生细胞内外离子交换时,因为细胞外高钾,细胞外 K^+ 移到细胞内,为保持细胞内外的电荷平衡,细胞内 H^+ 移到细胞外,结果使细胞外液的 H^+ 浓度增高,细胞内液中 H^+ 浓度降低,造成细胞外酸中毒。

2)反常性碱性尿:高钾血症时,肾小管上皮细胞内 K^+ 浓度增高,H^+ 浓度降低,导致肾小管上皮 K^+-Na^+ 交换增强、H^+-Na^+ 交换减弱。尿排 H^+ 减少,此时血液呈酸性,尿液却呈碱性,称反常性碱性尿。

3. 治疗原则

1)积极治疗原发病,去除引起高血钾的原因。

2)降低体内含钾总量:①减少钾的摄入,禁食含钾多的食物;②促使钾从体内排出,如口服或灌肠阳离子交换树脂,通过血液透析和腹膜透析均可使钾从体内移出。

3)使细胞外钾进入细胞内:葡萄糖和胰岛素静脉输入,以促进糖原合成,在糖原合成的同时使细胞外钾进入细胞内;碳酸氢钠静脉注射可提高细胞外液 pH 值,促进钾进入细胞内。

4)静脉注射钠盐和钙盐,拮抗高钾血症的心肌毒性作用:钠使心肌传导性增强,钙能增强心肌的兴奋性和收缩性,从而达到拮抗高钾的毒性作用。

5)纠正其他电解质代谢紊乱。

酸碱平衡紊乱

掌握 代谢性酸中毒、代谢性碱中毒、呼吸性酸中毒、呼吸性碱中毒的概念;代谢性酸中毒的常见原因、机体的代偿调节、常用指标的变化及对机体的影响。

熟悉 代谢性酸中毒的防治原则;常用指标 pH 值、$PaCO_2$、SB(AB)等的概念及正常范围;其他 3 种类型酸碱平衡紊乱发生的常见原因、机体的代偿调节、常用指标的变化、对机体的影响及基本防治原则。

了解 体内挥发酸与固定酸的来源;碳酸氢盐缓冲系统的组成,调节体液酸碱平衡的原理及特点,肺和肾在酸碱平衡调节中的作用;混合型酸碱平衡紊乱的类型及特点。

生理状态下,血液 pH 值保持在 7.35～7.45,为一变动范围很狭窄的弱碱性环境,这是保证细胞进行正常代谢和生理功能活动的基本条件。虽然在生命活动的过程中,体内不断生成酸性或碱性物质,亦从体外经常摄入酸性或碱性食物,但是通过体内各种缓冲系统以及肺和肾的调节活动,血液 pH 值稳定在正常范围内。机体这种在生理条件下处理酸碱物质的能力,以维持体液酸碱度的相对稳定性的过程称为酸碱平衡(acid-base balance)。在疾病过程中,许多原因可以引起体内酸性或碱性物质积聚,超过机体调节酸碱平衡的能力,导致体液酸碱度稳定性破坏,这种现象称为酸碱平衡紊乱(acid-base disturbance)。

第一节 体液酸碱物质的概念、来源和调节

一、酸碱的概念

在一个化学反应中,凡是能释放出 H^+ 的化学物质称为酸,如 H_2SO_4 和 H_2CO_3 等;反之,凡是能接受 H^+ 的化学物质称为碱,如 OH^-、NH_3、HCO_3^- 等。根据释放 H^+ 的难易程度又将酸分为强酸和弱酸;根据接受 H^+ 并与之结合的程度将碱分为强碱和弱碱。

二、体液中酸碱物质的来源

(一)酸性物质的来源

体内酸性物质可以是细胞在物质代谢的过程中产生的,也可以来自食物,主要是通过体内代谢产生。正常人体内酸性物质的生成量远远超过碱性物质的生成量。

1. 挥发酸

机体代谢过程中产生最多的酸性物质是 H_2CO_3,糖、脂肪和蛋白质氧化分解产生 CO_2,CO_2 本身不是酸,但它与 H_2O 结合生成 H_2CO_3。H_2CO_3 可释放出 H^+ 也可转变成 CO_2 气体,经肺排出体外,故称为挥发酸。

2. 固定酸

需经肾随尿排出,不能变成气体经肺呼出的酸为固定酸,又称非挥发酸。固定酸主要包括:蛋白质分解代谢产生的硫酸、磷酸和尿酸;糖酵解生成的甘油酸、丙酮酸和乳酸;糖氧化过程生成的三羧酸;脂肪代谢产生的乙酰乙酸等。一般情况下,固定酸的主要来源是蛋白质分解代谢。因此,体内固定酸的生成量与食物中蛋白质的摄入量成正比。

(二)碱性物质的来源

体液中碱性物质的主要来源是食物,特别是蔬菜、瓜果中所含的有机酸盐,例如柠檬酸盐、苹果酸盐和草酸盐等。在体内代谢过程中亦可生成少量碱性物质,如氨基酸脱氨基生成的氨,这种氨经肝代谢后生成尿素,故对体液的酸碱度影响不大。人体碱的生成量与酸相比则少的多。

三、酸碱平衡的调节机制

机体在正常情况下不断生成或摄取酸碱物质,但体液的 pH 值却不发生明显变化,这是由于机体对酸碱物质有强大的缓冲能力和有效的调节能力。这种调节主要依靠体液缓冲系统以及肺和肾等对酸碱平衡的调节来维持的。

(一)体液缓冲系统对酸碱平衡的调节

1. 体液缓冲系统的组成

缓冲系统是由一种弱酸及其相对应的缓冲碱构成的具有缓冲能力的混合溶液,其中的酸和碱构成了缓冲对。

(1)碳酸氢盐缓冲系统　在细胞外液由 $NaHCO_3/H_2CO_3$ 构成,其作用特点:①可以缓冲所有固定酸,不能缓冲挥发酸;②开放性缓冲,通过肺和肾对 H_2CO_3 和 HCO_3^- 的调节使缓冲物质易于补充或排出,缓冲潜力大;③缓冲能力强,是细胞外液含量最多的缓冲对,其缓冲固定酸的能力占全血缓冲总量的 1/2 以上;④决定血液 pH 值的高低,根据 Henderson-Hasselbalch 方程:

$$pH = pKa + \log[HCO_3^-]/[H_2CO_3]$$

式中 pKa 为 H_2CO_3 解离常数的负对数值,38℃时为 6.1,血浆 HCO_3^- 浓度为 24 mmol/L,血浆 H_2CO_3 浓度为 1.2 mmol/L,代入上式为:

$$pH = 6.1 + \log24/1.2 = 6.1 + \log20/1 = 6.1 + 1.3 = 7.4$$

由此可知,血液 pH 值主要取决于血浆 HCO_3^- 和 H_2CO_3 浓度比,即使两者的绝对浓度已经发生变化,只要浓度比能维持在 20/1,血浆 pH 值就不会发生波动。

(2)非碳酸氢盐缓冲系统　指碳酸氢盐缓冲对以外的各缓冲对,包括:①磷酸盐缓冲系统,存在于细胞内外液,但主要在细胞内发挥缓冲作用;②蛋白质缓冲系统,存在于细胞内及血浆,特别是在细胞内含量丰富,只有当其他缓冲系统都被调动后,其作用才能显示出来,成为强大的缓冲系统;③血红蛋白和氧合血红蛋白缓冲系统,为红细胞独有的缓冲对,是机体缓冲挥发酸的主要缓冲系统。

2.缓冲系统的作用

当体液中酸性或碱性物质含量发生改变时,缓冲系统通过接受 H^+ 或释放 H^+,减轻体液 pH 值变动的程度。如当体液中出现过多硫酸时,由于硫酸是一种强酸,当其进入血浆后首先与缓冲系统中的碱发生反应,生成硫酸钠(中性盐)和碳酸,从而将强酸转变变弱酸,进而通过肺将碳酸分解的 CO_2 排出,血液就不会发生明显 pH 值变化;氢氧化钠是一种强碱,当其入血与缓冲系统中的弱酸发生反应,生成水和碳酸氢钠,从而将强碱转化成弱碱,再经肾排出。可以看出,缓冲系统通过中和酸性和碱性物质来维持体液 pH 值相对恒定。

总之,体液的缓冲系统主要有碳酸氢盐缓冲系统、磷酸盐缓冲系统、血浆蛋白质缓冲系统、血红蛋白和氧合血红蛋白缓冲系统等。缓冲系统存在于细胞内外液,酸性或碱性物质可直接与细胞外液缓冲系统发生作用,反应迅速,但不易持久。同时,由于碳酸氢盐缓冲系统不能缓冲挥发酸,挥发酸的缓冲主要靠非碳酸氢盐缓冲系统,尤其是血红蛋白和氧合血红蛋白缓冲系统缓冲;而固定酸和碱能被所有的缓冲系统所缓冲,其中碳酸氢盐缓冲系统尤其重要。

(二)肺对酸碱平衡的调节

肺通过改变 CO_2 的排出量调节血浆碳酸浓度,以维持血浆 pH 值相对恒定。

当 $PaCO_2$ 升高或者血浆 pH 值降低时,可兴奋呼吸中枢,呼吸加深加快,CO_2 排出增多,体内 H_2CO_3 含量减少;反之,当 $PaCO_2$ 降低或者血浆 pH 值增高时,可抑制呼吸中枢,CO_2 排出减少,体内 H_2CO_3 含量增多。

通过这种调节,肺可以迅速灵敏地调节血浆碳酸的浓度,以维持 HCO_3^-/H_2CO_3 的正常比值。

(三)肾对酸碱平衡的调节

肾主要通过排酸保碱功能来调节血浆 HCO_3^- 浓度,从而维持 HCO_3^-/H_2CO_3 的正常比值。

机体代谢过程中产生的大量酸性物质,需不断消耗碱性物质来中和。因此,如果能及时补充碱性物质和排出多余的 H^+,血液 pH 值就不会发生较大变动。肾通过泌 H^+ 和维持血浆 HCO_3^- 的浓度对酸碱平衡发挥重要的调节作用。例如体内 HCO_3^- 含量过高,肾脏可减少 $NaHCO_3$ 的生成和重吸收,增加 HCO_3^- 的排泄。肾的缓冲特点是作用慢,数小时后开始发挥作用,但持续时间较久,在 3～5 d 内发挥最大效应,在排泄固定酸和维持 HCO_3^- 浓度中发挥重要的调节作用。

(四)组织细胞对酸碱平衡的调节

组织细胞的调节作用主要是通过离子交换进行的。

细胞内也含有缓冲系统,这些缓冲系统则通过细胞内外的离子交换来调节酸碱平衡,比如当细胞外液 H^+ 浓度升高时,H^+ 和细胞内液 K^+ 交换,细胞外液 H^+ 减少;细胞膜两侧的 HCO_3^- 与 Cl^- 也可以交换,使血浆 pH 值变动减少,但易引起血钾和血氯的浓度改变。由于细胞膜对离子转运的限制,细胞内液的缓冲作用迟于血浆的缓冲调节。

第二节　分类及常用检测指标

一、酸碱平衡紊乱的类型

尽管机体对酸碱负荷有强大的缓冲能力和调节功能,但许多因素会引起酸碱负荷过度或调节机制障碍,从而导致体液酸碱度失衡,称之为酸碱平衡紊乱。根据血液 pH 值的高低.可以将酸碱平衡紊乱分为两大类:pH 值降低称为酸中毒,亦称酸血症;pH 值升高称为碱中毒,亦称碱血症。体内 pH 值主要受代谢性因素的影响,由于 HCO_3^- 浓度原发性降低或增高引起的酸碱平衡紊乱,称为代谢性酸中毒或代谢性碱中毒。体内 pH 值主要受呼吸性因素的影响,由于 H_2CO_3 浓度原发性增高或降低引起的酸碱平衡紊乱,称为呼吸性酸中毒或呼吸性碱中毒。此外,在单纯性酸中毒或碱中毒时,由于机体的调节,虽然体内酸性或碱性物质的含量已经发生改变,但是血液 pH 值尚在正常范围之内,称之为代偿性酸或碱中毒;如果血液 pH 值高于或低于正常 pH 值,则称之为失代偿性酸或碱中毒。在临床工作中,病人不但会有单纯型的酸碱平衡紊乱,在同一个病人体内还常有两种或两种以上的酸碱平衡紊乱合并存在,称之为混合型酸碱平衡紊乱。

二、反映血液酸碱平衡的常用指标及其意义

(一)H⁺ 浓度和 pH 值

溶液的酸碱度取决于所含的 H^+ 浓度。由于血液 H^+ 浓度很低,故采用 pH 值表示。pH 值是指溶液中氢离子浓度的负对数。正常人动脉血 pH 值为 7.35~7.45,平均值为 7.4。pH 值的变化反映了酸碱平衡紊乱的性质及严重程度。pH 值降低为失代偿性酸中毒;pH 值升高为失代偿性碱中毒。但 pH 值的变化不能区引起酸碱平衡紊乱的原因是呼吸性还是代谢性。pH 值在正常范围内,可以代表酸碱平衡正常,亦可以表示代偿性酸碱平衡紊乱或酸碱中毒相互抵消的混合型酸碱平衡紊乱。

(二)动脉血二氧化碳分压

动脉血二氧化碳分压($PaCO_2$)是指物理溶解于动脉血浆中的 CO_2 分子所产生的张力,由于 CO_2 通过呼吸膜弥散快,动脉血 CO_2 分压相当于肺泡气 CO_2 分压,正常范围 33~46 mmHg(4.39~6.25 kPa),平均值为 40 mmHg(5.32 kPa)。$PaCO_2$ 的高低受呼吸功能的影响,所以 $PaCO_2$ 是反映呼吸性酸碱平衡紊乱的重要指标。$PaCO_2$ 原发性增多表示有 CO_2 潴留,见于呼吸性酸中毒或代偿后的代谢性碱中毒;$PaCO_2$ 原发性降低表示肺通气过度,见于呼吸性碱中毒或代偿后的代谢性酸中毒。

(三)标准碳酸氢盐和实际碳酸氢盐

标准碳酸氢盐(standard bicarbonate,SB)是指血液在标准条件下,即温度 38℃,血红蛋白饱和度为 100%,$PaCO_2$ 为 40 mmHg(5.32 kPa)时测得的血浆 HCO_3^- 含量,已排除了呼吸因素的影响,所以它是判断代谢因素的指标。其正常范围为 22~27 mmol/L,平均 24 mmol/L。

实际碳酸氢盐(actual bicarbonate,AB)是指隔绝空气的血液标本,在实际血氧饱和度和实际 $PaCO_2$ 条件下测得的血浆 HCO_3^- 浓度,因而受代谢和呼吸因素的双重影响。正常人 SB 与 AB 相等,代谢性酸中毒时,两者都降低;代谢性碱中毒时,两者都升高。AB 与 SB 的差值反映了呼吸因素对酸碱平衡的影响。在有呼吸性酸碱平衡紊乱时,两者可不相等,AB>SB 提示有 CO_2 潴留,为呼吸性酸中毒;AB<SB 提示有 CO_2 排出过多,为呼吸性碱中毒。

(四) 缓冲碱

$NaHCO_3$ 只代表血浆中的一种缓冲碱,在反映血浆缓冲碱的全貌上有一定的局限性。缓冲碱(buffer base,BB)是指血液中一切具有缓冲作用的阴离子的总量。其正常范围为 45~52 mmol/L,平均值为 48 mmol/L。缓冲碱也是反映代谢因素的指标,BB 原发性降低见于代谢性酸中毒;BB 原发性升高见于代谢性碱中毒。

(五) 碱剩余

碱剩余(base excess,BE)是指在标准条件下,即温度 38℃,血红蛋白完全氧合,$PaCO_2$ 为 40 mmHg(5.32 kPa)时的条件下,用酸或碱滴定全血标本到 pH 值 7.4 时所需要的酸或碱的量。正常值范围为−3.0~+3.0 mmol/L。

BE 是反映血液缓冲碱总量变化的指标,其不受呼吸因素的影响,也是反映代谢因素的指标。代谢性酸中毒时,缓冲碱减少,须用碱将血液滴定到 pH 值 7.4,BE 负值增加;代谢性碱中毒时,缓冲碱增多,需用酸将血液滴定到 pH 值 7.4,BE 正值增加。

在上述各项指标中,反映血浆酸碱平衡紊乱的性质和程度的指标是 pH 值,反映血浆 H_2CO_3 含量的指标是 $PaCO_2$。SB、AB 虽各有特点,但都是反映血浆 HCO_3^- 含量的变化。在临床工作中并不是每个病人都需要测定全部指标,因血浆的酸碱度取决于血浆 HCO_3^- 和 H_2CO_3 浓度比,故有选择的测定反映血浆 pH 值、H_2CO_3 及 HCO_3^- 变化的相应指标,就可以分析和判断酸碱平衡紊乱的原因和类型。

第三节　单纯性酸碱平衡紊乱

一、代谢性酸中毒

代谢性酸中毒(metabolic acidosis)是由于细胞外液 H^+ 增加和(或)HCO_3^- 丢失而引起的以血浆 HCO_3^- 浓度减少、pH 值呈降低趋势为特征的酸碱平衡紊乱类型,临床上最为常见。

(一) 原因与机制

1. HCO_3^- 直接丢失过多

如消化道丢失 HCO_3^-,胰液、肠液和胆汁中碳酸氢盐的含量均高于血浆,小肠等疾病均可引起 $NaHCO_3$ 大量丢失;大面积烧伤时,大量血浆渗出,也伴有 HCO_3^- 丢失。

2. 固定酸产生过多

(1) 乳酸酸中毒　各种原因引起的组织低灌注或缺氧时,如休克、心力衰竭、缺氧、严重贫血等,供氧不足使葡萄糖无氧酵解增强而有氧氧化障碍,导致乳酸大量增加。

(2) 酮症酸中毒　多发生于糖尿病、严重饥饿及酒精中毒时,因葡萄糖利用减少或糖原储备不足,使脂肪分解加速,产生大量酮体(如乙酰乙酸等),当其量超过外周组织的氧化能力及肾排出能力时,便可发生酮症酸中毒。

3. 外源性固定酸摄入过多

(1) 水杨酸摄入过多　过量服用阿司匹林等水杨酸类药物,使血浆中有机酸阴离子增加,引起代谢性酸中毒。

(2) 含氯的酸性药物摄入过多　长期或过量服用氯化铵等药物时,药物在代谢过程可生成 H^+ 和 Cl^-,引起血氯增加性酸中毒。

4. 肾脏排酸保碱功能障碍

急性和慢性肾功能衰竭晚期,机体在代谢过程中生成的磷酸、硫酸等不能充分由尿中排出,使血中固定酸增加,导致 HCO_3^- 降低;肾小管性酸中毒、应用碳酸酐酶抑制剂等,可导致肾小管功能障碍,使 H_2CO_3 生成减少,泌 H^+ 和重吸收 HCO_3^- 减少。

(二)机体的代偿调节

体液缓冲系统、肺的调节、细胞内外的离子交换、肾的调节是维持酸碱平衡的重要机制,亦是发生酸碱平衡紊乱后机体进行代偿的重要环节。代谢性酸中毒时,机体的代偿调节主要表现如下:

1. 血浆的缓冲作用

代谢性酸中毒时,血浆中增多的 H^+ 可迅速被血浆缓冲系统所缓冲,HCO_3^- 及其他缓冲碱不断被消耗。

2. 肺的调节

血液中 H^+ 浓度增加或 pH 值降低,可通过刺激外周化学感受器反射性兴奋呼吸中枢,增加呼吸的深度和频率。肺的代偿反应迅速,在数分钟内可使肺通气量明显增加,CO_2 排出增多,$PaCO_2$ 代偿性降低,其意义:当代谢性酸中毒使 HCO_3^- 浓度原发性减少后,H_2CO_3 继发性降低,两者浓度比接近 20/1,血液 pH 值变化不明显。

3. 细胞内外离子转移和细胞内缓冲

细胞内缓冲多在酸中毒 $2\sim4$ h 后发生,通过细胞内外离子交换降低血液 H^+ 浓度。细胞外液中增多的 H^+ 向细胞内转移,与细胞内缓冲碱结合,有 $50\%\sim60\%$ 的 H^+ 在细胞内被缓冲,而细胞内 K^+ 向细胞外转移,以维持细胞内外电荷平衡,故酸中毒引起血钾增高。

4. 肾的调节

除肾功能异常引起的代谢性酸中毒外,在其他原因引起的代谢性酸中毒,其通过增加排酸保碱量来发挥重要的代偿作用。由于尿中排出的 H^+ 增多,尿液呈酸性。

(三)反映酸碱平衡的常用指标的变化趋势

通过上述各种代偿调节,若能使 HCO_3^-/H_2CO_3 的浓度比接近 20/1,血液 pH 值可在正常范围内,为代偿性代谢性酸中毒;如经机体的代偿调节,血浆 HCO_3^-/H_2CO_3 的浓度比仍降低,血浆 pH 值下降,称为失代偿性代谢性酸中毒;其他指标的原发性变化是:SB 降低,AB 降低,BB 降低,BE 为负值;继发性变化:$PaCO_2$ 降低,血 K^+ 浓度升高(表 7 - 1)。

表 7 - 1　各种单纯性酸碱平衡紊乱的常用化验指标的变化

类型	pH 值	$PaCO_2$	SB	AB	BB	BE	Cl^-	K^+
代谢性酸中毒	↓(—)	↓	↓	↓	↓	↓	↑(—)	↑
代谢性碱中毒	↑(—)	↑	↑	↑	↑	↑	↓	↓
呼吸性酸中毒								
急性	↓	↑	↑(—)	↑(—)	(—)	(—)	↓	↑
慢性	↓(—)	↑	↑	↑	↑	↑	↓	↓
呼吸性碱中毒								
急性	↑	↓	↓(—)	↓(—)	(—)	(—)	↑	↓
慢性	↑(—)	↓	↓	↓	↓	↓	↑	↓

注　↑:升高;↓:降低;(—):无变化。

(四) 对机体的影响

除了引起酸碱平衡紊乱的原发疾病和机体代偿调节对各系统的影响外,酸碱平衡紊乱对机体的影响主要是 pH 值改变对机体的损害。代谢性酸中毒时主要表现为心血管系统和中枢神经系统的功能障碍。

1. 心血管系统改变

血浆 H^+ 浓度增高对心脏和血管的损伤作用主要表现在:①心肌收缩力降低,H^+ 浓度升高除引起心肌代谢障碍外,还可通过减少心肌 Ca^{2+} 内流、减少肌浆网 Ca^{2+} 释放和竞争性抑制 Ca^{2+} 与肌钙蛋白结合,使心肌收缩力减弱;②室性心律失常,酸中毒使血钾升高,高血钾易引起心律失常,严重时可发生心脏传导阻滞和心室纤颤,可造成心脏骤停;③血管对儿茶酚胺的反应性降低,H^+ 浓度增高可使毛细血管前括约肌、微动脉平滑肌等对儿茶酚胺的反应性降低,导致外周阻力血管扩张,血压可轻度降低。

2. 中枢神经系统改变

代谢性酸中毒时中枢神经系统功能障碍的主要表现是抑制,如反应迟钝、嗜睡等,严重时可出现昏迷。其发生与下列因素有关:①H^+ 增多抑制生物氧化酶类的活性,使氧化磷酸化过程减弱,ATP 生成减少,脑组织能量供应不足;②酸中毒使脑内谷氨酸脱羧酶活性增高,抑制性神经递质 γ-氨基丁酸生成增多。

3. 骨骼系统改变

慢性或重度代谢性酸中毒时,例如慢性肾功能衰竭或肾小管性酸中毒,H^+ 可进入骨细胞被缓冲,影响骨骼的生长发育,甚至发生骨质软化,纤维性骨炎或佝偻病等。

(五) 防治原则

(1) 预防和治疗原发病 治疗原发病,去除引起代谢性酸中毒的病因是治疗的基本原则和主要措施,同时纠正水和电解质紊乱。

(2) 碱性药物的应用 对代谢性酸中毒病人可给予一定量的碱性药物对症治疗。碱性药物治疗虽不能从根本上纠正导致代谢性酸中毒的原发疾病,但可较快地补充缓冲碱,使血液 pH 值调整到正常。补充碳酸氢钠就是直接补充血浆中含量最多的缓冲碱,碳酸氢钠作用迅速,为临床所首选的碱性药物。乳酸钠经肝脏代谢生成乳酸和 HCO_3^-,是作用较为缓慢的碱性药物,但对肝脏疾患、缺氧和乳酸酸中毒病人慎用。

二、呼吸性酸中毒

呼吸性酸中毒(respiratory acidosis)是由于 CO_2 排出障碍或 CO_2 吸入过多引起的以血浆 H_2CO_3 浓度增高、pH 值呈降低趋势为特征的酸碱平衡紊乱类型。

(一) 原因与机制

1. CO_2 排出减少

各种原因导致肺泡通气量减少,使 CO_2 排出受阻,这是引起呼吸性酸中毒的常见原因。

(1) 呼吸中枢抑制 见于颅脑损伤、脑炎、脑血管意外、麻醉药或呼吸中枢抑制剂过量等。因呼吸中枢抑制使肺泡通气量减少,常引起体内 CO_2 潴留。

(2) 呼吸道阻塞 见于喉头痉挛或水肿、异物阻塞气管等,常造成急性呼吸性酸中毒。

(3) 呼吸肌麻痹 见于急性脊髓白质炎、重症肌无力、重度低钾血症或家族性周期性麻痹,因呼吸动力不足而导致肺泡扩张受限，CO_2排出减少。

（4）胸部疾病　见于胸部创伤、气胸、大量的胸腔积液和胸廓畸形等，因胸廓活动受限而影响肺通气功能引起呼吸性酸中毒。

（5）肺部疾患　见于肺炎、肺气肿、肺水肿、支气管哮喘和急性呼吸窘迫综合征等广泛肺组织病变时，由于肺泡通气量严重不足，使CO_2排出障碍。

2. CO_2吸入过多

较为少见，在通气不良的环境中因空气中CO_2增多，使机体吸入过多CO_2。

（二）机体的代偿调节

当体内H_2CO_3增多时，由于血浆碳酸氢盐缓冲系统不能缓冲挥发酸，血浆其他缓冲碱含量较低，缓冲H_2CO_3的能力极为有限，而且呼吸性酸中毒发生的最主要环节是肺通气功能障碍，故呼吸系统难以发挥代偿作用。呼吸性酸中毒时，机体的主要代偿调节方式如下：

1. 细胞内外离子交换和细胞内缓冲

细胞内外离子交换和细胞内缓冲是急性呼吸性酸中毒的主要代偿方式。当血浆CO_2不断升高时，在红细胞内和血浆中进行代偿：①潴留的CO_2可迅速弥散入红细胞，在碳酸酐酶作用下CO_2和H_2O生成H_2CO_3，再进一步解离成H^+和HCO_3^-，H^+被血红蛋白和氧合血红蛋白所缓冲，HCO_3^-与血浆中Cl^-交换释放入血，使血浆HCO_3^-浓度升高，血Cl^-浓度降低；②CO_2在体内潴留，使血浆H_2CO_3浓度不断升高，而HCO_3^-对H_2CO_3并无缓冲能力，因而H_2CO_3离解为H^+和HCO_3^-后，H^+与细胞内K^+进行交换，进入细胞内H^+可被蛋白质缓冲，血浆HCO_3^-浓度有所增高，有利于维持HCO_3^-和H_2CO_3比值。

2. 肾的代偿

由于肾对酸碱平衡的调节较为缓慢，在急性呼吸性酸中毒时往往来不及发挥代偿作用，故肾的代偿是慢性呼吸性酸中毒的主要代偿方式。慢性呼吸性酸中毒一般是指持续24 h以上的CO_2潴留。$PaCO_2$升高和H^+浓度增加可刺激肾小管上皮细胞的碳酸酐酶和线粒体中的谷氨酰胺酶的活性，表现为泌H^+、泌NH_4^+和重吸收HCO_3^-增加，H^+随尿排出，血浆HCO_3^-浓度代偿性增加。

（三）反映酸碱平衡的常用指标的变化趋势

$PaCO_2$原发性升高，在急性呼吸性酸中毒时，因CO_2急剧潴留，肾尚来不及发挥代偿作用，故HCO_3^-/H_2CO_3浓度比下降，pH值降低。在肾脏发挥了强大的代偿作用后，代谢性指标继发性升高，使血浆HCO_3^-与H_2CO_3两者比值可维持在20/1或接近20/1，血pH值正常或略降低，为代偿性或失代偿性呼吸性酸中毒。AB、SB升高，BB升高，BE正值加大，血K^+浓度升高。

（四）对机体的影响

呼吸性酸中毒对心血管系统的影响与代谢性酸中毒相似。对中枢神经系统的影响取决于CO_2潴留的程度、速度、酸中毒的严重性。呼吸性酸中毒尤其是急性CO_2潴留引起的中枢神经系统功能紊乱往往比代谢性酸中毒更为明显。这是因为：①CO_2为脂溶性物质，急性呼吸性酸中毒时，血液短时间积聚了大量CO_2，CO_2迅速通过血-脑屏障，使脑内H_2CO_3含量明显升高。而HCO_3^-为水溶性，血浆中HCO_3^-通过血-脑屏障极为缓慢，脑脊液内HCO_3^-含量代偿性升高需要较长时间。因此,呼吸性酸中毒时,脑脊液 pH 值的降低较血液 pH 值降低更为明显;②脑血管扩张:CO_2 潴留可使脑血管明显扩张,脑血流量增加,引起颅内压和脑脊液压增加,而且 CO_2 潴留往往伴有明显的缺氧.故病人中枢神经系统功能紊乱的表现更为突出。

(五) 防治原则

(1) 病因学治疗　治疗引起呼吸性酸中毒的原发病,例如排除呼吸道异物、控制感染、解除支气管痉挛,使用呼吸中枢兴奋剂和人工呼吸机等。

(2) 发病学治疗　治疗原则是改善肺泡通气功能,是防治呼吸性酸中毒的根本措施。

(3) 慎用碱性药物　对 pH 值降低较为明显的呼吸性酸中毒病人可适当给予碱性药物,但呼吸性酸中毒病人使用碱性药物应比代谢性酸中毒病人更为慎重。因为 HCO_3^- 与 H^+ 结合后生成的 H_2CO_3 必须经肺排出体外,在通气功能障碍时,CO_2 不能及时排出,甚至可能引起血浆 $PaCO_2$ 进一步升高。慢性呼吸性酸中毒病人,血浆中 HCO_3^- 可有代偿性升高,如补碱过量.可能并发代谢性碱中毒。

三、代谢性碱中毒

代谢性碱中毒(metabolic alkalosis)是由于细胞外液碱增多或 H^+ 丢失而引起的以血浆 HCO_3^- 升高、pH 值呈上升趋势为特征的酸碱平衡紊乱类型。

(一) 原因与机制

1. 酸性物质丢失过多

(1) 消化道丢失 H^+　见于频繁呕吐以及胃液引流等,富含 HCl 的酸性胃液大量丢失。正常胃黏膜壁细胞分泌 H^+ 到胃腔的同时,有等量 HCO_3^- 返回血浆,造成血液 HCO_3^- 可暂时升高,称为"餐后碱潮"。病理情况下,剧烈呕吐,使胃液丢失引起代谢性碱中毒。

(2) 肾丢失 H^+

1) 低氯性碱中毒:有些利尿剂(如速尿等)抑制肾髓襻升支粗段对 Cl^- 的主动重吸收,使 Na^+ 的被动重吸收减少,到达远曲小管的尿液中 NaCl 含量升高,促进远曲小管和集合管细胞泌 H^+ 泌 K^+ 增加,以加强对 Na^+ 的重吸收,Cl^- 以氯化铵形式排出,HCO_3^- 重吸收增加,引起低氯性碱中毒。

2) 肾上腺皮质激素增多:肾上腺皮质增生或肿瘤可引起原发性醛固酮或糖皮质激素分泌增多,细胞外液容量减少、创伤等刺激可引起继发性醛固酮分泌增多。肾上腺皮质激素过多促使肾远曲小管和集合管 H^+-Na^+ 交换和 K^+-Na^+ 交换增加,促进 H^+ 排泌。

2. 碱性物质过量负荷

常为医源性,食入或输入过量 $NaHCO_3$ 可引起代谢性碱中毒,摄入乳酸钠、乙酸钠、枸橼酸钠(柠檬酸钠)等有机酸盐,其在体内氧化可产生碳酸氢钠,尤其是在肾的排泄能力减退时,可引起代谢性碱中毒。

(二) 机体的代偿调节

1. 血浆缓冲系统

细胞外液 H^+ 浓度降低时,OH^- 浓度升高,OH^- 可被血浆缓冲系统的弱酸所中和,使 HCO_3^- 及非 HCO_3^- 浓度升高。

2. 肺的代偿

血浆 H^+ 浓度降低抑制呼吸中枢,肺泡通气量降低,$PaCO_2$ 代偿性升高,以使 HCO_3^-/H_2CO_3 的浓度比接近 20/1。但这种代偿作用十分有限,因为随肺泡通气量减少,不但有 $PaCO_2$ 升高,还

有 PaO_2 降低, PaO_2 降低通过对呼吸的兴奋作用,限制 PaO_2 过度升高。

3. 细胞内外离子交换和细胞内缓冲

细胞外液 H^+ 浓度降低,细胞内 H^+ 外移,细胞外液 K^+ 进入细胞内,故碱中毒常伴有低血钾。

4. 肾的代偿

血浆 H^+ 浓度降低和 pH 值升高抑制肾小管上皮细胞内碳酸酐酶与谷氨酰胺酶活性,肾脏泌 H^+、泌 NH_4^+ 减少,重吸收 HCO_3^- 减少,从而使血浆 HCO_3^- 浓度降低。由于随尿排出的 H^+ 减少,HCO_3^- 增加,尿液呈碱性。

(三)反映酸碱平衡的常用指标的变化趋势

根据原发疾病的程度和机体的代偿,血浆 HCO_3^-/H_2CO_3 的浓度比正常或升高,血 pH 值在正常范围的上限或增加,出现代偿性或失代偿性代谢性碱中毒。AB、SB 原发性升高,BE 正值加大,$PaCO_2$ 继发性上升,血 K^+ 降低(表 7-1)。

(四)对机体的影响

代谢性碱中毒时的临床表现往往被原发疾病所掩盖。严重代谢性碱中毒时,主要的功能与代谢障碍如下。

(1)中枢神经系统功能改变 血浆 pH 值升高时,脑内 γ-氨基丁酸转氨酶活性增高,而谷氨酸脱羧酶活性降低,使 γ-氨基丁酸分解增强而生成减少,γ-氨基丁酸含量降低,其对中枢神经系统的抑制作用降低,出现烦躁不安、精神错乱、谵妄等中枢神经系统兴奋的表现。

(2)神经肌肉的改变 正常情况下,血清钙是以游离钙与结合钙的形式存在的,pH 值可影响两者之间的相互转化。代谢性碱中毒时,血清总钙量不变,但游离钙减少,神经肌肉应激性增高,表现为面部和肢体肌肉抽动及手足抽搐等。

(3)血红蛋白氧离曲线左移 碱中毒使氧解离曲线左移,血红蛋白和 O_2 的亲和力增加,血红蛋白不容易将结合的 O_2 释放,而造成组织供氧不足。

(4)低钾血症 代谢性碱中毒往往伴有低血钾。当细胞外液 H^+ 浓度降低时,细胞内 H^+ 逸出,而细胞外 K^+ 向细胞内转移。同时,因肾小管上皮细胞排 H^+ 减少,H^+-Na^+ 交换减少,而 K^+-Na^+ 交换增强,肾排 K^+ 增多,血 K^+ 浓度降低,故碱中毒与低血钾常可互为因果。

(五)防治原则

1)治疗原发病:积极去除引起代谢性碱中毒的原因及维持因素。例如,补充细胞外液容量,纠正低血钾、低血氯等。

2)给予 0.9% 生理盐水。

3)给予含氯的酸性药物:对于严重的代谢性碱中毒病人,可给予少量含氯的酸性药物。

四、呼吸性碱中毒

呼吸性碱中毒(respiratory alkalosis)是由于肺通气过度引起的以血浆 H_2CO_3 浓度原发性减少、pH 值呈升高趋势为特征的酸碱平衡紊乱类型。

(一)原因与机制

肺通气过度是各种原因引起呼吸性碱中毒的基本发生机制,原因如下所述。

(1)低氧血症和肺疾患 进入高原时,由于吸入气中 CO_2 降低或肺炎、肺水肿等外呼吸障碍,使 PaO_2 降低,缺氧刺激使呼吸运动增强,CO_2 排出增多;肺疾患引起的通气过度还和刺激肺牵张感受器及肺毛细血管旁感受器有关。

(2)呼吸中枢受到直接刺激或精神障碍 肺血管意外、脑炎、颅脑损伤及脑肿瘤等中枢神经系统疾患可通过直接刺激呼吸中枢引起通气过度,癔症发作时可引起精神性通气过度。

(3)机体代谢旺盛 见于发热、甲状腺功能亢进时,由于血温升高和机体分解代谢亢进引起呼吸中枢兴奋,通气过度,使 $PaCO_2$ 降低。

(4)呼吸机使用不当 使用呼吸机治疗通气障碍性疾病时,由于通气量过大而使 CO_2 排出过多。

(二)机体的代偿调节

呼吸性碱中毒时,虽然 $PaCO_2$ 降低对呼吸中枢有抑制作用。但只要刺激肺通气过度的因素持续存在,肺的代偿调节作用就不明显。

1.细胞内外离子交换和细胞内缓冲

这是急性呼吸性碱中毒时机体的主要代偿方式。肺泡通气过度,血浆 H_2CO_3 迅速降低,HCO_3^- 浓度相对升高。此时,迅速发生细胞内外离子交换和细胞内缓冲作用,H^+ 从细胞内移出到细胞外,细胞外液中的 K^+ 进入到细胞内。移到细胞外的 H^+ 和 HCO_3^- 结合,形成 H_2CO_3,可使血浆 H_2CO_3 浓度回升,而 HCO_3^- 浓度下降。

2.肾的代偿

急性呼吸性碱中毒时,肾来不及发挥代偿调节作用。慢性呼吸性碱中毒时,肾充分发挥其调节能力,表现为肾小管上皮细胞泌 H^+ 减少,泌 NH_4^+ 减少,重吸收 HCO_3^- 减少,尿液的酸化能力降低。

(三)反映酸碱平衡常用指标的变化趋势

当血液和细胞缓冲系统代偿能力较弱时,急性呼吸性碱中毒常为失代偿性,$PaCO_2$ 原发性降低,血 pH 值升高;慢性呼吸性碱中毒时,根据肾脏的代偿程度,血 pH 值在正常范围的上限或升高,表现为代偿性或失代偿性呼吸性碱中毒。$PaCO_2$ 原发性降低,SB、AB 继发性减少,BE 负值加大(表 7-1)。

(四)对机体的影响

呼吸性碱中毒对机体的损伤作用与代谢性碱中毒相似,可引起感觉异常、意识障碍、抽搐、低钾血症及组织缺氧等。但急性呼吸性碱中毒引起的中枢神经系统功能障碍往往比代谢性碱中毒更明显,这除了与碱中毒对脑细胞的损伤有关外,还与脑血流量减少有关。$PaCO_2$ 可使脑血管收缩痉挛,脑血流量减少。据报道 $PaCO_2$ 下降20 mmHg,脑血流量可减少35%~40%。

(五)防治原则

首先应积极治疗原发病和去除引起通气过度的原因。发病原因不易很快去除或者急性呼吸性碱中毒者,可让病人吸入含5%CO_2 的混合气体,以维持血浆 H_2CO_3 浓度,症状即可迅速得到控制。对精神性通气过度病人可酌情使用镇静剂。

第四节 混合性酸碱平衡紊乱

混合性酸碱平衡紊乱(mixed acid-base disturbance)是指病人体内同时发生两种或两种以上类型的

酸碱平衡紊乱。临床混合性酸碱平衡紊乱的主要类型有双重性酸碱平衡紊乱和三重性酸碱平衡紊乱。

双重性酸碱平衡紊乱可以有不同的组合形式。通常把两种酸中毒或两种碱中毒合并存在，使 pH 值向同一方向移动的情况称为酸碱一致性或相加性酸碱平衡紊乱；如果是一种酸中毒和一种碱中毒合并存在，使 pH 值向相反的方向移动时，称为酸碱混合性或相消性酸碱平衡紊乱。

一、酸碱一致性

(一)呼吸性酸中毒合并代谢性酸中毒

(1) 原因　是临床上较常见的一种混合性酸碱平衡紊乱类型，可于心搏和呼吸骤停，慢性阻塞性肺疾患并发心衰或休克，急性肺水肿、严重低血钾时发生。

(2) 特点　这两种酸中毒合并存在，故 pH 值下降显著；由于呼吸功能障碍，$PaCO_2$ 升高；由于乳酸生成增多，血浆 HCO_3^- 浓度降低，缓冲碱减少。此外，病人血 K^+ 浓度升高。

(二)呼吸性碱中毒合并代谢性碱中毒

(1) 原因　可见于高热合并呕吐，肝硬化治疗时不恰当的使用了利尿剂等。

(2) 特点　由于两种碱中毒合并存在，pH 值升高明显，通气过度使 $PaCO_2$ 降低；呕吐或应用利尿剂使血浆 HCO_3^- 浓度升高，缓冲碱增多。此外，血 K^+ 浓度降低。

二、酸碱混合性

(一)呼吸性酸中毒合并代谢性碱中毒

1. 原因

呼吸性酸中毒合并代谢性碱中毒是临床上较常见的一种混合型酸碱平衡紊乱类型，可见于：

(1) 慢性阻塞性肺疾患合并呕吐　病人有不同程度的 CO_2 潴留，血浆 HCO_3^- 浓度代偿性增高，呕吐造成的失 Cl^-、失 K^+ 及失水更易引起代谢性碱中毒。

(2) 慢性肺源性心脏病　出现心力衰竭时使用排 K^+ 利尿剂治疗，在原有呼吸性酸中毒基础上易合并代谢性碱中毒。

2. 特点

1) 这种酸中毒和碱中毒使血 pH 值向相反方向移动，故血 pH 值的变动取决于酸中毒与碱中毒的强弱程度。如程度相当，则相互抵消，pH 值不变；如一方较强，则 pH 值略升高或降低。

2) $PaCO_2$ 与血浆 H_2CO_3 浓度明显升高，两者的变化程度均超出彼此代偿所应达到的范围。

(二)呼吸性碱中毒合并代谢性酸中毒

1. 原因

(1) 肾功能衰竭合并感染　病人因肾排酸保碱障碍出现代谢性酸中毒，又可因发热，刺激呼吸中枢引起通气过度，合并呼吸性碱中毒。

(2) 肝功能衰竭合并感染　感染及血氨升高均可刺激呼吸中枢，使 CO_2 排出过多，肝功能不良可引起乳酸代谢障碍并发代谢性酸中毒。

2. 特点

血 pH 值的变动取决于酸中毒与碱中毒的程度，pH 值可不变、轻度降低或升高。$PaCO_2$ 与

HCO_3^- 浓度显著降低,且两者的降低程度均超过彼此代偿所能达到的范围。

(三) 代谢性酸中毒合并代谢性碱中毒

1. 原因

1) 肾功能衰竭病人因频繁呕吐,丢失酸性胃液。

2) 剧烈呕吐伴有严重腹泻的病人。

2. 特点

由于代谢性因素使血 pH 值、HCO_3^- 浓度和 $PaCO_2$ 都向相反的方向移动,因而这三项指标的最终变化取决于何种紊乱占优势。它们可以升高、降低或在正常范围内。

但是,在同一病人体内不可能同时发生 CO_2 过多又过少,故呼吸性酸中毒和呼吸性碱中毒不会同时发生。

三重性酸碱平衡紊乱是指病人同时发生 3 种类型的酸碱平衡紊乱,可以有:①呼吸性酸中毒合并代谢性酸中毒和代谢性碱中毒;②呼吸性碱中毒合并代谢性酸中毒和代谢性碱中毒这两种三重性酸碱平衡紊乱,这种病人的病理生理变化更为复杂(表 7 - 2)。

表 7 - 2　混合型酸碱平衡紊乱的特点

类型	pH 值	$PaCO_2$	HCO_3^-
酸碱一致型			
呼吸性酸中毒合并代谢性酸中毒	↓ ↑	↑	↓
呼吸性碱中毒合并代谢性碱中毒	↑ ↑	↓	↑
酸碱混合型			
呼吸性酸中毒合并代谢性碱中毒	不定	↑	↑
呼吸性碱中毒合并代谢性酸中毒	不定	↓	↓
代谢性酸中毒合并代谢性碱中毒	不定	不定	不定

需要指出的是,无论是单纯性或是混合性酸碱平衡紊乱,都不是一成不变的。随着疾病的进展,治疗措施的影响,原有的酸碱失衡可被纠正,也可能转变或合并其他类型的酸碱平衡紊乱。因此,在诊断和治疗酸碱平衡紊乱时,一定要密切结合病人的病情,监测血 pH 值、$PaCO_2$ 及 HCO_3^- 浓度的动态变化,综合分析病情,及时作出正确诊断和适当治疗。

第八章

发　热

▮▮▮▮ 学习目标 ▮▮▮▮

掌 握 发热和内生致热原(EP)概念；发热的发生机制。

熟 悉 发热的分期和各期的热代谢特点；发热时机体的物质代谢和生理功能的变化。

了 解 发热与过热的区别；发热激活物和中枢发热介质的概念；发热的处理原则。

人和哺乳类动物都具有相对稳定的体温以适应正常生命活动的需要。正常成人的体温维持在 37℃ 左右，一昼夜上下波动不超过 1℃。体温的恒定是通过体内体温调节机制来维持的。体温调节是一个复杂的反射过程，其反射弧主要由三部分组成：体温调节感受器、体温调节中枢(含传入、传出神经)及体温调节效应器。体温调节感受器指主要存在于皮肤黏膜及腹腔内脏等处的温度感受器；体温调节中枢位于下丘脑，其中，视前区-下丘脑前部的中枢性温度敏感神经元可能在体温调节中枢中起着体温调定点的作用；体温调节的效应器主要有以下几种：①皮肤血管，当血管扩张，机体深部的热传到皮肤而散热；当血管收缩，散热减少；②骨骼肌，如果骨骼肌活动增加，产热增加，反之减少；③汗腺，发汗增加，则散热增加，反之散热减少；④内分泌腺，甲状腺素及肾上腺素分泌增多，均可促进物质代谢，使产热增加，反之则减少。体温的调节类似恒温器的调节，调定点有其规定数值(如 37℃)。如果体温高于此数值，热敏神经元发放冲动增加，导致散热中枢兴奋，产热中枢抑制，通过体温调节效应器的作用，使体温不致升高；如果体温低于此数值，则不再抑制产热中枢，而散热中枢受抑制，使体温不致下降。总之，在上述机制调节下，当外界温度变化时，体温可维持正常。

发热(fever)是在致热原作用下，因体温调节中枢调定点上移而引起的以调节性体温升高为主要表现的全身性病理过程，当体温上升超过正常值 0.5℃ 时称为发热。然而临床上体温上升并不都是发热，还可见于其他的两种情况(图 8-1)：①过热，它是体温调节机构失调控或调节障碍所引起的一种被动性的体温升高，是体温调节机构不能将体温控制在与调定点相适应的水平上，如高温环境(中暑)或先天性汗腺缺乏引起的散热障碍、甲状腺功能亢进引起的产热异常增多等都可引起体温升高，但都与体温调节中枢调定点上移引起的发热有所区别。②生理性体温升高，如在月经前期、妊娠期、剧烈运动、心理性应激等。由于它们属于生理性反应，故称之为生理性体温升高，但也有学者将其称之为非病理性体温升高。

发热不是独立的疾病，而是众多疾病中常见的一个病理过程。由于它常出现在许多疾病的

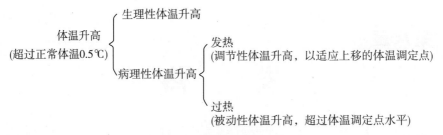

图 8-1 体温升高的分类

早期,首先被病人察觉,因此,可把发热看作是疾病的信号,是用于判断病情、评价疗效和估计预后的重要临床表现。

第一节 原因和发生机制

发热多是由于引起发热的物质作用于机体所造成的,能引起人类或实验动物发热的物质被称为致热原(pyrogen)。它是具有致热性或含有致热成分的物质,根据致热原的来源不同,致热原又可分为发热激活物和内生致热原(endogenous pyrogen,EP)。

一、发热激活物

发热激活物是指能激活产致热原细胞产生和释放内生致热原的物质,又称为 EP 诱导物。它的作用部位是"产内生致热原细胞",通过促进内生致热原产生和释放,间接引起发热,不直接作用于下丘脑的体温调节中枢。发热激活物包括外致热原和某些体内产物。

(一)外致热原

外致热原(exogenous pyrogen)包括微生物病原体及其产物,如革兰阴性或阳性细菌及其毒素、病毒、真菌及其他微生物,其中内毒素为其代表。内毒素是革兰阴性细菌的菌壁成分。有人证实,给家兔静脉注射微量内毒素,就会引起明显发热。内毒素的致热作用具有以下特点:①它本身是复合的磷脂多糖体,其中脂质 A 是致热的主要成分。如果脂质 A 被破坏或其化学性质被改变,内毒素的致热性也随之减弱或消失。②分子量较大,难以通过血-脑屏障,因此不能直接作用于下丘脑的体温调节中枢和直接参与发热反应。近年已证实,它的主要作用部位是"产致热原细胞",通过促进内源性致热原的产生和释放,间接引起发热。③致热所需剂量小,$0.1 \sim 1.0 \ \mu g$ 的内毒素即可引起体温增高,而且无种属特异性。内毒素对任何种属的动物均可引起发热反应,但有耐受性,给动物连续数日注射相同剂量的内毒素,发热反应逐渐减弱。

(二)体内产物

(1)抗原-抗体复合物 实验证明,抗原-抗体复合物对产致热原细胞也有激活作用。例如,牛血清蛋白对正常家兔无致热作用,但它使家兔致敏,再将致敏动物血清转移给正常家兔,当用特异性抗原攻击受血动物时,可引起其发热,表明抗原-抗体复合物对产致热原细胞也有激活作用。

（2）类固醇　体内某些类固醇产物对人体有致热作用,特别是肾上腺皮质激素的代谢产物对人体有较强的致热作用。在某些原因不明发热病人血中,此物质增多。

二、内生致热原

产致热原细胞被激活后所形成并释放的致热原称为内生致热原(EP)。它是引起多种发热的共同基本因素,可称为发热机制中的基本信息分子。

(一) 种类

内生致热原是一组不耐热的小分子蛋白质。加热 56～70℃、30 min 可破坏其致热性。其致热性还可被胃蛋白酶、胰蛋白酶及碱性环境所破坏。近年发现体内可产生 4 种 EP:

1. 白介素 1

白介素 1(IL-1)是在发热激活物作用下,由单核/巨噬细胞合成和释放的一族多肽物质。目前已公认,白介素 1(IL-1)给动物静脉注射后,均可以引起典型的发热反应。

2. 干扰素

干扰素(IFN)是一种具有抗病毒、抗肿瘤作用的蛋白质,主要由白细胞产生。给动物静脉注射干扰素后,会引起发热。干扰素导致的发热与前列腺素生成有关。实验证实干扰素引起的发热可被前列腺素抑制剂所阻断。

3. 肿瘤坏死因子

肿瘤坏死因子(TNF)也是重要的 EP 之一,它是由巨噬细胞和淋巴细胞分泌的一种小分子蛋白。据报道,多种外致热原,如内毒素、链球菌、葡萄球菌等都可诱导肿瘤坏死因子产生。

4. 其他

比如巨噬细胞炎症蛋白 1(MIP-1)、白介素 6(IL-6)、内皮素等。

(二) 产生和释放

EP 的产生和释放的过程尚不清楚。现已了解产致热原细胞平时只含微量的内生致热原,不受激活不能释放。白细胞释放的内生致热原需要由新的信使核糖核酸及蛋白质重新组成,表明内生致热原需要在细胞内重新合成。目前认为 EP 的产生和释放可能包含 3 个阶段:

1. EP 细胞的激活

发热激活物首先与产致热原细胞膜的特异受体结合,并被该细胞所吞噬,此后细胞发生一系列变化,如耗氧量增加、糖酵解增强、各种水解酶释放等,这可能为 EP 的形成提供必要条件。

2. EP 的产生

细胞吞噬后 1～2 h,是 EP 生成阶段。

3. EP 的释放

合成的 EP 在 3～16 h 内通过细胞膜而释放。

如前所述,造成发热的原因多种多样,但导致体温升高的机制都是共同的,都要涉及中枢发热介质的作用。

三、中枢发热介质

动物实验发现,从给动物静脉注入 EP 到体温升高,总有一段潜伏期。多数研究者认为,当 EP 到达下丘脑后,作用于体温调节中枢,促进某些介质释放,使体温调定点上移引起发热,这些介质称为中枢发热介质。目前已发现多种中枢发热介质。

1. 前列腺素

多数学者认为,在各种体液因子中,前列腺素 E(PGE) 可能是发热反应中最重要的中枢介质。动物实验发现:向脑内(下丘脑)注射 PGE 可引起动物发热,而且呈剂量依赖关系。发热动物的脑脊液及第四脑室中,前列腺素的浓度增高。给予退热药后,前列腺素在脑脊液及脑室中的含量降低。这都提示脑部前列腺素的升高,可造成发热。

2. 环磷酸腺苷

脑内有较高浓度的环磷酸腺苷(cAMP),并含有 cAMP 合成和降解酶类。cAMP 是调节细胞功能和突触传递的重要介质。实验发现,将 cAMP 的衍生物丁二酰 cAMP 分别给猫、家兔、大鼠脑内注射,可迅速引起发热。

3. 单胺物质

有人认为 EP 到达下丘脑后,使其释放 5-羟色胺和儿茶酚胺,进而使体温调定点上移。在动物实验中,应用药物造成体温调节中枢局部单胺减少或缺乏,体温则不能维持,说明这些单胺物质对维持体温起着重要作用。

四、发热的发生机制

发热的机制包括 3 个基本环节(图 8-2)。

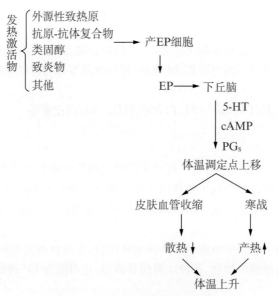

图 8-2　发热机制的基本环节

1. 信息传递

产致热原细胞在发热激活物作用下被激活,产生和释放 EP。EP 作为信使经血流传递到下丘脑体温调节中枢。

2. 中枢调节

EP 通过中枢发热介质使体温调节中枢的调定点上移,于是正常的血液温度变为冷刺激,体温中枢发出冲动,引起效应器的调节温度反应。

3. 效应部分

来自体温调节中枢的信号,一方面经交感神经使皮肤血管收缩而减少散热,另一方面经运动神经引起骨骼肌紧张度增高,使产热增加,导致体温升高达到与体温调定点相适应的水平。

第二节　分期与各期热代谢的特点

一、发热的分期

发热的过程大致分为 3 期，每期都有自己的临床和热代谢的特点。

(一) 体温上升期

发热的第一期体温不断上升，称为体温上升期。当体温调定点上移后，原来的正常体温变成了"冷刺激"，中枢对"冷"信息起反应，发出指令经交感神经到达散热器官，引起皮肤血管收缩和血流减少，皮肤温度降低，散热减少；同时指令到达产热器官，引起寒战和物质代谢加强，产热随之增加。

这期的热代谢特点是产热增多，散热减少，产热大于散热，体温因而上升。此期由于血管收缩，皮肤温度的下降，病人感到发冷、畏寒、皮肤苍白；因竖毛肌收缩，皮肤出现"鸡皮疙瘩"。

(二) 高热持续期(高峰期)

当体温升高到与新的调定点水平相适应的高度，就不再继续升高，而是在这个与新调定点相适应的高水平上波动，称为高热持续期，也称高峰期或稽留期。由于此期体温与调定点相适应，寒战停止并开始出现散热反应，此时体温调节中枢以与正常相同的方式来调节产热和散热，所不同的是在一个较高的水平上进行调节。

此期的热代谢特点是因散热反应皮肤血管扩张，血流量增加，皮肤温度上升，畏寒停止，反而由于皮温高于正常，病人自觉酷热。由于皮肤温度增高加强了水分蒸发，皮肤和口唇比较干燥。

(三) 体温下降期(退热期)

由于发热激活物、EP 和中枢发热介质被清除，此期上升的体温调定点回降到正常水平。

这期由于血液温度高于调定点水平，热代谢表现为散热增多，产热减少，体温回降，直到与调定点相适应。此期由于高血温及皮肤温度感受器传来的热信息对发汗中枢的刺激，病人出汗较多，严重者可致脱水。

总之，发热过程大致分为 3 期：第 1 期相当于正常人暴露于冷环境中的反应；第 2 期体温维持在高水平；第 3 期相当于正常人暴露于热环境中的反应。

第三节　发热时机体的物质代谢及功能改变

一、物质代谢的改变

发热时机体物质代谢变化特点是三大营养素的分解代谢增加，这是体温升高的物质基础。一般认为，发热时，体温每升高 1℃，基础代谢率提高 13%。比如持续高热的伤寒病人，基础代谢率可增加 30%～50%，所以发热病人的物质消耗明显增多。此外，还可出现其他营养物及水、电解质和酸碱代谢紊乱。

1. 糖代谢

发热时由于产热的需要，能量消耗增加，因而对糖的需求增加。肝糖原和肌糖原分解及糖异生作用加强，糖原储备减少。由于葡萄糖分解增加，氧供相对不足，使无氧酵解增强，血中糖酵解产物乳酸含量增高。

2. 脂肪代谢

发热时能量消耗的需要,脂肪分解也增加。正常情况下脂肪分解供给能量只占总能量的20%～25%。发热时由于机体糖原储备不足,加上病人食欲较差,营养摄取不足,使脂肪分解增加。

3. 蛋白质代谢

发热机体分解糖原和脂肪的同时,蛋白质也分解供能。随着蛋白质的分解加强,血浆蛋白减少并出现氮质血症,尿氮也增加。如果此时未能及时补充足够的蛋白质,机体呈负氮平衡,病人抵抗力下降,组织修复能力也降低。

4. 维生素代谢

发热时,由于病人食欲不振和消化液分泌减少,可导致维生素摄取和吸收减少;又因机体代谢增强而消耗增多,病人往往出现维生素特别是C和B族维生素缺乏。对长期发热病人,适当补充维生素是必要的。

5. 水与电解质代谢及酸碱平衡

发热时水盐代谢也有变化。发热高峰期,尿量常明显减少,水、钠、氯潴留于体内。而在退热期,由于皮肤和呼吸道的水分蒸发增多和出汗增多,又可导致脱水。因此,高热病人退热期应及时补充水分和适量的电解质。

二、生理功能的改变

功能变化的特点表现为多数器官功能亢进,少数器官功能受到抑制。

1. 循环系统功能改变

发热时心率加快,体温每升高1℃,心率每分钟可增加18次。在一定限度内(<150次/分)心率加快可增加心输出量,但如果超过此限度,心输出量反而下降。对心肌劳损的病人,心率过快会加重心脏负荷而诱发心力衰竭,应特别注意。在急性发热或体温上升期,由于心率加快和外周血管的收缩等原因,血压可轻度升高。体温下降期,由于发汗及末梢血管扩张,血压可轻度下降。但体温骤降可因大汗而造成体液丢失,严重者可发生休克。

2. 中枢神经系统功能改变

发热使神经系统兴奋性增高,特别是高热(40～41℃)。病人出现烦躁不安、谵妄和幻觉。发热病人常常有头痛、头晕(机制不明),小儿高热易出现全身或局部肌肉抽搐,称为热惊厥,这可能与小儿中枢神经系统尚未发育成熟有关。

3. 呼吸系统功能改变

发热时,体温增高可刺激呼吸中枢并提高呼吸中枢对CO_2的敏感性,加上代谢增强,CO_2产生增多使呼吸加深加快,利于更多的热气从呼吸道散发。

4. 消化系统功能改变

发热时由于交感神经活动增强,消化液分泌减少和胃肠蠕动减弱,病人常出现消化系统功能异常。胃液分泌减少,胃运动减弱,可使食物在胃内停留时间延长并发酵。病人可出现食欲不振、恶心和呕吐、便秘、腹胀等症状。

第四节 处理原则

发热既是多种疾病中伴发的重要病理过程,也是机体抵抗致病因子侵袭的防御反应之一。

大量临床观察和实验研究证明,一定程度的发热可以唤起机体的各种防御反应,增强抵御的能力;反之,在年老或体弱的病人,由于发热反应减弱,机体抵抗疾病的能力也往往低下,疾病预后也常因此不良。但也有人认为发热对机体不利,尤其是高热持续时间过长,对机体有不良效应,如心脏过度负荷、脱水、负营养平衡,严重者可致器官功能障碍。鉴于发热对机体存在正负双向效应,对发热病人的处理应既积极又慎重。

积极进行病因学治疗:因为发热不是独立的疾病,而是疾病发展中的一个信号,故疾病一旦去除,发热即会停止。

1. 对一般发热不急于解热

由于热型的变化,可反映病情变化,并可作为诊断、评价疗效和估计预后的重要参考,而且发热不过高或不太持久不会给病体带来多大危害,故对非高热或尚未查明发热原因者,不要贸然退热,以免延误治疗。

2. 下列情况应及时解热

1) 体温过高(如 40℃)病例。

2) 心脏病病人。

3) 妊娠期妇女。

3. 选择适宜的解热措施

可以采用物理方法降温(如冷敷、乙醇擦浴等),化学试剂(如退热药)解热。

4. 加强对高热或持久发热病人的护理

给予富含糖类和维生素的易消化的清淡食物,以补充发热时营养物质的消耗,防止消耗过多和负氮平衡的产生,增加机体抵抗力。同时注意纠正水、电解质和酸碱平衡紊乱,尤其要补充足够水分,预防脱水。

第九章

缺　氧

学习目标

掌握 缺氧的概念;反映血氧变化情况的常用指标;4 种类型缺氧的概念、原因及血氧变化特点。

熟悉 缺氧时机体的功能和代谢的变化。

了解 缺氧的治疗原则。

氧是人体所必需的物质之一,缺氧在临床多种疾病中极为常见,也是处在低压环境、低氧环境和高空中所必然出现的现象。生命的重要器官如脑、心等的缺氧是死亡的重要原因之一。

人们将组织细胞因供氧减少或用氧障碍,机体发生功能代谢甚至形态结构改变的病理过程称为缺氧(hypoxia)。

第一节　正常氧代谢和常用的血氧指标

一、正常人氧气的运输和利用

1. 大气供氧

吸入肺内的空气中含有的氧是体内氧气的唯一来源,因而大气中氧气的含量与机体内氧的供应密切相关。

2. 氧在体内的交换、运输和利用

人体内氧储量极为有限,因而必须依赖呼吸、血液循环等功能的协调,完成氧的交换和运输以保证氧的供应。

机体通过呼吸运动使肺泡气体排出体外,外界气体进入肺泡(肺通气),肺泡氧分压大小与肺泡的通气程度有密切关系;肺泡与肺泡毛细血管血液之间的气体交换(肺换气)是通过气体的弥散作用来实现的。

溶解于血浆中的氧量虽少,但在血液携氧功能方面起着重要作用。只有溶解在血浆中的氧才能进一步被血红蛋白分子携带,血红蛋白结合的氧要释放入组织也必须先从结合状态解离变成溶解状态才能释放入组织。氧的运输除与物理溶解的氧量以及血红蛋白的性质和数量有关外,还与组织和器官的血流量有关。

氧经呼吸、循环等过程运输到组织细胞并弥散入细胞,并被细胞内的线粒体利用(细胞呼吸),产生能量。这一过程需要一系列的酶参与,其中最为重要的是细胞色素氧化酶。

二、常用的血氧指标

血液中的氧分压、氧容量、氧含量、氧饱和度和动静脉血氧含量差是反映血氧变化的几个常用指标。

(1) 动脉血氧分压(PaO_2)　是指物理溶解于动脉血浆中的氧分子所产生的张力。在海平面静息状态下,正常成人动脉血氧分压为 100 mmHg,主要取决于吸入气体的氧分压和外呼吸的功能。

(2) 血氧容量($CO_{2 \max}$)　是指在氧分压为 100 mmHg、温度为 38℃ 时,在体外每 100 ml 血液中血红蛋白被氧充分饱和时最大携氧量,即 100 ml 血液最大限度的含氧量。在血红蛋白完全被饱和时,每克血红蛋白约可结合 1.34 ml 氧,如按 150 g/L 计算,则动脉和静脉血液所能结合的氧量约为 $1.34 \times 150 = 200$ ml/L,则血氧容量为 200 ml/L。血氧容量的高低主要取决于血液中血红蛋白的性质(与氧结合的能力)和数量。

(3) 血氧含量(CO_2)　是指 100 ml 血液中实际含有的氧量,包括物理溶解的氧量和与血红蛋白结合的氧量。正常动脉血氧含量约为 190 ml/L,静脉血氧含量约为 140 ml/L。血氧含量主要取决于血氧分压及血氧容量。

(4) 血氧饱和度(SO_2)　指血红蛋白与氧结合的百分数,正常动脉血氧饱和度约为 95%,静脉血氧饱和度约为 75%。动脉血氧饱和度高低主要取决于动脉血氧分压(PaO_2)的高低,两者的关系可用氧解离曲线表示(图 9-1)。由于血红蛋白结合氧的生理特点,氧解离曲线呈"S"形。

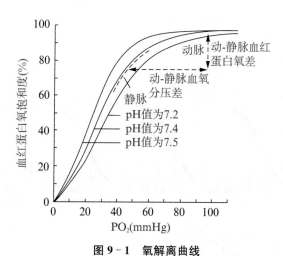

图 9-1　氧解离曲线

(5) 动-静脉血氧含量差　指动脉血氧含量减去静脉血氧含量所得的差值。正常动脉血与静脉血氧含量差约为 50 ml/L,它反映了组织摄氧能力的高低。

第二节　类型与特点

按照缺氧的原因不同,可将缺氧分为乏氧性缺氧、血液性缺氧、循环性缺氧和组织性缺氧;也可根据缺氧的原因和血氧变化的特点,将其分为低张性低氧、等张性低氧、低动力性缺氧和氧利用障碍性缺氧4种类型。

一、乏氧性缺氧

乏氧性缺氧(hypotonic hypoxia)是指由于肺泡氧分压降低,或静脉血分流入动脉,血液动脉血氧分压降低为基本特征的缺氧,因而又称为低张性缺氧。

(一)原因

(1) 吸入气体中氧分压降低　见于攀登高山、进入高原、高空飞行、减压舱作业及坑道内通风不良,也可发生于吸入低氧混合气体(如吸入气体中混入高浓度的氮气、氢气或笑气)等。

(2) 外呼吸功能障碍　肺通气不足、气体弥散障碍以及肺通气与肺血流的比例失调而导致机体缺氧,此类呼吸障碍引起的缺氧又称呼吸性缺氧。

(3) 静脉血流入动脉血　在有向左分流的先天性心脏病病人,如房或室间隔缺损、法洛四联症等,因室间隔缺损伴有肺动脉狭窄或肺动脉高压,右心的压力高于左心,未经氧合的静脉血可直接掺入左心的动脉血中,导致 PaO_2 降低。

(二)血氧变化的特点

1) 动脉血氧分压、氧含量及血氧饱和度均降低,导致组织供氧不足,组织对氧的利用代偿性增强,因而静脉血氧含量也随之降低。当动脉血氧含量明显降低时,动-静脉血氧含量差可以减小,若慢性缺氧使组织利用氧的能力代偿性增强,则动-静脉血氧含量差的变化可不明显。乏氧性缺氧时,由于血红蛋白与氧结合的能力并未改变,因此血氧容量正常。如果为慢性缺氧,则可因代偿机制使单位容积血液内红细胞和血红蛋白量增加,而使血氧容量增加(图 9-2)。

2) 当毛细血管中还原血红蛋白达到或超过 50 g/L 时,可使皮肤、黏膜呈紫色,这种现象称为发绀(cyanosis),也是该型缺氧的特点之一。

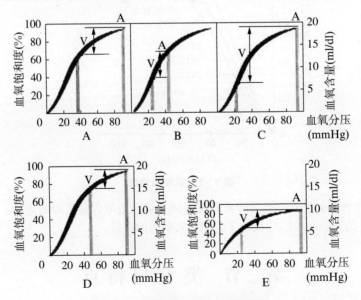

图 9-2　各型缺氧的血氧变化特点

注　A. 正常;B. 低张性缺氧;C. 循环性缺氧;D. 组织性缺氧;E. 血液性缺氧。

二、血液性缺氧

血液性缺氧(hemic hypoxia)是指由于血红蛋白数量减少或血红蛋白的性质发生改变,致使血液携带氧的能力降低或血红蛋白结合的氧不易释出所引起的缺氧称为血液性缺氧。这型缺氧由于以物理状态溶解在血液中的氧不受血红蛋白的影响,故动脉血氧分压(PaO_2)常正常,故又称等张性缺氧。

(一)原因

(1)贫血 各种原因的贫血,其单位容积血液中血红蛋白的量减少,血液携带的氧降低,以致细胞的供氧不足,又称为贫血性缺氧。

(2)高铁血红蛋白血症 正常血红蛋白含有二价铁,可与氧结合而形成氧合血红蛋白,只有很少一部分被氧化成为高铁血红蛋白。而过多的高铁血红蛋白中的三价铁会失去结合氧的能力,所以高铁血红蛋白血症造成的缺氧比贫血造成的缺氧更为严重。高铁血红蛋白含量如超过血红蛋白总量的10%,就可有缺氧表现,如果达到30%~50%,则发生严重缺氧。新腌制的咸菜、变质的剩菜中含有较多的硝酸盐,大量食用后,在肠道经细菌作用将硝酸盐还原为亚硝酸盐,亚硝酸盐可使血红蛋白变成高铁血红蛋白,从而失去与氧结合的能力,导致缺氧发生。高铁血红蛋白呈棕褐色,病人可出现皮肤黏膜呈咖啡色,这称为肠源性发绀。

(3)碳氧血红蛋白血症 吸入的一氧化碳(CO)可以与血红蛋白结合而成为碳氧血红蛋白(HbCO),血红蛋白则不能再与氧结合而失去携氧能力。CO与血红蛋白的亲和力约是氧与血红蛋白的亲和力的210倍。动脉血中只要含有极少量的CO,就可形成大量的碳氧血红蛋白HbCO,可表现为头疼、头晕、恶心等,此类病人如能及时吸入新鲜空气,则症状会迅速消失。当煤、汽油等燃烧不完全时,可产生大量一氧化碳,尤其在密闭环境中燃烧,更易造成一氧化碳聚积。

(二)血氧变化的特点

1)血液性缺氧时,因吸入气体氧分压正常和外呼吸功能正常,故动脉血氧分压(PaO_2)正常。因血氧饱和度主要取决于PaO_2,故血氧饱和度也正常。由于血红蛋白数量减少或性质改变,致使血氧容量和动脉血氧含量降低。CO中毒病人的血液中HbCO增加,血氧含量降低,但血红蛋白的总量并未减少;将其血液在体外用氧充分饱和后,血红蛋白结合的CO会被氧取代,测得的血氧容量可正常,故其动脉血氧含量也可能正常。由于多数病人动脉血氧含量降低,但组织摄取氧能力正常,故动、静脉血氧含量差减小(图9-2)。

2)因血红蛋白减少引起的缺氧,血红蛋白有正常携氧能力,而高铁血红蛋白血症和碳氧血红蛋白血症引起的缺氧,其不受影响的血红蛋白也有正常携氧能力,因而上述情况并不出现发绀现象。但贫血、高铁血红蛋白血症和碳氧血红蛋白血症病人均出现特殊的血色:贫血病人皮肤、黏膜呈苍白,高铁血红蛋白血症病人皮肤、黏膜呈咖啡色,碳氧血红蛋白血症病人皮肤、黏膜呈樱桃红色。

三、循环性缺氧

循环性缺氧(circulatory hypoxia)是指由于血液循环发生障碍,组织血流量减少导致组织供氧不足而引起的缺氧,又称低动力性缺氧。

循环障碍可以是局部的(如血管狭窄或阻塞),也可以是全身的(如心力衰竭、休克等)。

(一) 原因

(1) 全身血液循环障碍 主要见于心力衰竭和休克。

(2) 局部血液循环障碍 出现血管痉挛、血栓形成或动脉粥样硬化时,由于各器官、组织局部供血不足,因而该血管所营养的区域出现缺血缺氧的变化。

(二) 血氧变化的特点

1) 循环性缺氧时,动脉血氧分压(PaO_2)、血氧容量、血氧含量以及血氧饱和度一般均是正常的。由于血流缓慢,组织从单位体积血液内摄取的氧增多,静脉血氧分压、血氧饱和度和血氧含量均降低,因而动-静脉血氧含量差加大(图9-2)。

2) 由于缺氧伴有组织代谢产物堆积不能及时运出,因而此型缺氧比乏氧性缺氧时发绀程度明显。

四、组织性缺氧

组织性缺氧(histogenous hypoxia)指在组织供氧正常的情况下,因细胞不能有效的利用氧所引起的缺氧称为组织性缺氧,也称氧利用障碍性缺氧。

(一) 原因

1) 毒物如氰化物、硫化氢、磷等可引起组织中毒性缺氧。各种氰化物如HCN、KCN、NaCN等可通过消化道、呼吸道和皮肤进入体内,氰离子(CN^-)可迅速与氧化型细胞色素氧化酶的三价铁结合为氰化高铁细胞色素氧化酶,使之不能被还原为还原型细胞色素氧化酶,以致呼吸链中断,组织不能利用氧。所以氰化物均有剧毒,大量吸入HCN可使呼吸停止。

2) 某些维生素(如维生素B_1、维生素B_2)缺乏,某些物理因素(如放射性损伤、过热)、生物学因素(如重症感染)等可使细胞利用氧的能力降低。

(二) 血氧变化的特点

1) 组织中毒性缺氧时,动脉血氧分压(PaO_2)、血氧容量、血氧含量以及血氧饱和度均可以正常,由于组织利用氧发生障碍,故静脉血氧含量高于正常,动-静脉血氧含量差减小(图9-2)。

2) 组织中毒性缺氧时,由于组织、细胞利用氧发生障碍,毛细血管中氧合血红蛋白高于正常,皮肤、黏膜多呈玫瑰红色。

缺氧虽可分为上述4种类型,但实际见到的往往是混合型的。例如失血性休克,由于微循环障碍导致组织灌流不足而引起循环性缺氧;但在休克复苏过程中大量输液,使血液过度稀释,又引起血液性缺氧;休克若伴有肺功能障碍,则又可出现乏氧性缺氧。各型缺氧的血氧变化特点见表9-1。

表9-1 各型缺氧的血氧变化特点

缺氧类型	动脉血氧分压	动脉血氧饱和度	血氧容量	动脉血氧含量	动-静脉氧含量差
低张性缺氧	↓	↓	N	↓	↓或N
血液性缺氧	N	N	↓或N	↓或N	↓
循环性缺氧	N	N	N	N	↑
组织性缺氧	N	N	N	N	↓

注 ↓:降低;↑:升高;N:正常。

第三节　缺氧时机体的功能和代谢变化

缺氧时机体的功能代谢变化,既包括机体克服和适应缺氧的代偿性变化,又包括缺氧导致的机体损害性变化。不同类型的缺氧所引起的变化不尽相同,现主要以乏氧性缺氧为例,说明缺氧时机体的功能代谢变化。

一、呼吸系统的变化

(一)代偿性变化

动脉血氧分压降低,作用于颈动脉体和主动脉体化学感受器,反射性引起呼吸中枢兴奋,表现为呼吸运动加强,肺通气量增加。如果同时伴有高碳酸血症和 H^+ 浓度增加,则呼吸增强更为明显。呼吸深快时胸廓运动幅度增大,胸腔负压增加,回心血量增多,促使肺血流量和心输出量增加,有利于气体在肺内的交换和氧在血液内运输。但久居高原者,由于颈动脉体化学感受器对缺氧的敏感性下降,呼吸加深加快相对不明显。

(二)损害性变化

正常呼吸运动增强时,呼吸肌做功稍增大,即可获得较大的通气增强效应。但在通气功能障碍的情况下,即使加强呼吸运动,也不能相应增加肺泡通气量,结果因呼吸肌耗氧量的增加,反而加重缺氧。严重缺氧时,呼吸中枢会由兴奋转为抑制,缺氧更加严重。同时由于缺氧时血液系统代偿过强,形成红细胞增多症,则可引起血液黏滞性增高、流动性降低,从而加重组织缺氧。

二、循环系统的变化

(一)代偿性变化

代偿性变化主要表现为心率加快、心收缩力增强、心输出量增加。

(1)心率加快　动脉血氧分压降低或动脉血氧含量减少都可致心率增加。心率增加的机制:①动脉血氧分压降低,使颈动脉体及主动脉体化学感受器兴奋,通过反射作用引起心跳加快;②缺氧引起过度通气,刺激肺牵张感受器,反射性抑制迷走神经及其对心脏的影响,从而发生心率加速。

(2)心收缩力增强　缺氧引起交感神经兴奋,心收缩力可增强。

(3)心输出量增加　缺氧初期心输出量增加,其原因除与心率加快、心收缩力加强有关外,也与缺氧时呼吸深快、胸内负压增大、静脉回流增加有关。

(二)损害性变化

主要表现为肺动脉高压、心肌舒缩功能降低和回心血量减少。

长期缺氧使肺小动脉平滑肌肥大,管壁增厚,肺动脉收缩压持续升高,造成肺动脉高压,最终可引发肺源性心脏病。缺氧导致的心肌供能不足、酸中毒和高血钾,使心肌舒缩功能降低,严重缺氧会发生心肌细胞变性坏死,导致心力衰竭。严重缺氧时,乳酸、腺苷等代谢产物在体内蓄积,舒张外周血管,回心血量减少,使心输出量减少。

三、血液系统的变化

(一)代偿性变化

主要表现为红细胞增多和氧离曲线右移。慢性缺氧可使外周血液中红细胞数和血红蛋白量增多,这是由于促红细胞生成素作用于骨髓,促进红细胞生成的结果。红细胞数和血红蛋白量的增多,可以提高血液的氧容量和氧含量,增加携氧能力,有利于氧向组织弥散。缺氧时,由于糖酵解加强,酸性产物蓄积,红细胞 2,3-DPG 增加,引起氧解离曲线右移,即血红蛋白与氧的亲和力降低,有利于从血液向组织内释放氧。

(二)损害性变化

红细胞过多,则使血液黏滞性增加,血液流动阻力增大,促进肺源性心脏病的发生。同时,心脏负担加重,并且易于形成血栓。当肺泡氧分压过低时,氧离曲线右移会导致血液通过肺泡时结合的氧量减少,进而加剧缺氧。

四、中枢神经系统的变化

脑的重量占体重的 2%,而脑血流量却占心输出量的 15%,脑的耗氧量为总耗氧量的 23%。因此,中枢神经系统对缺氧极为敏感,但不同部位的脑组织和脑组织的不同成分对缺氧的敏感性不同。急性轻度缺氧时,脑兴奋过程相对占优势,引起头痛、情绪激动、思维、记忆力、判断力降低或丧失以及运动不协调等;严重者以中枢神经抑制为主,如反应迟钝、淡漠、昏迷甚至死亡。中枢神经系统功能障碍的发生机制,主要与缺氧引起脑能量不足、脑水肿、脑细胞损伤有关。

五、组织细胞和代谢的变化

(一)代偿性反应

由于毛细血管与组织细胞的接触面积增多,有利于血氧向细胞内弥散。慢性缺氧时因肌红蛋白量增加,其可与氧充分结合,以储备较多的氧,因而,有利于氧的储备和释放。此外,细胞内线粒体的数目增加,氧化还原酶活性增强,增加组织利用氧的能力。代谢方面由于糖酵解增强,同时缺氧使细胞的耗能过程减弱,细胞处于低代谢状态,有利于在缺氧下生存。

(二)损害性变化

缺氧因能量生成不足,Na^+-K^+ 泵转运失灵,使细胞内 Na^+ 增加、K^+ 减少,进而细胞内渗透压增高,水分渗入细胞内而引起细胞水肿。严重缺氧超过细胞代偿和适应能力时将导致细胞的损伤。由于有膜的亚细胞结构如线粒体、内质网等也发生肿胀,溶酶体稳定性下降甚至破裂,导致细胞变性、坏死。

第四节　影响机体对缺氧耐受性的因素

机体在不同条件下对缺氧的耐受性不同。因此,缺氧的发生和发展,除取决于引起缺氧的直接原因、缺氧的发生速度、程度和持续时间外,还受不同因素的影响。

1. 年龄

幼年动物较成年动物对缺氧的耐受性大,这可能与幼年动物中枢神经系统代谢率低,脑组织的代谢需氧量少,以及缺氧时幼年动物脑组织内糖代谢转为无氧糖酵解的能力比成年动物强有关。

2. 中枢神经系统机能状态及机体代谢情况

中枢神经系统兴奋性升高时,机体对缺氧的耐受性低,中枢神经系统抑制则使机体对缺氧的耐受性增强。机体代谢率高(如甲状腺功能亢进或发热时)对缺氧耐受性低,代谢率低(如低温麻醉时)对缺氧的耐受性高。

3. 锻炼适应情况

适当的锻炼和适应可使肺通气量增加,心输出量增加,红细胞和血红蛋白量增加,骨骼肌、心肌内毛细血管密度增加,以及组织内氧化酶系统活性增强,都可使缺氧的耐受性增强。

第五节　治疗原则

一、消除缺氧的原因

防治呼吸系统疾病,积极治疗贫血,控制心力衰竭,改善血液循环等。

二、吸氧

各种类型缺氧的治疗,除了消除引起缺氧的原因以外,均可给病人吸氧,但氧疗的效果因缺氧的类型而异。氧疗对乏氧性缺氧的效果最好,但因分流造成的乏氧性缺氧,因分流的血液未经肺泡直接掺入动脉血,故吸氧对其作用不大;血液性缺氧、循环性缺氧和组织性缺氧吸入高浓度的氧,虽然可与血红蛋白结合的量很有限,但可以增加物理溶解在血浆中的氧量。此外,一氧化碳中毒者吸入纯氧,使血液的氧分压增高,氧可与 CO 竞争与血红蛋白结合,从而促进 CO 排出,故氧疗效果好。

值得注意的是,当吸入气体 PO_2 过高时,活性氧产生增加,反而引起组织、细胞损伤,称为氧中毒。氧中毒的发生与气体中的氧分压的高低、氧浓度的大小、吸氧时间的长短呈正相关系,尤其是氧分压。氧中毒时细胞受损的机制一般认为与活性氧的毒性作用有关。

第十章

弥散性血管内凝血

学习目标

掌握 DIC 的概念、原因和发病机制;DIC 时功能代谢变化和临床表现:
出血。

熟悉 影响 DIC 发生发展的因素;DIC 的分期;DIC 时功能代谢变化和
临床表现: 休克、器官功能障碍和溶血性贫血。

了解 DIC 的分型;DIC 的防治原则。

弥散性血管内凝血(disseminated intravascular coagulation,DIC)是以广泛微血栓形成以及相继出现出血、凝血功能障碍为特征的综合征。DIC 的基本特征是: 由于某些致病因子的作用,凝血因子和血小板被激活,大量促凝物质入血,进而在微循环中形成广泛的微血栓。在这个过程中消耗了大量的凝血因子和血小板,同时引起继发性纤维蛋白溶解功能增强,导致病人出现明显的出血、休克、器官功能障碍和溶血性贫血等临床表现。

一、常见病因和发生机制

(一) 常见病因

引起 DIC 的原发病病种很多,几乎在临床各科都能见到,其中以感染、产科意外、大手术、严重创伤、烧伤、恶性肿瘤、急性早幼粒白血病等较为常见(表 10 - 1)。

表 10 - 1　DIC 常见病因

类型	主要疾病
感染性疾病	革兰阳性或阴性菌感染、败血症等;病毒性肝炎、流行性出血热、病毒性心肌炎等
肿瘤性疾病	胰腺癌、结肠癌、食管癌、胆囊癌、肝癌、胃癌、肾癌、膀胱癌、前列腺癌、绒毛膜上皮癌、卵巢癌、子宫颈癌、恶性葡萄胎、白血病等
妇产科疾病	流产、不全流产刮宫术、妊娠中毒症、绒毛膜炎、子痫及先兆子痫、胎盘早期剥离、羊水栓塞、子宫破裂、宫内死胎、腹腔妊娠、剖宫产手术等
创伤及手术	大面积烧伤、严重软组织创伤、挤压综合征、多发性开放性骨折、断肢、肝、脑、肺、胰腺、前列腺等脏器大手术、器官移植、体外循环等

（二）发生机制

DIC发生、发展的机制十分复杂，许多方面至今仍未完全清楚。DIC发病的中心环节是凝血系统激活，导致血液凝固性增强。其发生机制通常如下所述。

1. 组织严重损伤

组织损伤引起DIC的关键环节是组织因子(TF)的释放。TF又称凝血因子Ⅲ，广泛存在于机体各部位组织细胞，以脑、肺、胎盘等组织最为丰富。当人体组织或血管内皮细胞受到损伤时（如大手术、严重创伤、感染等），TF从损伤细胞的内质网中释放入血，然后与血液中Ⅶ因子及Ca^{2+}形成复合物。此复合物即可使Ⅹ因子活化为Ⅹa，从而启动凝血反应(图10-1)。临床上，严重创伤、烧伤、宫内死胎、大手术等促使TF大量进入血循环，启动外源性凝血系统，这是DIC发生的重要途径。除Ⅶa-TF复合物激活Ⅹ因子（传统途径）外，TF与因子Ⅶ的复合物也能激活因子Ⅸ（选择通路），启动内源性凝血系统。

2. 血管内皮广泛受损

血管内皮损伤在严重感染、创伤、内毒素血症、酸中毒、持续性缺血缺氧等情况下比较常见。当血管内皮细胞损伤时，内皮下大量含负电荷的胶原纤维暴露，血液中无活性的凝血因子Ⅻ与之接触后，即被激活成有活性的Ⅻ（即Ⅻa），从而启动内源性凝血系统。与此同时，因子Ⅻ或Ⅻa经酶水解生成Ⅻ碎片(Ⅻf)。Ⅻf进一步激活激肽释放酶原(PK)，使之转变为激肽释放酶(K)，而加速Ⅻ活化。Ⅻ因子激活后可以触发内源性凝血系统、纤溶系统和形成激肽(图10-1)。同时血管内皮损伤，TF释放入血，亦可启动外源性凝血系统。

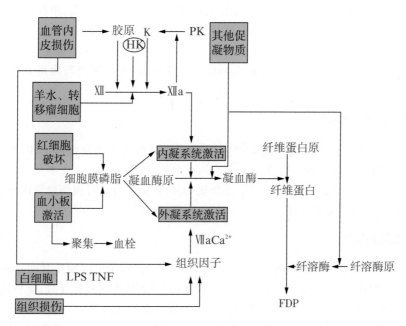

图10-1　DIC的发生机制

3. 血细胞大量破坏

（1）红细胞破坏　如发生异型输血、恶性疟疾等溶血性疾病时，红细胞大量破坏可释放出ADP等促凝物质，促进血小板黏附、聚集，导致凝血。同时，红细胞膜磷脂则可浓缩，局限Ⅶ、Ⅸ、Ⅹ及凝血酶原等凝血因子，并产生凝血反应，生成大量凝血酶，促进DIC的发病。

（2）白细胞破坏　　正常白细胞中促凝物质活性较弱,但内毒素作用后的白细胞促凝活性明显加强。白细胞中的单核细胞和中性粒细胞受到内毒素作用后,会引起组织因子合成增加。凝血因子Ⅶ和Ⅶa对内毒素激活的单核细胞具有较大的亲和力,当有 TF、因子Ⅶa 和 Ca^{2+} 存在时,即能激活因子Ⅹ,从而触发凝血过程。

（3）血小板的激活　　血小板的激活、黏附、聚集在止血过程中具有重要作用。在 DIC 的发生发展中血小板也很重要。但多为继发性作用,只有在少数情况下,如血栓性血小板减少性紫癜时,才可能起原发性作用。

4. 其他促凝物质的作用

某些恶性肿瘤细胞不但能表达 TF,而且能分泌其特有的促凝蛋白,可直接激活Ⅹ因子;出血性胰腺炎时,可因大量胰蛋白酶进入循环使凝血酶原直接被激活;外源性毒素如蛇毒能直接激活Ⅹ因子,促使凝血酶原转变成为凝血酶,或作用于纤维蛋白原使其转变为纤维蛋白而引起凝血。

二、影响因素

临床上某些疾病虽然存在引起 DIC 的发病原因,但病人并不一定发生 DIC;若病人同时又存在一些诱发因素,则可促进 DIC 的发生或加重 DIC 的程度。如能及时防止、延缓或排除这些诱发因素,就可预防、减轻或避免 DIC 的发生和发展。

（一）单核吞噬细胞系统功能受损

单核巨噬细胞系统可吞噬、清除循环血液中的凝血酶、组织因子、纤维蛋白原及其他促凝物质,也可清除纤溶酶、纤维蛋白降解产物(FDP)以及内毒素等物质。因此,单核巨噬细胞系统有防止凝血和避免纤溶亢进的双重作用,如其功能严重障碍会促进 DIC 的形成。例如在内毒素性休克中单核巨噬细胞系统可因吞噬大量坏死组织、细菌或内毒素而使其功能受封闭;或严重酮血症酸中毒时,巨噬细胞可因吞噬大量脂质而封闭了其功能,这时机体再与内毒素接触则易于发生 DIC。

（二）肝功能严重障碍

肝脏能合成凝血因子,又能合成抗凝物质,还能灭活某些活化的凝血因子,因此肝功能严重障碍时,凝血、抗凝和纤溶作用失衡,易于发生 DIC。此外,肝细胞大量坏死本身也释放 TF,启动外源性凝血系统;肝功能障碍时机体处理乳酸的能力降低,酸中毒又可损伤血管内皮细胞和促进血小板聚集等,均可启动凝血过程。

（三）血液的高凝状态

自妊娠 3 周开始,孕妇血液中血小板和凝血因子逐渐增加,而抗凝物质常明显减少,机体表现为高凝和低纤溶状态,到妊娠末期最为明显。因此,当孕妇发生产科意外时,极易诱发 DIC。

酸中毒所致的血液高凝状态,是促进 DIC 发生发展的重要原因之一。一方面,酸中毒可损伤血管内皮细胞,启动凝血过程,引起 DIC 的发生。另一方面,由于血液 pH 值降低,使凝血因子的酶活性升高,而肝素的抗凝活性减弱,并促进血小板的聚集,这些均可使血液处于高凝状态,促进 DIC 的发生发展。

（四）微循环障碍

休克等原因导致的微循环严重障碍,常有血细胞聚集性增强、血液淤滞甚至可呈"泥化"淤滞,局部被激活的凝血因子不易被清除等;巨大血管瘤时毛细血管中血流极度缓慢,血流出现涡流,均有利于 DIC 的发生。微循环衰竭时,由于肝、肾等脏器处于低灌流状态,导致机体无法及时清除某些凝血或纤溶产物,也可促进 DIC 的发生发展。

三、分期和分型

(一)分期

根据发展过程和病理生理特点,一般可将典型的 DIC 分为 3 期(表 10 - 2):

(1) 高凝期　该期的表现主要是血液处于高凝状态,各脏器微循环中可有程度不同的微血栓形成。这是由于各种原因导致凝血系统被激活,使凝血酶含量升高所致。

(2) 消耗性低凝期　该期的表现是有出血症状,也可有休克或某些脏器功能障碍的临床表现。这是由于产生大量微血栓,使血液中的凝血因子和血小板被大量消耗而减少,加上纤溶系统被激活,血液处于低凝状态。

(3) 继发性纤溶亢进期　该期的表现是出血症状十分明显。本期由于纤溶系统被激活,纤溶酶大量产生,继而 FDP 形成,进一步增强了纤溶和抗凝作用。

表 10 - 2　DIC 的分期

分期	凝血状态	表现
高凝期	凝血酶增多,微血栓形成	血液高凝状态
消耗性低凝期	凝血因子、血小板因消耗而减少 纤溶系统激活	血液低凝 出血
继发性纤溶亢进期	纤溶系统活跃 纤溶酶大量产生,FDP 形成	出血明显

(二)分型

DIC 按发生的速度,习惯上将其分为急性、亚急性和慢性 3 种。

(1) 急性型　当 DIC 病因作用迅速而强烈时,通常表现为急性型。此型 DIC 可在数小时或 1～2 d 内发病,病人的临床表现明显,以休克和出血为主,病情迅速恶化,分期不明显。实验室检查明显异常。常见于严重感染(特别是革兰阴性细菌)、异型输血、严重创伤、移植排斥等情况下。

(2) 亚急性型　常见于恶性肿瘤转移、宫内死胎、胎盘早期剥离、羊水栓塞等病人。DIC 在几天内逐渐形成,其临床表现介于急性与慢性之间。

(3) 慢性型　此型发病缓慢,病程较长,临床表现不明显或较轻,常以局部栓塞引起的器官功能不全为主,易与原发病混淆,诊断较困难。有的病人在存活时不易发现,往往要到死后尸检时才明确。本型在一定条件下可转化为急性型。慢性 DIC 多见于肿瘤性疾病、胶原病、慢性溶血性贫血等疾病。

四、功能代谢变化和临床表现

DIC 病人的功能代谢变化与临床表现因原发病的性质、DIC 的进程以及机体的状态等因素而复杂多样。一般来说,DIC 病人的主要临床表现为出血、休克、器官功能障碍和溶血性贫血 4 个方面。DIC 各种变化的基础是机体凝血活性增强而形成大量微血栓,凝血物质消耗和继发性纤溶亢进,凝血和抗凝血过程失衡。

(一) 出血

出血是DIC病人最常见的表现之一,也是DIC诊断的一项重要依据。其主要临床特点有:①发生率高,约80%DIC病人以不同程度的出血为最初的症状。②出血原因不能用原发病解释。③出血形式多种多样,即全身各部位都可有出血倾向,尤其以皮肤、胃肠道、口腔黏膜、泌尿生殖道、创口及注射针眼处最为常见。出血严重程度轻重不等,严重者可多处大量出血不止,危及生命;轻者可能仅表现为局部伤口或注射针头部位渗血。④普通止血药物治疗效果不佳。引起DIC出血的机制有:

1. 凝血物质大量消耗

DIC发生发展过程中,大量的凝血因子和血小板被消耗。如果消耗过多,肝脏和骨髓代偿不足时,就会出现凝血因子和血小板水平显著降低,凝血功能障碍,导致出血。

2. 纤溶系统激活

DIC时纤溶系统发生继发性激活由以下原因引起:

1) 当血液中Ⅻ因子激活成为Ⅻa时,会激活激肽系统,产生激肽释放酶,激肽释放酶将纤溶酶原转变为纤溶酶,从而激活纤溶系统。

2) 有些组织、器官如子宫、前列腺、肺等含有丰富的纤溶酶原激活物,当这些器官的微血管中形成大量微血栓,造成组织缺血、缺氧,引起变性、坏死之后,能释放大量纤溶酶原激活物,从而激活纤溶系统。

3) 内皮细胞损伤时,释放纤溶酶原激活物增多,从而激活纤溶系统,导致大量纤溶酶产生。纤溶酶能使纤维蛋白降解,还可水解凝血因子Ⅴ、Ⅷ、Ⅻa及凝血酶等。

3. FDP形成

纤溶酶产生之后,可以水解纤维蛋白原和纤维蛋白而产生各种片段,通称为纤维蛋白降解产物(FDP)。①纤溶酶水解纤维蛋白原,产生纤维肽A(FPA)和纤维肽B(FPB),余下的为X片段继续降解成D片段和Y片段,而Y片段进一步降解成D片段和E片段。②纤溶酶水解纤维蛋白,产生X、Y、D、E及各种二聚体、多聚体等片段。FDP的各种片段具有强大的抗凝血作用,如片段中X、Y、D能妨碍纤维蛋白聚合;Y、E具有抗凝血酶作用;这些片段大多能和血小板膜结合,降低血小板的黏附、聚集和释放功能。因此,纤溶系统的激活和FDP形成是DIC病人出血倾向进一步加重的重要原因。

各种FDP片段的检查在DIC的诊断中具有重要意义,其中主要有:

(1) "3P"试验 即血浆鱼精蛋白副凝试验:主要是检查X片段的存在,DIC病人呈阳性反应。

(2) D-二聚体检查 D-二聚体是纤溶酶分解纤维蛋白的产物,目前认为是DIC诊断的重要指标。

(二) 休克

DIC和休克两者互为因果,形成恶性循环。主要机制有:①DIC时由于大量微血栓阻塞了微循环,使回心血量大为减少。②DIC形成和发展过程中,凝血因子Ⅻ激活后,可以进一步激活激肽系统、补体系统和纤溶系统,从而产生激肽、C3a、C5a和FDP等物质。其中C3a、C5a能使嗜碱性粒细胞和肥大细胞产生释放组胺,组胺和激肽能使微血管平滑肌舒张,通透性增高,使外周阻力降低,回心血量减少。FDP能加强这一作用。③DIC病人广泛出血引起血容量减少。以上这些因素引起急性循环衰竭,轻者表现为低血压,重者发生休克。

(三) 器官功能障碍

DIC时的器官功能障碍主要是由于微循环中微血栓形成,阻塞微血管,造成脏器微循环灌流障碍,严重者因缺血坏死导致功能衰竭。

DIC病人尸检或活检时,常发现体内微循环的毛细血管内有微血栓形成,此种血栓大部分为纤维蛋白性。有时病人有典型的DIC症状,但病理检查却无微血栓,这可能是由于继发性纤溶系统激活使血栓溶解。各脏器微血栓的表现不同,与原发病、栓塞部位和栓塞发生速度有关。表浅部位的栓塞主要表现为皮肤、黏膜缺血坏死。脏器的栓塞因各器官的不同而表现各异:如心肌微血管栓塞造成心功能不全;肝血窦或汇管区微血栓形成可引起黄疸和肝功能不全;胃肠道黏膜及黏膜下小血管微血栓形成,引起局部胃肠组织溃疡和缺血性坏死,病人常有恶心、呕吐、腹泻和消化道出血等;肺微血管栓塞常造成肺部淤血、出血、水肿、透明膜形成和肺不张,病人因此而出现呼吸困难、发绀和低氧血症等呼吸功能不全症状;肾脏是DIC时最易受损的器官,病人常有肾小球入球小动脉和毛细血管丛微血栓形成,严重时可导致双侧肾皮质坏死和急性肾功能衰竭,出现少尿、无尿、蛋白尿、血尿等,肾功能衰竭常是DIC病人死亡的原因;肾上腺皮质出血性坏死可导致华-佛综合征;累及垂体发生坏死,可致席-汉综合征;神经系统受累出现神志模糊、嗜睡、昏迷、惊厥等,这可能是脑组织淤血、出血、水肿、颅内压升高所致。

(四) 溶血性贫血

微血管病性溶血性贫血是DIC等一些疾病时,可以见到的一种特殊类型的贫血,该贫血属溶血性贫血。其特征是外周血涂片可见一些特殊的形态各异的红细胞,称为裂体细胞(图10-2),外形呈新月形、盔形、星形等。这些细胞脆性高,极易破裂溶解。这种主要由微血管病变引起的溶血称为微血管病性溶血性贫血。引起此种贫血的主要机制如下:①微血管内有纤维蛋白性微血栓形成,纤维蛋白呈网状,当循环着的红细胞黏着在网状的纤维蛋白丝上以后,由于血流的不断冲击,引起红细胞破裂(图10-3)。②缺氧、酸中毒使红细胞变形能力降低,此种红细胞通过纤维蛋白网时更易受到机械性损伤。③微循环血管内有纤维蛋白性微血栓形成,血流障碍,红细胞有可能通过毛细血管内皮细胞的裂隙被挤压出血管外,这种机械作用可能使红细胞发生扭曲、变形、碎裂。病人常有发热、黄疸、血红蛋白尿和少尿等溶血症状及面色苍白、全身乏力等贫血症状。

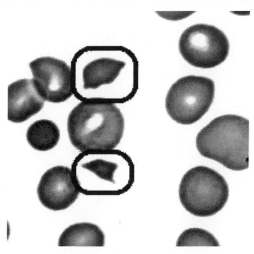

图 10-2 裂体细胞

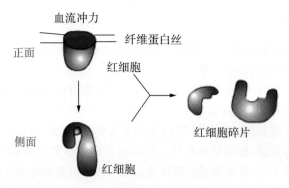

图 10 - 3　红细胞碎片的形成机制

五、防治原则

(一) 防治原发病

积极治疗原发病可预防和去除引起 DIC 的病因,这是防治 DIC 的根本措施。如及时有效地控制住严重的感染病灶,对 DIC 的预防和治疗具有非常重要的作用。某些轻度 DIC,如去除病因则可迅速恢复。

(二) 改善微循环

疏通被微血栓阻塞的微循环,增加其灌流量等,在防治 DIC 的发生、发展中具有重要作用;通常采取扩充血容量、解除血管痉挛等措施。此外,也有人应用阿司匹林、双嘧达莫等抗血小板药,稳定血小板膜、减少 TXA_2 的生成,对抗血小板的黏附和聚集,对改善微循环也取得一定的效果。

(三) 建立新的凝血纤溶间的动态平衡

在 DIC 的高凝期和消耗性低凝期,常用肝素抗凝。有人认为,同时应用 AT - Ⅲ 可增强肝素抗凝作用。但 DIC 后期伴有继发性纤溶亢进时要慎用或不用。在 DIC 恢复期可酌情输新鲜全血,或补充凝血因子、血小板等。

第十一章

休　克

‣‣‣‣ **学习目标** ‣‣‣‣

掌握 休克的分期；休克时微循环的变化特点。

熟悉 休克的概念、原因和分类；休克发生的始动环节；神经、体液及细胞因素在休克中的作用；休克时细胞与器官功能变化。

了解 休克的防治原则。

休克(shock)是指机体在各种强烈致病因子的作用下,出现以循环系统,尤其是微循环系统功能紊乱、组织细胞灌流不足为主要特征,并可能导致多器官功能障碍甚至衰竭等严重后果的复杂的全身调节紊乱性病理过程。休克病人临床主要表现为面色苍白、皮肤湿冷、血压下降、心率加快、脉搏细速、尿量减少、烦躁不安或表情淡漠甚至昏迷等。它是涉及临床各科的常见的、严重威胁生命的病理过程。

一、病因和分类

(一) 常见病因

1. 失血与失液

(1) 失血　大量失血可引起失血性休克,常见于外伤出血、上消化道出血、宫外孕破裂、产后大出血等急性大出血。休克的发生取决于血液丢失的速度和丢失量：若 15 min 内失血少于全血量的 10% 时,机体一般可通过代偿使血压和组织灌流量保持稳定；若快速失血,失血量超过全血量 20% 左右,即可引起休克；超过总血量 50%,往往迅速死亡。

(2) 失液　常因腹泻、剧烈呕吐、大汗淋漓等导致水分大量丢失又未能及时补充,可引起有效循环血量的锐减而引起休克。

2. 烧伤

大面积烧伤早期多由疼痛及血浆大量丢失而致有效循环血量不足引起烧伤性休克,晚期可因继发感染而发展为感染性休克。

3. 创伤

严重创伤可致创伤性休克,尤其是在战争时期、自然灾害、意外事故中多见。休克的发生与疼痛和失血有关。

4. 感染

细菌、病毒、立克次体等引起的严重感染,特别是革兰阴性细菌感染常可引起感染性休克。

其中细菌内毒素起着重要作用,静脉注入内毒素可引起内毒素休克。如细菌性痢疾、流脑等发生的感染性休克常伴有败血症,故又称败血症休克。

5. 过敏

注射某些药物(如青霉素)、血清制剂或疫苗,甚至进食某些食物时可致过敏体质的人发生过敏性休克。这与过敏造成外周血管紧张性下降,血管床容量增加,毛细血管通透性增加有关。

6. 神经刺激

常见于剧烈疼痛、高位脊髓麻醉或损伤等,可引起神经源性休克。病人血管平滑肌舒张,血管床容量增大,回心血量减少,血压下降。

7. 急性心力衰竭

大面积心肌梗死、心包填塞、急性心肌炎及严重的心律失常(房颤与室颤),引起心输出量显著减少,有效循环血量和灌流量下降,发生心源性休克。

(二) 分类

休克的分类方法,至今尚未统一。常见的分类如下所述:

1. 按病因分类

最常用的分类方法,因为有利于针对病因进行抢救性治疗。主要分为失血性休克、失液性休克、烧伤性休克、创伤性休克、感染性休克、过敏性休克、神经源性休克和心源性休克等。

2. 按休克发生的起始环节分类

虽然引起休克的原因不同,但休克发生的起始环节主要是血容量减少、心输出量急剧减少和外周血管容积增大。其中任何一个环节发生改变均可使有效循环血量减少,从而引起微循环血液灌流量不足而导致休克。据此可分为三类。

(1)低血容量性休克 是失血失液因素所致休克的起始环节。急性大出血或大量液体丢失,可造成血液、血浆或水分大量、迅速地丢失,若不能及时进行补充,将造成血容量急剧减少,使有效循环血量、回心血量和心输出量减少,血压下降,组织有效灌流量急剧降低。

(2)心源性休克 各种心脏疾患引起急性心泵功能衰竭或严重的心律失常而导致的休克。心输出量急剧减少是其起始环节。由于心输出量急剧减少与有效循环血量严重不足使组织有效灌流量严重不足。

(3)血管源性休克 血管床的总容量很大,但正常毛细血管是交替开放的,大部分处于关闭状态,毛细血管血量仅占总血量6%左右。如果全部开放,仅肝毛细血管就可以容纳全身血量。不同病因通过内源性或外源性血管活性物质的作用,使小血管特别是腹腔内脏的小血管舒张,血管床容积扩大导致血液分布异常,大量血液淤滞在舒张的小血管内,使有效循环血量减少。

3. 按休克时血流动力学变化的特点分类

(1)低排高阻型休克 血流动力学特点是心排出量低,总外周阻力增高,平均动脉压降低可不明显,但脉压明显缩小,皮肤血管收缩,血流减少使皮肤温度降低,又称为冷休克,常见于低血容量性休克和心源性休克。

(2)高排低阻型休克 血流动力学特点是总外周阻力降低,心输出量增高,血压稍降低,脉压可增大,皮肤血管扩张或动-静脉吻合支(亦称动-静脉短路)开放,血流增多使皮肤温度升高,又称为暖休克,多见于感染性休克的早期。

(3)低排低阻型休克 血流动力学特点是心输出量降低,总外周阻力也降低,故收缩压、舒张压和平均动脉压均明显降低,实际上是失代偿的表现,常见于各种类型休克的晚期阶段。

二、分期与发病机制

尽管各类休克发生的始动环节不同,但在其发展过程中都将引起微循环障碍。以典型的失血性休克为例,根据休克时血液动力学和微循环变化的规律,可将休克的过程分为三个时期。

(一) 休克早期(缺血性缺氧期,代偿期)

1. 微循环变化特点

在休克早期,皮肤与内脏的微动脉、后微动脉、毛细血管前括约肌和微静脉、小静脉都发生持续痉挛,其中后微动脉和毛细血管前括约肌收缩更显著。毛细血管前阻力明显增加,大量真毛细血管网关闭,开放的毛细血管减少,毛细血管血流限于直捷通路,血液经动-静脉吻合支直接流回小静脉,使微循环灌流量急剧减少,出现"少灌少流,灌少于流或无灌"的现象,致使组织缺血、缺氧(图11-1)。该期又称为缺血性缺氧期。

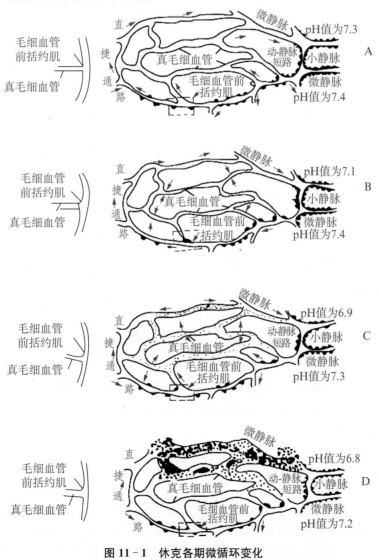

图 11-1　休克各期微循环变化

注　A. 正常;B. 缺血性缺氧期;C. 淤血性缺氧期;D. DIC期。

2. 微循环障碍的机制

(1) 交感-肾上腺髓质系统兴奋 是引起微循环血管持续痉挛的始动因素。已证明休克时血中儿茶酚胺含量比正常高数十倍甚至几百倍,且不同类型的休克可通过不同的机制引起交感-肾上腺髓质系统的兴奋。交感-肾上腺髓质系统强烈兴奋,使儿茶酚胺大量释放,既刺激 α 受体造成皮肤、内脏血管持续痉挛收缩,又刺激 β 受体引起大量动-静脉短路开放,使器官微循环血液灌流锐减。

(2) 其他体液因子的释放 休克时体内产生较多体液因子,如血栓素(TXA_2)、血管紧张素Ⅱ、加压素、内皮素、心肌抑制因子、白三烯等,都有缩血管作用。

3. 微循环变化的代偿意义

休克早期为代偿期,主要表现如下:

(1) 血液重新分布 由于不同器官对儿茶酚胺反应不一,其血管收缩的情况也不完全一样。皮肤、内脏、骨骼肌、肾的血管 α 受体密度高,对儿茶酚胺敏感性高,收缩明显;而脑动脉和冠状动脉收缩不明显;这种血液的重新分布,使心、脑血液供应暂时得到保证,对机体具有重要代偿意义。

(2) 自身输血 静脉系统为容量血管,可容纳循环总血量的 60%~70%。因此,毛细血管后微静脉、小静脉收缩、肝脾储血库收缩时,可使回心血量快速而短暂增加,这种代偿起到了"自身输血"的作用,是休克时增加回心血量的"第一道防线"。

(3) 自身输液 由于微循环毛细血管前阻力大于后阻力,毛细血管中流体静压下降,使组织液进入血管起到"自身输液"作用,是增加回心血量的"第二道防线"。

4. 主要临床表现

该期病人面色苍白、四肢厥冷、心率加快、脉搏细速,少尿或无尿,烦躁不安(图 11-2)。血压可骤降(如大失血),也可略降,甚至正常,脉压明显减小,所以血压下降并不是判断早期休克的指标。而且,血液重新分配使心脑灌流可以正常,常不出现神志不清的症状。

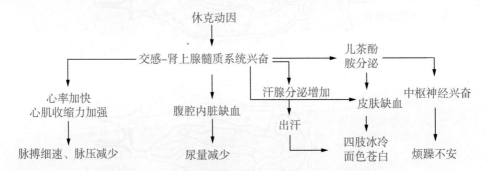

图 11-2 休克早期机体病理生理变化机制与临床表现

此期为休克的可逆期,如能及时消除休克的动因,控制病情发展的条件,采取恰当的治疗措施,可防止向休克期发展。

(二)休克期(淤血性缺氧期、可逆性失代偿期)

1. 微循环变化特点

微动脉、后微动脉及毛细血管前括约肌痉挛减轻甚至转为舒张,血液经过毛细血管前括约肌大量涌入真毛细血管网;微静脉端血流缓慢,红细胞及血小板聚集,白细胞滚动、黏附、贴壁嵌塞,血黏度增加等,使毛细血管后阻力大于前阻力,内脏微循环内出现"灌而少流,灌大于流",血液淤滞。组织处于严重的低灌流状态,缺氧更为严重,故又称淤血性缺氧期。

2. 微循环改变的机制

（1）缺血缺氧 导致组织酸性代谢产物堆积。在酸性环境下，微动脉、毛细血管前括约肌对儿茶酚胺的反应性降低，发生松弛、舒张。

（2）局部扩血管物质增多 如组织缺氧可使毛细血管周围肥大细胞释放过多的组胺，组胺可通过 H_2 受体使小动脉和毛细血管舒张；同时，组胺又可使毛细血管壁通透性升高，大量血浆渗出，致使血液浓缩、血浆黏度增高等血液流变学的改变发生，进一步加重微循环障碍。随着组织细胞缺血、缺氧的加重，ATP 分解产物腺苷以及从细胞内释出的 K^+ 也增多，在局部不断聚积。这些物质具有较强的扩血管作用，同时还可造成局部组织间液的渗透压增高。

（3）内毒素的作用 除感染性休克时机体内存在内毒素外，其他类型休克时肠道菌丛产生的内毒素，也可通过缺血的肠黏膜吸收入血。内毒素还可激活白细胞、凝血因子或补体系统，使毛细血管扩张，通透性升高。

（4）血液流变学的改变 在微循环淤滞的发展中起重要作用。休克期白细胞滚动、贴壁、黏附于内皮细胞上，加大了毛细血管的后阻力。休克期的血液流变学改变还包括血液浓缩、血浆黏度增大、血细胞比容增大、红细胞聚集、血小板黏附聚集等，都造成微循环血流变慢、血液泥化、淤滞、甚至血流停止。

3. 微循环恶性循环形成

此期微循环血管床大量开放，血液淤滞在内脏器官，有效循环血量和回心血量减少，"自身输血"的效果丧失，引起心输出量减少和血压进行性下降。此时交感-肾上腺髓质更为兴奋，血液灌流量进一步下降，组织缺氧日趋严重，形成恶性循环。另外，微循环淤滞使流体静压升高，"自身输液"停止，血浆外渗到组织间隙；而且组胺、激肽等引起毛细血管通透性增高也促进了血浆外渗，出现血管外组织间水分被封闭和分隔在组织间隙，导致血液浓缩、血液黏滞度升高，促进红细胞聚集，有效循环血量进一步减少，加重了恶性循环。

4. 主要临床表现

血压进行性下降，脉压小，脉搏细速；并随着血压下降，动脉血灌流量更减少，可致心、脑、肾供血不足，病人出现抑制状态，表现为表情淡漠、反应迟钝，皮肤由苍白转为发绀，并出现花斑，尿量进一步减少或无尿（图 11-3）。如不及时抢救，则转入难治期。

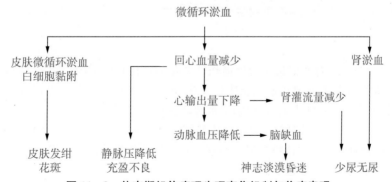

图 11-3 休克期机体病理生理变化机制与临床表现

（三）休克晚期

休克晚期包括微循环衰竭期、不可逆性失代偿期、休克难治期。

1. 微循环变化特点

本期微血管平滑肌麻痹，对任何血管活性物质失去反应，微血管舒张，微循环血流停止，"不灌不流",故称微循环衰竭期。该期可发生弥散性血管内凝血(DIC),故又称 DIC 期。

2. 微循环改变的机制

促使 DIC 发生的因素:①由于血流缓慢、血液淤滞,可导致血浆渗出、血液黏稠度加大,血液处于高凝状态,红细胞和血小板易于凝集;②由于缺氧和酸中毒进一步加重,使血管内皮损伤、内皮下胶原暴露,启动内源性凝血系统;③烧伤、创伤、外科手术等严重的创伤性休克,由于大量组织破坏,组织因子大量释放入血,启动外源性凝血系统;④其他促凝物质的释放,如红细胞大量破坏,可释放 ADP 和红细胞素,易引发 DIC。

3. 主要临床表现

(1) 血压进行性下降 给以升压药仍难以恢复。脉搏细速,中心静脉压低,静脉塌陷,出现循环衰竭,可致病人死亡。

(2) 出现 DIC 的相关表现 如出血、溶血性贫血、器官功能障碍。

上述为休克时微循环障碍的一般规律,而临床上各型休克常各具特点。以各型休克发展的阶段性来说,失血失液性休克常呈现典型的三期改变;感染性休克与创伤性休克,由于凝血系统激活较快,常提前进入 DIC 期;过敏性休克则由于开始即有毛细血管前阻力显著降低,微循环缺血期常不明显。

三、休克时机体代谢和功能改变

(一) 细胞的代谢变化和结构损害

休克时细胞的代谢障碍和功能、结构损害既是组织低灌流、微循环血液流变学改变和(或)各种毒性物质作用的结果,又是引起各重要器官功能障碍和造成不可逆性休克的原因。

1. 细胞代谢障碍

(1) 物质代谢的变化 休克时细胞内最早发生的代谢变化是从优先利用脂肪酸供能转向优先利用葡萄糖供能。代谢变化总的趋势为耗氧减少、糖酵解加强、脂肪和蛋白分解增强、合成减少。

(2) 能量不足、钠泵失灵 休克时由于 ATP 供应不足,细胞膜上的钠泵运转失灵,因而细胞内 Na^+ 增多,而细胞外 K^+ 增多,导致细胞水肿和高钾血症。

(3) 局部酸中毒 细胞无氧酵解增强使乳酸生成增多;灌流障碍,CO_2 不能及时清除和肾功能受损,代谢产物不能顺利排出,加重了酸中毒。

2. 细胞损伤

(1) 细胞膜的变化 休克时最早发生损伤性变化的部位是细胞膜。缺氧、ATP 不足、高钾、酸中毒及溶酶体酶释放,自由基引起的脂质过氧化、细胞因子及炎症介质等,都可造成细胞膜损伤,导致细胞膜上离子泵运转失灵,造成细胞水肿,跨膜电位下降。

(2) 线粒体的变化 缺氧时首先发生变化的细胞器是线粒体。休克时线粒体出现不同程度肿胀,较重时可见嵴崩解、线粒体膜断裂等病理变化。线粒体损伤造成呼吸链障碍,通过氧化磷酸化而产生的能量物质进一步减少。

(3) 溶酶体的变化 休克时随着缺氧、酸中毒的加重,溶酶体肿胀、体积增大,并在溶酶体内有空泡形成。最终溶酶体膜破裂,溶酶体酶释放,引起组织细胞自溶。

(二) 重要器官功能障碍

1. 肾功能的变化

肾脏是休克时最早受损害的器官。各种类型的休克常有急性肾功能衰竭,称为休克肾。临床表现有少尿或无尿、氮质血症、高钾血症及代谢性酸中毒等。一般来说,最初没有发生肾小管坏死时,恢复肾脏血液灌流后可使肾功能立刻恢复,称为功能性肾衰竭;休克持续时,严重而长时间的肾缺血或肾毒素可导致急性肾小管坏死,即使肾血液灌流恢复后,肾功能也不会立刻逆转,只有在肾小管上皮修复再生后,肾功能才能恢复,称为器质性肾功能衰竭。

2. 肺功能的变化

严重休克病人可出现进行性缺氧和呼吸困难,导致低氧血症性呼吸功能衰竭,称为休克肺,属于急性呼吸窘迫综合征(ARDS)之一。临床表现为呼吸困难进行性加重,动脉血氧分压、血氧含量均降低,有明显发绀,可出现呼吸性酸中毒,肺部可闻干、湿性啰音。

休克肺是休克病人死亡的重要原因之一,约 1/3 休克死亡者是休克肺引起的。休克肺的主要病理变化为:严重间质性肺水肿和肺泡水肿,肺淤血、出血、局部肺不张、微血栓及肺泡内透明膜(由毛细血管逸出的蛋白和细胞碎片等凝成的一层膜样物,覆盖在肺泡膜表面)形成等。这些变化导致气体弥散障碍,通气血流比例失调,动脉血氧分压和血氧含量降低,从而导致急性呼吸衰竭甚至死亡。

3. 心功能的变化

在心源性休克中,原发性心功能障碍、心肌收缩力减弱是休克的原因;其他类型休克的晚期,由于心肌长时间缺血、缺氧,加之其他损害因素的影响,也可发生急性心力衰竭。

休克时心功能不全的发生机制:①休克时血压进行性下降,特别是舒张期血压下降,或心跳加快使心室舒张期缩短,可使冠状动脉血流量减少致心肌供血不足;②缺氧、酸中毒使心肌代谢发生障碍,ATP 生成减少,导致心肌收缩力减弱和心输出量减少;③心肌内微血管 DIC 形成,引起局灶性心肌坏死,致使心肌收缩力减弱;④心肌抑制因子(MDF)的产生,使心肌收缩力减弱;⑤酸中毒、高钾血症使心肌收缩力减弱,细菌毒素可直接损伤心肌。

4. 脑功能的变化

休克早期,由于血液重新分布和脑循环的自身调节,脑血流量得到相对保证,没有明显的脑功能障碍表现,病人仅有应激所致的烦躁不安。随着休克的发展,动脉血压下降或脑循环出现DIC 时,脑血管灌流量减少,病人可出现表情淡漠、神志不清甚至昏迷的脑组织缺血缺氧症状。有时由于脑组织缺氧和毛细血管通透性增高,可发生脑水肿和颅内高压。

5. 胃肠和肝功能的变化

休克时,由于血压下降及有效循环血量减少,引起肝及胃肠道缺血缺氧,继之发生淤血、出血及微血栓形成,导致胃肠和肝功能障碍。主要表现为胃肠运动减弱,黏膜糜烂或形成应激性溃疡,消化液分泌减少,肠道内细菌大量繁殖产生的内毒素因黏膜屏障功能削弱而大量入血,使病情加重。

肝功能障碍导致肝屏障功能降低,使来自门脉的肠腔细菌的内毒素不能被充分解毒,导致内毒素血症,促使休克恶化。

6. 多系统器官功能障碍

多系统器官功能障碍综合征(MODS)是指病人在严重创伤、感染和休克时,原无器官功能障碍的病人同时或在短时间内相继出现 2 个或 2 个以上器官系统的功能障碍以致机体内环境的稳定必须靠临床干预才能维持的综合征。MODS 是休克晚期致死的重要原因。

在临床上 MODS 有两种表现形式,一种是创伤与休克直接引起的速发型,又称单相型,即病变的进程只有一个高峰。此型发展迅速,发病后很快出现肝、肾及呼吸功能障碍,常在短期内死亡或恢复。另一种是创伤、休克后继发感染引起的迟发型,又称双相型,即病变进程中有两个高峰出现。此型病人常有一个相对稳定的间歇期(1~2 d),以后迅速发生败血症,败血症发生后才相继出现多系统器官功能衰竭。

发生 MODS 的原因：

(1) 重症感染　如败血症和严重感染,有 70%～80%MODS 由重症感染引起。败血症主要为大肠埃希菌和铜绿假单胞菌,老年人以肺部感染作为原发病因者为最多,青壮年以腹腔脓肿或肺部急性感染后 MODS 发生率高。

(2) 非感染性严重病变　如大手术、严重创伤及休克等,至今仍认为它是大手术后的一个重要并发症。急性坏死性出血性胰腺炎也是引起 MODS 的一个重要原因。休克时组织较长时间的低灌流和交感神经的剧烈反应,尤其在机体免疫功能和单核吞噬细胞系统功能减弱时,或因未及时纠正组织低灌流、酸碱平衡紊乱以及过多、过快输血输液,过量应用镇静剂、麻醉剂等情况时,更易发生 MODS。

MODS 的发病机制尚不明确。现认为其发病可能与多环节的障碍有关,除了休克时组织的低灌流所致的缺血缺氧和酸中毒外,近年来,十分重视炎症失控学说。众所周知,炎症本质是活体组织对损伤的反应,一般来说,炎症是局限在局部组织中的,但如果炎症失控、炎症介质泛滥,则可对组织器官造成严重损伤。

四、防治原则

在临床上休克是一种危重的综合征,对休克病人必须紧急抢救。休克的防治应该在去除病因的前提下,采取综合措施。

(一) 去除病因,及早预防

积极防治原发疾病,去除休克的始动因素,如控制感染、止血、输血输液及镇痛等。在注射一些易引起过敏反应的药物或血清制剂前应认真做好皮试,输血前认真做好交叉配血试验等,减少休克发生率。

(二) 改善微循环,纠正酸中毒

1. 扩充血容量

各种休克都存在有效循环血量绝对或相对不足,最终都导致组织灌流量减少。除了心源性休克外,补充血容量是提高心输出量和改善组织灌流的根本措施。输液强调及时和尽早。关于补液量,正确的输液原则是"需多少,补多少",因为低血容量性休克发展到休克期,微循环淤血,血浆外渗,补充的量应大于失液量;感染性休克和过敏性休克虽然无明显的失液,但血管床容量扩大,有效循环量也显著减少,所以也应采取充分扩容的方法。充分扩容不等于超量补液,超量输液会带来肺水肿。

2. 合理使用血管活性药物

血管活性药物分为缩血管药物和扩血管药物。应根据不同类型的休克选择不同的血管活性药物。血管活性药物必须在纠正酸中毒的基础上使用,其目的是提高组织微循环血液灌流量。

3. 纠正酸中毒

休克时缺血和缺氧,必然导致乳酸酸中毒。临床应根据酸中毒的程度及时补碱纠酸。如酸中毒不纠正,由于 H^+ 和 Ca^{2+} 的竞争作用,将直接影响血管活性药物的疗效,也影响心肌收缩力。酸中毒还可导致高钾血症。

(三) 改善细胞代谢、防止细胞损害

改善微循环、去除病因是保护细胞,防止细胞损伤的主要措施之一。此外,临床上还采用能

量合剂和稳膜治疗来减轻细胞的损害程度。

(四) 加强护理、防治器官功能衰竭

密切观察病人的血压、心率、呼吸、神志状态、尿量等；根据需要可做中心静脉压、血气分析、动脉血乳酸盐、血细胞比容等监测。积极改善心功能，改善肾血流，防治再灌注损伤及 DIC 的发生。防治器官功能衰竭。

第十二章

心血管系统疾病

▶▶▶▶ 学习目标 ◀◀◀◀

掌握 基本概念;动脉粥样硬化症、冠心病、高血压病、风湿病的基本病变特点;心功能不全的病因和诱因;心功能不全时机体的功能、代谢变化。

熟悉 常见心瓣膜病对血流动力学的影响;心力衰竭的分类;心功能不全的代偿功能;心力衰竭的发生机制。

了解 高血压病、动脉粥样硬化症、冠心病及风湿病对机体的影响;心功能不全的防治原则。

心血管系统疾病是危害人类健康和生命最大的一组疾病。本章主要介绍一些最常见的心脏和血管疾病。

第一节 动脉粥样硬化

动脉硬化是指动脉壁增厚、变硬、弹性减弱的一类疾病。它包括3种类型:①动脉粥样硬化;②动脉中层钙化,以肌型动脉的中层坏死、钙化为特征,见于老年人,临床意义较小;③细动脉硬化:见于高血压病。三者中以动脉粥样硬化最常见,一般所说的动脉硬化就是指动脉粥样硬化。

动脉粥样硬化症(atherosclerosis,AS)是一种与脂质代谢障碍有关的全身性疾病,主要累及大、中型动脉,病变特点是在动脉内膜发生脂质沉积,形成粥样斑块,造成动脉硬化,并引起一系列继发性病变,特别是发生在心、脑等重要器官的动脉粥样硬化,可导致缺血性改变,产生严重后果。动脉粥样硬化多见于中老年人,近年来其发病率有不断增加的趋势。

一、病因及发病机制

动脉粥样硬化的发病机制尚未最后阐明,可能与以下因素有关。

(一)脂质代谢障碍

长期以来,一直认为血中脂质含量增高,特别是胆固醇增高是本病发生的主要原因。流行病学研究也表明:居民饮食中胆固醇含量高的国家比胆固醇低的国家动脉粥样硬化发病率高,而且血胆固醇含量高于6.7 mmol/L的人,发生冠心病的概率比血胆固醇含量低于5.7 mmol/L者高7倍。因此认为动脉粥样硬化就是血中胆固醇长期浸润、沉积于动脉内膜的结果。血中的脂质,包括胆固醇都是以脂蛋白的形式存在的,根据脂蛋白分子的大小可以分为:乳糜微粒(CM)、极低密度脂蛋白(VLDL)、低密度脂蛋白(LDL)和高密度脂蛋白(HDL)四种。由于LDL含胆固醇最多,且分子较小容易透过动脉内膜,故对动脉粥样硬化的发生意义最大。此外,VLDL和CM也与AS的发生密切相关,因为它们的残体不仅可转化为LDL,而且能被巨噬细胞摄取,沉积于粥样斑块内。与上述脂蛋白相反,HDL却具有很强的抗AS的作用。其机制可能为:①HDL是胆固醇逆向转运的载体,促使胆固醇从肝外组织(包括血管壁)转运入肝内并被降解和排泄;②在血浆中,HDL与VLDL、LDL及CM进行三酰甘油(TG)和胆固醇酯(CE)的交换,最终使VLDL及CM以残体形式被降解和排泄。

因此,现在认为高脂血症时,主要是血中LDL和VLDL的增高对本病的发生起重要作用。造成高脂血症的原因很多,主要包括以下几点:

(1)外源性摄入过多　主要是由于饮食中含有饱和脂肪酸组成的动物蛋白过多,而又缺少体力活动。

(2)内源性合成过多　见于各种引起高脂血症的疾病,如糖尿病、甲状腺功能低下、肾病综合征、家族性高胆固醇血症等。特别是糖尿病意义更大,因为有糖尿病时一般均伴高胆固醇血症,而且糖尿病病人血中HDL降低,血小板活性增强,这些在动脉粥样硬化的发生中均起着重要作用。

(二)动脉内膜损伤

正常动脉壁仅允许少量分子较小的脂蛋白从血中进入内膜,而这些进入内膜的脂蛋白又可透过中膜经外膜淋巴管移出,即使在这一过程中动脉壁内有少量胆固醇析出,也可因动脉壁具有合成磷脂和蛋白质的能力而将它运载清除。但是,动脉内膜受到损伤后,常可造成下述改变:①内皮细胞受损,甚至坏死、脱落,导致内膜通透性增加,使血中各种脂蛋白均能容易地进入内膜;②内皮细胞损伤后,暴露其下的胶原纤维,可使血中的血小板黏附并聚集于局部,形成附壁血栓。聚集的血小板和内皮细胞均可释放生长因子,从而刺激动脉中膜平滑肌细胞移入内膜,并刺激其增生,这种增生的平滑肌细胞不仅能吞噬和分解脂蛋白,还具有产生胶原、弹力纤维和酸性黏多糖等基质成分的能力。这些由于动脉内膜损伤而引起的改变,对动脉粥样硬化的发生和发展均具有重要意义。

引起动脉内膜损伤的因素有:

(1)高血压　主要是由于高血压时血流对血管壁的压力和冲击力可导致动脉内膜损伤,故高血压病人与同年龄、同性别者比较,其动脉粥样硬化发病更早,病变更重。

(2)吸烟　吸烟者血中的一氧化碳增多,可引起动脉内膜缺氧性损伤,而且烟草中所含的尼古丁还可使肾上腺素分泌增加,从而促进血小板聚集和内皮细胞收缩,细胞间隙加大,甚至直接损伤内皮细胞。

综上所述,目前对于动脉粥样硬化症发生机制的认识,一般倾向于:在高脂血症基础上,病变首先开始于动脉内皮细胞受损处,以后血中LDL渗入内皮下,同时血小板在此处黏集、释放血小板因子,引起血栓形成和平滑肌细胞增生,从而导致动脉粥样硬化的发生。近年来对动脉粥样硬化症高危因素的研究日益受到重视,有的国家通过长期、系统的人口普查,确定主要的危险因素为高脂血症、高血压、糖尿病和吸烟4种,他们通过对危险因素的控制,特别是改善饮食结构,降低胆固醇含量,使冠心病的病死率明显下降。

二、病理变化

(一) 基本病变

1. 脂纹

这是动脉粥样硬化的早期改变。表现为动脉内膜表面出现宽 1~2 mm,长短不等的黄色斑纹,平坦或稍微隆起,用苏丹Ⅲ染色呈橘红色,显示含有脂质。镜下可见脂纹是由动脉内膜下大量泡沫细胞聚集形成。泡沫细胞主要来源于巨噬细胞和平滑肌细胞,由于这些细胞吞噬从血中浸润到内膜下的脂蛋白后,使胞质呈泡沫状,故称为泡沫细胞。此期动脉内膜的病变对机体无明显影响,当病因消除后可以完全消退。

2. 纤维斑块

由脂纹发展而来。肉眼观,内膜面散在不规则表面隆起的灰黄色斑块(图 12-1)。镜下观察,斑块表层为大量平滑肌细胞和细胞外基质所组成的纤维帽,纤维帽可发生玻璃样变,将脂质埋藏于斑块深层。纤维帽下可见数量不等的泡沫细胞、平滑肌细胞、细胞外基质、脂质(图 12-2)。

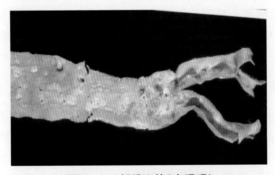

图 12-1 纤维斑块(肉眼观)

注 内膜面散在不规则表面隆起的灰黄色斑块。

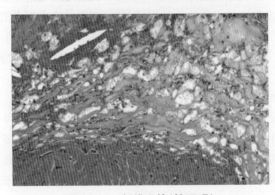

图 12-2 纤维斑块(镜下观)

注 内皮细胞下方胶原纤维增多并有玻璃样变,其下方有泡沫细胞、平滑肌细胞。

3. 粥样斑块

随病变进一步发展,斑块深层组织发生坏死、崩解,形成黄白色、黏稠的粥样物质,这时即称为粥样斑块。镜下观,典型的粥样斑块表面是一层纤维帽,深层为无定形的坏死崩解物质,内有胆固醇结晶(针形空隙)(图 12-3),底部和边缘为肉芽组织,并有少量泡沫细胞聚集和淋巴细胞浸润。动脉的中膜可因受压而萎缩变薄。

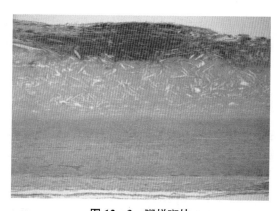

图 12-3 粥样斑块

注 表层为纤维帽,其下可见坏死物质、胆固醇结晶(针状空隙)。

4. 继发改变

粥样斑块形成后,还可继续发生以下病变:

(1) 斑块内出血 斑块内新生的血管破裂,形成斑块内血肿,可致斑块突然肿大,甚至使管径较小的动脉腔完全闭塞,导致急性供血中断。

(2) 斑块破裂 纤维帽破裂,粥样物自裂口逸入血流,遗留粥瘤性溃疡,入血的粥样物成为栓子可导致栓塞。

(3) 血栓形成 病灶处的内皮损伤和粥瘤性溃疡,使动脉壁内的胶原纤维暴露,血小板在局部聚集形成血栓。血栓可加重血管腔阻塞,导致梗死。

(4) 钙化 钙盐沉着于纤维帽及粥瘤灶内,致使管壁变硬、变脆。

(5) 动脉瘤形成 严重的粥样斑块底部的中膜平滑肌可发生萎缩和弹性下降,在血管内压力作用下,动脉壁局限性扩张,形成动脉瘤。动脉瘤破裂可致大出血。

(6) 血管腔狭窄 中等动脉(弹力肌型动脉)可因粥样斑块而导致管腔狭窄,引起供血量减少,致相应器官发生缺血性病变。

(二) 主要动脉的病变

(1) 主动脉粥样硬化 主动脉是粥样硬化的好发部位,且比其他动脉出现早。病变在动脉后壁和分支开口处最明显。以腹主动脉最为严重,依次为胸主动脉、主动脉弓、升主动脉。前述各种病变均可见到。由于主动脉管径大,所以并不引起明显的症状。在极少数情况下,由于动脉中膜严重破坏,管壁薄弱,可形成主动脉瘤,破裂可引起致命性大出血。

(2) 冠状动脉粥样硬化 见本章第二节。

(3) 脑动脉粥样硬化 发病年龄较晚,一般多在 45 岁以后出现。病变以大脑中动脉和 Willis 环最显著。由于斑块常导致管腔狭窄,脑组织因长期供血不足而发生脑萎缩。也可并发血栓形成和小动脉瘤,前者常引起相应部位的梗死(脑软化),脑动脉瘤破裂则可引起致命的脑出血。

(4) 肾动脉粥样硬化 病变最常累及肾动脉开口处及主干近侧端。常因斑块所致的管腔狭窄而导致肾组织缺血;亦可因斑块合并血栓形成而致肾组织梗死。梗死灶机化后遗留较大瘢痕,多个瘢痕可使肾脏缩小,称为动脉粥样硬化性固缩肾。

(5) 四肢动脉粥样硬化 以下肢动脉粥样硬化常见,多发生于髂、股及胫动脉。由于下肢供血不足,每在行走时可发生下肢疼痛,但在休息后又可缓解,表现为间歇性跛行。若并发血栓形成或动脉高度狭窄,还可引起肢体坏疽。

第二节　冠状动脉粥样硬化症及冠状动脉粥样硬化性心脏病

一、冠状动脉粥样硬化症

冠状动脉粥样硬化是 AS 中对人类构成威胁最大的疾病。一般较主动脉粥样硬化症晚发 10 年。在 60 岁之前,男性多于女性,60 岁之后,男女检出率相当。在 35～55 岁时发展较快,以年平均 8.6% 的速度递增。

冠状动脉粥样硬化最常发生于左冠状动脉的前降支,其次为右主干,再次为左主干或左旋支、后降支。斑块性病变多发生于血管的心壁侧,横切面呈新月形,使管腔呈偏心性狭窄。按管腔狭窄(即缩小)的程度可分为 4 级:Ⅰ 级 ≤25%;Ⅱ 级 26%～50%;Ⅲ 级 51%～75%;Ⅳ级≥76%。

由于冠状动脉粥样硬化致使冠状动脉管壁增厚、变硬、弹性减弱和管腔狭窄,特别是在发生血栓形成或斑块内出血等继发改变时,常可迅速造成管腔完全阻塞而致心肌缺血。这些都是冠状动脉粥样硬化引起冠心病的根本原因。

二、冠状动脉粥样硬化性心脏病

冠状动脉粥样硬化性心脏病属于冠状动脉性心脏病(coronary heart disease)。后者是指由冠状动脉各种病变或冠脉循环障碍所引起的各种心脏病,简称冠心病。由于绝大多数都是由冠状动脉粥样硬化引起,故一般所称的冠心病就是指冠状动脉粥样硬化性心脏病。这类心脏病的发病基础都是心肌缺血,现在国内外均主张改称为缺血性心脏病。冠心病的主要临床表现有以下几点。

(一)心绞痛

心绞痛(angina pectoris)是由于心肌急性暂时性缺血、缺氧所引起的一种临床综合征。表现为心前区阵发性疼痛或紧迫感,疼痛常放射至左臂和左肩,每次发作一般持续 3～5 min,用硝酸酯制剂或稍休息后症状可缓解。其发作常有明显的诱因,如体力活动、情绪激动、寒冷以及暴饮暴食等,但亦可自发性发生。其发生机制为心肌暂时性缺血。正常情况下,心肌为维持其代谢活动必须有充足的血液供应,当冠状动脉的血液供应不能满足当时心肌的代谢需要时,即可出现缺氧,引起某些代谢产物(如乳酸、组胺、缓激肽)堆积,并刺激心脏的传入神经末梢而引起疼痛。

临床上,心绞痛主要有 3 种类型:

(1)稳定性心绞痛　一般不发作,可稳定数月,仅在体力活动过度增加、心肌耗氧量增多时发作。冠状动脉斑块阻塞管腔>75%。

(2)不稳定性心绞痛　是一种进行性加重的心绞痛。通常因粥样硬化斑块破裂和血栓形成而引起。临床上不稳定,在负荷时、休息时均可发作。

(3)变异性心绞痛　多无明显诱因,常在休息或梦醒时发作。病人冠状动脉明显狭窄。

(二)心肌梗死

心肌梗死(myocardial infarction,MI)是指局部心肌由于严重而持久的缺血、缺氧所引起的坏死。临床上有剧烈而较持久的胸骨后疼痛,休息及硝酸酯类不能完全缓解,伴发热、白细胞增多、红细胞沉降率加快、血清心肌酶活力增高及进行性心电图变化,可并发心律失常、休克或心力衰竭。

1. 类型

(1)心内膜下心肌梗死 梗死仅累及心室壁内侧 1/3 的心肌,并波及肉柱及乳头肌。常表现为多发性、小灶性坏死,分布区域不限于某一支冠状动脉的供血区,而是不规则地分布于左心室四周,严重者可融合或累及整个左心室内膜下心肌,引起环状梗死。病人通常有冠状动脉三大支严重动脉粥样硬化性狭窄,当附加某种诱因(如休克、心动过速、不适当的体力活动)加重冠状动脉供血不足时,可造成各冠状动脉最末梢区域(心内膜下心肌)缺氧,导致心内膜下心肌梗死。

(2)透壁性心肌梗死 心肌梗死的部位与闭塞的冠状动脉支供血区一致,病灶较大,最大径在 2.5 cm 以上,并累及心室壁全层。最常见的部位是左前降支供血区:左室前壁、心尖部、室间隔前 2/3,约占全部 MI 的 50%。其次是右冠状动脉供血区:左室后壁、室间隔后 1/3 及右心室,并可累及窦房结,占 25%～30%。透壁性心肌梗死常有相应的一支冠状动脉病变突出,并常附加血栓形成或动脉痉挛。

2. 病理变化

MI 属于贫血性梗死,梗死灶外形不规则,呈地图状,周边围以充血带。光镜下,梗死 4 h 后方可见贫血性梗死早期改变,常伴有中性粒细胞浸润。1 周后肉芽组织开始长入梗死灶内,4～6 周后一般均可完全机化,形成瘢痕。

由于心肌梗死后其代谢很快停止,故细胞膜通透性增加,细胞内的各种酶,如肌酸磷酸激酶、谷氨酸-草酰乙酸转氨酶、乳酸脱氢酶等,均可透过细胞膜进入血内,使血清中这些酶的浓度在较早时期即升高。临床上及时检测这些酶在血清内的变化,有助于心肌梗死的早期诊断。

3. 并发症

(1)心力衰竭 心肌梗死后,由于心肌收缩力减弱,常引起急性心力衰竭,主要为左心衰竭。

(2)心脏破裂 多发生于心肌梗死后 1～2 周,这是由于梗死灶内大量中性粒细胞释放蛋白水解酶,使梗死灶发生溶解所致。心脏破裂后血液常流入心包腔,引起心包填塞而急性死亡。

(3)室壁瘤 10%～30%的心肌梗死病例发生室壁瘤。可发生在心肌梗死的急性期,但更多见于愈合期,这是由于梗死组织或瘢痕组织在血流压力作用下局部向外膨出所致,多见于左心室前壁近心尖处。

(4)附壁血栓形成 多见于左心室,这是由于梗死部位的心内膜受损所致,特别是在出现心室纤维性颤动时,因形成涡流更易发生。

(5)心源性休克 心肌梗死面积＞40%时,心肌收缩力减弱,心排出量显著减少,即可发生心源性休克。

(6)心律失常 心肌梗死累及传导系统,引起传导紊乱,严重者可导致心脏骤停、猝死。

(7)急性心包炎 心肌梗死后 2～4 d 发生,由于坏死累及心外膜可引起纤维素性心包炎。

第三节　高血压病

高血压是以体循环动脉血压持续升高为主要特点的临床综合征。成年人收缩压≥

140 mmHg(18.4 kPa)和(或)舒张压≥90 mmHg(12.0 kPa)被定为高血压。

但是血压升高并不就是高血压病,因为很多疾病均可出现血压升高现象,如慢性肾小球肾炎、慢性肾盂肾炎引起的肾性高血压,垂体和肾上腺肿瘤引起的内分泌性高血压等,这类高血压是继发于一些疾病的,故称为继发性高血压;而高血压病是指没有明确原因的高血压,故又称为原发性高血压。临床上必须排除由其他疾病引起的高血压后,才能诊断为高血压病。高血压病占高血压总数的 90%～95%,继发性高血压仅占 5%～10%。

高血压病是一种常见病,主要发生在中年(35～40 岁)以后,且发病率随年龄增长而增加。不同职业中发病率有显著差异,从事长期精神紧张、注意力高度集中而又缺乏体力活动的职业的人群发病率较高。

一、病因及发病机制

高血压病的病因和发病机制尚未完全阐明,但已知一些与高血压病有关的危险因素。

1. 遗传因素

遗传因素是高血压病的重要易患因素。据调查,高血压病有明显的家族聚集性。这是由于高血压病病人存在多基因遗传缺陷,多个遗传因子通过不同机制影响血压而引起血压升高。

2. 膳食因素

摄钠过多可引起高血压。流行病学研究表明,食盐摄入量高的人群较摄入量低的人群高血压病发病率高,而限制钠的摄入或服用利尿剂以增加钠的排泄,可降低已增高的血压。这是由于钠的潴留可使血容量增加,使中枢和外周交感神经的紧张性升高,使激肽、前列腺素等扩血管物质产生和释放减少,血管紧张素产生增多,并可增加血管对血管紧张素等的敏感性,引起血压增高。相反,钾和钙的摄入量与血压呈负相关,给某些高血压病病人补充钾和钙可使血压下降。

3. 社会-心理因素

精神长期处于紧张状态的职业,能引起严重心理障碍的社会应激因素,均可能在高血压病的发生中起作用。长期精神不良刺激,致大脑皮质的兴奋与抑制平衡失调,皮质下血管中枢收缩冲动占优势,通过交感神经缩血管节后纤维分泌去甲肾上腺素,作用于细小动脉平滑肌的 α 受体,引起细小动脉收缩,致血压升高。

4. 体力活动

体力活动与高血压呈负相关,缺乏体力活动的人发生高血压的危险高于有体力活动的人。研究还发现,体力活动具有降压的作用,并可以减少降压药物的剂量,而维持降压效果。

二、类型和病理变化

原发性高血压可分为良性高血压和恶性高血压两种类型。

(一)良性高血压

良性高血压病又称缓进型高血压,起病隐匿,呈慢性经过,病程长达 10～20 年或更长,主要发生于中老年人,占高血压病的 95% 以上。其病变发展过程可分为 3 期。

1. 功能紊乱期

功能紊乱期表现为全身细小动脉间歇性痉挛。当血管收缩时血压升高,血管痉挛解除后血压又恢复正常。这是高血压病的早期阶段,血管尚无明显的器质性改变。临床表现血压升高,但常有波动,病人偶有头晕、头痛等症状,经过适当休息和治疗,血压可恢复正常。

2. 动脉病变期

（1）细动脉硬化　这是良性高血压的基本病变，主要累及肾入球小动脉和视网膜动脉。由于细动脉反复痉挛，内皮细胞受损，内皮间隙扩大，血浆蛋白渗入内皮下间隙甚至更深；同时内皮细胞及中膜平滑肌细胞分泌细胞外基质增多，继而平滑肌细胞凋亡，终致血管壁完全为上述物质替代，发生玻璃样变。镜检：细动脉管腔变小，内皮下间隙甚至整个管壁呈均质状，深或淡伊红染色，管壁增厚。

（2）小动脉硬化　主要累及肾小叶间动脉、弓状动脉和脑动脉。小动脉在长期承受高压情况下，其内膜胶原纤维和弹力纤维增生，中膜平滑肌细胞肥大、增生，导致血管壁增厚及管腔狭窄。

此期，由于全身细、小动脉硬化，管腔狭窄和管壁弹性减弱，致使外周阻力持续增加，血压持续升高并相对恒定。

3. 内脏病变期

（1）心脏　由于血压长期升高，左心室必须加大收缩力，克服外周阻力，以维持正常的血液循环，久之，左心室逐渐发生代偿性肥大。此时心脏重量增加，一般均在 400 g 以上（正常约 250 g），严重者可达 900～1 000 g；左心室壁明显肥厚，可达 1.5～2.5 cm（正常 1.0 cm 以内），乳头肌和肉柱均明显粗大，心腔不扩张，相对缩小，称为向心性肥大（图 12-4）。镜下心肌纤维普遍肥大。晚期，左心室代偿失调，心肌收缩力降低，逐渐出现心腔扩张，称为离心性肥大。严重时可发生心力衰竭。

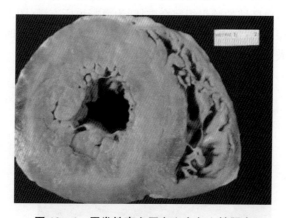

图 12-4　原发性高血压左心室向心性肥大

注　心脏横断面示左心室壁增厚，乳头肌显著增粗，心腔相对较小。

这种由于高血压而引起的心脏病称为高血压性心脏病，临床上表现为心左界扩大（主要是左心室肥大）和反复发作的左心衰竭。

（2）肾脏　由于肾小球入球小动脉硬化，管腔狭窄，致使肾小球因缺血而逐渐发生纤维化和玻璃样变；相应的肾小管亦因缺血而萎缩、消失。而病变较轻的肾小球则发生代偿性肥大，肾小管扩张。间质纤维组织增生及淋巴细胞浸润。由于上述病变为弥漫性，两侧肾又同时受累，故大体形态可见双侧肾对称性缩小，重量减轻，表面呈现弥漫分布的细小颗粒；切面肾皮质变薄，皮髓质界限模糊。这种改变称为原发性颗粒性固缩肾（图 12-5）。

（3）脑　高血压病时，由于脑细小动脉硬化，常引起以下改变：

1）高血压脑病：高血压病时，由于脑内细小动脉痉挛，使毛细血管壁通透性增加，引起急性脑水肿和颅内高压。病人表现血压显著升高、剧烈头痛、呕吐、抽搐甚至昏迷，这种情况又称为高

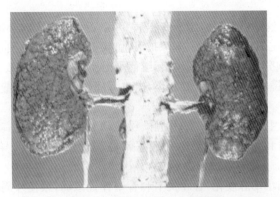

图 12 - 5　原发性颗粒性固缩肾

注　双侧肾脏对称性缩小,表面凹凸不平,呈细颗粒状。

血压危象。

2) 脑软化:高血压病时,局部脑组织因动脉硬化而引起的缺血性坏死,属液化性坏死。后期,坏死组织逐渐被吸收,由胶原组织增生修复。

3) 脑出血:晚期高血压病最严重的并发症。出血常发生在大脑基底节和内囊,少数也可发生在大脑白质、脑桥和小脑。多发生在大脑基底节区域,是因为供应该区域的豆纹动脉从大脑中动脉呈直角分出,受大脑中动脉压力较高的血流冲击,使豆纹动脉易破裂出血。

出血常为大片状,出血区域的脑组织完全破坏,为血凝块所充满(图 12 - 6)。临床上,病人表现为突然昏迷、呼吸加深、脉搏加快、反射消失、大小便失禁;当内囊出血时,则出现对侧肢体偏瘫和感觉消失;如出血灶破入脑室,病人常迅速死亡。

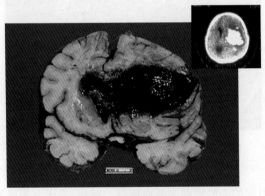

图 12 - 6　高血压病脑出血

注　内囊、基底节区脑组织被血凝块代替。

(4) 视网膜　视网膜中央动脉发生细动脉硬化,眼底镜检查除可见血管迂曲、反光增强、动静脉交叉处静脉受压外,晚期可有视神经盘水肿、视网膜渗出和出血。

(二)恶性高血压

恶性高血压又称急进型高血压,常为原发性,也可继发于良性高血压。多见于青少年,血压显著升高,常超过 230/130 mmHg,病变进展迅速,预后差,病人多于 1 年内死于急性肾功能衰竭或脑血管意外。

恶性高血压的特征性病变是增生性小动脉硬化和坏死性细动脉炎,主要累及肾。增生性小动脉硬化突出的改变是内膜显著增厚,内弹力膜分裂,平滑肌细胞增生肥大,胶原纤维增多,使血管壁呈同心圆层状增厚,如洋葱皮状,血管腔狭窄(图 12-7)。坏死性细动脉炎的内膜和中膜发生纤维素样坏死,镜下呈深伊红染色并有折光感。入球小动脉最常受累,病变可波及肾小球,使肾小球毛细血管丛发生节段性坏死。坏死性细动脉炎常并发微血栓形成,还可引起出血和微梗死。肉眼观,肾表面平滑,可见多数斑点状微梗死灶。上述改变亦可发生于脑和视网膜。病人常较早出现持续性蛋白尿,并有血尿和管型尿。常在 1 年内迅速发展为尿毒症引起死亡,也可因脑出血或心力衰竭致死。

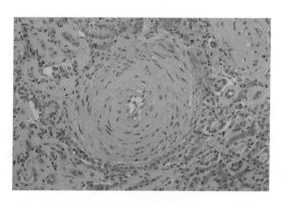

图 12-7　恶性高血压
注　增生性小动脉硬化,血管壁呈同心圆状增厚,管腔狭窄。

第四节　风　湿　病

风湿病(rheumatism)是一种与 A 组乙型溶血性链球菌感染有关的变态反应性疾病。病变主要侵犯全身结缔组织,最常累及心脏、关节、皮肤、血管等处,其中以心脏病变最为严重。急性期称为风湿热(rheumatic fever),临床上除有心脏、关节等处的病变外,常伴有发热、血沉加快、抗链球菌溶血素抗体 O 滴度增高等表现。

风湿病初次发病多为 5~15 岁,男女患病率无差别。由于本病极易反复发作,多次发作后,常造成心瓣膜变形,成为风湿性心瓣膜病,因此,预防儿童和青少年的风湿病,特别是防止其反复发作,对减少成人风湿性心瓣膜病的发生具有重大意义。

一、病因及发病机制

风湿病的发生与咽喉部的 A 组乙型溶血性链球菌感染有关,其主要根据是:发病前病人常有咽峡炎、扁桃体炎等上呼吸道链球菌感染史;发病时,95% 以上病人血中抗链球菌抗体增高;本病多发生于链球菌感染盛行的冬、春季节及咽部链球菌感染好发的寒冷潮湿地区;抗生素广泛使用后,不但能预防和治疗咽峡炎、扁桃体炎,而且也明显减少了风湿病的发生和复发。

但风湿病并非 A 组乙型溶血性链球菌(化脓菌)感染直接引起。根据:风湿病不是化脓性炎症;发病不在链球菌感染的极期,两者间隔 2~3 周;典型病变不见于链球菌感染的原发部位,而是在远离感染灶的心、关节、皮肤等;在典型病变区从未培养出链球菌。

因此,风湿病的发病机制目前多倾向于抗原抗体交叉反应学说,即链球菌细胞壁的 C 抗原

(糖蛋白)引起的抗体可与结缔组织(如心瓣膜、关节)的糖蛋白发生交叉反应,而链球菌壁的 M 蛋白与存在于心脏、关节及其他组织中的糖蛋白亦发生交叉反应,导致组织损伤。

二、基本病理变化

风湿病的发生发展过程可分为 3 个阶段。

1. 变质渗出期

变质渗出期是风湿病的早期改变。病变部分的结缔组织出现黏液样变性和纤维素样坏死。同时病灶内还有少量浆液、纤维素渗出,并伴有淋巴细胞、浆细胞及单核细胞浸润。此期可持续 1 个月。

2. 增生期(肉芽肿期)

此期的特征性病变是形成阿少夫(Aschoff)小体,又称风湿小体,对风湿病具有病理诊断意义。

风湿小体是一种炎性肉芽肿,为圆形或梭形的结节状病灶,体积很小,在显微镜下可见。在心肌间质内的风湿小体多位于小血管旁,中心为纤维素样坏死,周围增生的巨噬细胞吞噬纤维素样坏死物质后,转变成风湿细胞(阿少夫细胞)。风湿细胞体积大,圆形,胞质丰富,嗜碱性;核大,圆形或卵圆形,核膜清晰,染色质集中于中央,核的横切面呈枭眼状,纵切面呈毛虫状,亦可见双核或多核,有人将有多核者称为风湿巨细胞。病变周围可见少量淋巴细胞浸润(图 12 - 8),此期持续 2~3 个月。

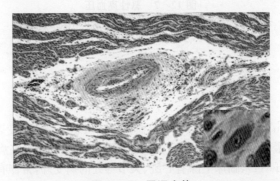

图 12 - 8 风湿小体

注 心肌间质血管旁可见聚集的风湿细胞,细胞核大,核膜清晰,染色质集聚于中央,呈枭眼状。

3. 瘢痕期(愈合期)

风湿小体内的纤维素样坏死物质逐渐被吸收,阿少夫细胞变为纤维细胞,使风湿小体逐渐纤维化,最后形成梭形瘢痕。此期持续 2~3 个月。

上述整个病程为 4~6 个月。由于风湿病反复发作,因此在受累器官和组织中常见新旧病变同时并存,并且随纤维化,瘢痕也不断增多,可导致器官组织的结构破坏,影响器官功能。

三、风湿病的各器官病变

(一)风湿性心脏病

风湿病引起的心脏病变可表现为风湿性心内膜炎、风湿性心肌炎和风湿性心外膜炎。若同时累及心脏全层组织,则称为风湿性全心炎或风湿性心肌炎。

(1)风湿性心内膜炎 病变主要侵犯心瓣膜,其中以左房室瓣受损最多见,其次是左房室瓣和主动脉瓣同时受累,右房室瓣和肺动脉瓣极少受累。病变早期,瓣膜内出现黏液样变和纤维素样坏死,并有炎细胞浸润,使瓣膜肿胀。由于瓣膜闭锁缘受摩擦和血流冲击,致使瓣膜表面(特别是闭锁缘的向血流面)的内皮细胞受损、内皮下胶原裸露,血小板黏附,形成多个粟粒大小的疣状赘生物。这种赘生物呈灰白色、半透明,附着牢固,不易脱落。

病变后期,由于风湿病的反复发作,赘生物被机化,导致瓣膜增厚、变硬、卷曲、缩短、瓣膜相互粘连;受累的腱索也因而变粗、缩短,最后引起慢性心瓣膜病。当炎性病变累及房、室内膜时,可引起内膜灶性增厚(如左房的 Mc Callum 斑)及附壁血栓形成。

(2)风湿性心肌炎　病变主要累及心肌间质结缔组织。常表现为心肌间质水肿,在间质血管附近可见风湿小体和少量淋巴细胞浸润。病变反复发作,风湿小体机化形成小瘢痕。病变呈灶状分布,常见于左心室、室间隔、左心房及左心耳等处。

风湿性心肌炎在儿童可发生急性充血性心力衰竭。累及传导系统时,可出现传导阻滞。

(3)风湿性心外膜炎　病变主要累及心包脏层,呈浆液性炎或纤维素性炎。心包腔内有大量浆液渗出时,造成心包积液;有大量纤维蛋白渗出时,覆盖于心包表面的纤维蛋白可因心脏搏动牵拉而呈绒毛状,称为绒毛心。渗出的纤维蛋白如不能被溶解吸收,则发生机化,使心外膜脏层和壁层互相粘连,造成缩窄性心包炎。

(二)风湿性关节炎

约有75%的风湿病病人出现风湿性关节炎。一般累及膝、踝、肩、腕、肘等大关节,呈游走性、反复发作性。发作时,关节出现红、肿、痛、热和功能障碍。关节腔内有浆液和纤维蛋白渗出,病变滑膜充血肿胀,关节周围软组织内可出现不典型的风湿小体。急性期后,渗出物可被完全吸收,一般不留后遗症。

(三)皮肤病变

皮肤病变常出现于风湿病急性期,临床上具有诊断意义。

(1)环形红斑　为渗出性病变。多见于躯干和四肢皮肤,为淡红色环形红晕,中央皮肤色泽正常,1～2 d消退。镜下为真皮浅层充血、水肿,血管周围炎细胞浸润。

(2)皮下结节　为增生性病变。多见于肘、腕、膝、踝关节附近的伸侧面皮下结缔组织,直径0.5～2 cm,圆形或椭圆形,质较硬,可活动,无压痛。镜下,结节中心为大片纤维素样坏死物质,周围为增生的阿少夫细胞和成纤维细胞,伴炎细胞浸润。数周后,结节纤维化形成瘢痕。

(四)风湿性动脉炎

大小动脉均可受累,以小动脉受累较为常见。急性期,血管壁发生纤维素样坏死和淋巴细胞、单核细胞浸润,并有风湿小体形成。后期,血管壁纤维化而增厚,使管腔狭窄,甚至闭塞。

(五)风湿性脑病

风湿性脑病多见于5～12岁儿童,女孩较多见。主要病变为风湿性动脉炎和皮质下脑炎,后者表现为神经细胞变性、胶质细胞增生及胶质结节形成。当锥体外系受累时,患儿可出现肢体的不自主运动,称为小舞蹈症。

第五节 感染性心内膜炎

感染性心内膜炎(infective endocarditis,IE)是由病原微生物引起的心内膜炎,主要由细菌引起,故也称细菌性心内膜炎。通常分为急性和亚急性两种。

一、急性感染性心内膜炎

(一)病因

急性感染性心内膜炎(acute infective endocarditis,AIE)主要由致病力强的化脓菌(如金黄色葡萄球菌、溶血性链球菌、肺炎球菌等)引起。通常病原体是在身体某部位引起感染,当机体抵抗力低下时,细菌入血引起败血症并侵犯心内膜。

(二)病理变化及临床联系

病变最常侵犯左房室瓣和主动脉瓣,引起急性化脓性心瓣膜炎,并可致瓣膜溃烂、穿孔或破裂。受累瓣膜表面常形成巨大赘生物。赘生物主要由脓性渗出物、血栓、坏死组织和大量细菌菌落混合而成,呈灰黄色,质地松软,破碎后形成含菌性栓子,可引起远处器官的感染性梗死和继发性脓肿。

本病起病急,病程短,病情严重,病人多在数周内死亡。

二、亚急性感染性心内膜炎

(一)病因

亚急性感染性心内膜炎(subacute bacterial endocarditis,SBE)主要由毒力较弱的草绿色链球菌(占75%)引起,其他如肠球菌、革兰阴性杆菌、立克次体、真菌等也可引发本病。病原体多由感染病灶入血,形成菌血症,再随血流侵入瓣膜。也可因某些医源性操作(如拔牙、心脏手术等)污染而致细菌入血侵入瓣膜。临床上除有心脏体征外,尚有长期发热、点状出血、栓塞症状、脾肿大及进行性贫血等迁延性败血症表现。病程较长,可迁延数月。

(二)病理变化及临床联系

1. 心脏

最常侵犯左房室瓣和主动脉瓣。肉眼观,常在原有病变的瓣膜上,形成疣状赘生物(图12-9)。赘生物呈息肉状或菜花状,质松脆,易破碎、脱落。受累瓣膜易变形,发生溃疡和穿孔。光镜下,疣状赘生物由血小板、纤维蛋白、细菌菌落、坏死物和中性粒细胞组成,溃疡底部可见肉芽组织及淋巴细胞、单核细胞浸润。

瓣膜的损害可造成瓣膜狭窄或关闭不全。临床上可听到相应的杂音,严重者可出现心力衰竭。

2. 血管

细菌毒素和疣状赘生物破裂脱落形成栓子,可引起动脉性栓塞和血管炎。栓塞最多见于脑,其次为肾、脾等,并可引起相应部位的梗死。由于栓子不含菌或含极少细菌,且细菌毒力弱,因此

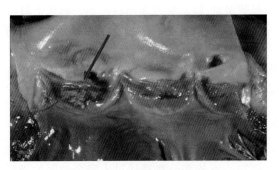

图 12-9　疣状赘生物

注　瓣膜上出现疣状赘生物(箭头所指)。

一般为无菌性梗死。

3. 变态反应

因微栓塞的发生引起局灶性或弥漫性肾小球肾炎。皮肤出现红色、微隆起、有压痛的小结节,称 Osler 小结。

4. 败血症

脱落的赘生物内有细菌,侵入血流,并在血中繁殖,致病人有长期发热、脾脏肿大、白细胞增多、皮肤、黏膜和眼底常有小出血点、贫血等表现。

第六节　心瓣膜病

心瓣膜病(valvular vitium of the heart)是指心瓣膜因先天性发育异常或后天各种致病因素造成的器质性病变,常表现为瓣膜口狭窄和(或)关闭不全。瓣膜狭窄是指瓣膜开放时不能充分张开,使瓣膜口缩小,血流通过障碍;瓣膜关闭不全是指瓣膜关闭时瓣膜口不能充分闭合,使一部分血液反流。

心瓣膜病的基本病变除少数为先天发育异常外,几乎均为瓣膜机化、纤维化、玻璃样变以至钙化,终使瓣膜增厚、变硬、卷曲、短缩、相邻瓣叶粘连、瓣膜破损、穿孔、腱索融合缩短等。如以粘连、变硬为主,瓣膜口开放时不能充分张开,则造成狭窄;如以卷曲、缩短或破裂、穿孔为主,则造成关闭不全。瓣膜关闭不全和狭窄可单独存在,亦可合并存在,后者称联合瓣膜病。

心瓣膜病必然引起血流动力学紊乱,失代偿时出现心功能不全,导致全身血液循环障碍。

(一) 左房室瓣狭窄

左房室瓣狭窄(mitral stenosis)绝大多数由风湿性心内膜炎引起,少数由亚急性感染性心内膜炎所致。正常成人左房室瓣口面积约为 5 cm^2,可通过两个手指。狭窄时可缩小到 $1.0\sim2.0$ cm^2,重度可达 0.5 cm^2。病变早期瓣膜轻度增厚,呈隔膜状;后期瓣膜增厚、硬化、腱索缩短,使瓣膜呈鱼口状。腱索及乳头肌明显粘连短缩,常合并关闭不全。

血流动力学和心脏的变化:早期,由于左房室瓣口狭窄,心脏舒张期从左心房流入左心室的血流受阻,左心房代偿性肥大,使血液在加压情况下迅速通过狭窄瓣口,并引起漩涡和震动,产生心尖区舒张期隆隆样杂音。当左心房失代偿后,左心房的血液不能完全排入左心室,造成左心房淤血,肺静脉回流受阻,引起肺淤血、肺水肿或漏出性出血。临床上可出现呼吸困难、发绀、咳嗽和咳带血的泡沫状痰等左心衰竭的表现。由于持久的肺循环压力增高,造成肺动脉高压,增加了右心室的负荷,导致右心室代偿性肥大,继而失代偿,右心室扩张,最终引起右心房及体循环静脉淤血。临床上出现颈静脉怒张、肝淤血肿大、下肢水肿、浆膜腔积液等右心衰竭的表现。当狭窄严重时,左心室可相对缩小或轻度缩小,X线显示为"梨形心"。

(二)左房室瓣关闭不全

引起左房室瓣关闭不全(mitral insufficiency)的病因与左房室瓣狭窄基本相同。左房室瓣关闭不全时,左心收缩期左心室的部分血液通过未完全关闭的瓣膜口反流入左心房,并在局部引起漩涡与震动,产生心尖区收缩期吹风样杂音。左心房既接受肺静脉的血液又接受左心室反流的血液,使其容量增加,引起左心房代偿性肥大。而左心室舒张时,大量血液流入左心室,使其容量负荷增加,同样引起代偿性肥大。当左心房、左心室失代偿后(左心衰),又依次出现肺淤血、肺动脉高压、右心室、右心房代偿性肥大,最终出现右心衰竭和全身静脉淤血。X线显示,4个心腔均肥大扩张,呈"球形心"。通常左房室瓣关闭不全多与狭窄合并存在。

(三)主动脉瓣狭窄

主动脉瓣狭窄(aortic valve stenosis)主要由风湿性主动脉炎引起,少数由先天发育异常或动脉粥样硬化引起的瓣膜钙化所致。心脏收缩期,左心室血液排出受阻,左室因压力负荷升高而发生代偿性肥大。血液在加压情况下,迅速通过狭窄的主动脉瓣口,产生漩涡与震动,引起主动脉瓣听诊区出现收缩期喷射性杂音。久之,左室失代偿后相继出现左心衰竭、肺淤血、肺动脉高压及右心衰竭。临床上可出现心绞痛、脉压减小,X线显示心脏呈"靴形心"。

(四)主动脉瓣关闭不全

主动脉瓣关闭不全(aortic valve insufficiency)除上述病因外,还可见于梅毒性主动脉炎、亚急性感染性心内膜炎、类风湿性主动脉炎等,引起瓣膜坏扩大而发生相对性主动脉瓣关闭不全。在心脏舒张时,主动脉部分血液经未完全关闭的瓣口反流回左心室,引起主动脉瓣听诊区出现舒张期吹风样杂音,左心室因容量负荷增加而发生代偿性肥大,久之同样依次发生左心衰竭、肺淤血、肺动脉高压和右心衰竭。临床上可出现脉压增大及周围血管征(如水冲脉、枪击音等)。

第七节 心肌炎和心肌病

一、心肌炎

心肌炎(myocarditis)是指各种原因引起的心肌局限性或弥漫性炎症。临床最常见为病毒性及细菌性心肌炎。孤立性心肌炎因易漏诊,在此也一并提及。

(一)病毒性心肌炎

病毒性心肌炎(viral myocarditis)是由亲心肌病毒引起的原发性心肌炎症。引起本病的常见病毒是柯萨奇B病毒(Coxsackie B virus)、埃可(ECHO)病毒、流感病毒等。病毒可直接损伤心肌细胞,也可通过 T 细胞介导的免疫反应而引起心肌的损伤。

病理变化:肉眼观,心脏体积增大,切面呈灰色或淡黄色,质软。光镜下,心肌细胞间质水肿,其间可见淋巴细胞和单核细胞浸润(图 12-10),将心肌分割成条索状,有的心肌断裂,并伴有心肌间质纤维化等改变。如炎症累及传导系统,临床表现为心律失常,病变严重者及婴幼儿可导致心力衰竭。

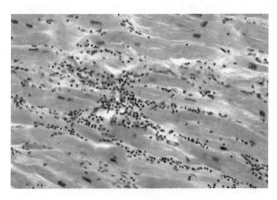

图 12-10 病毒性心肌炎
注 心肌间质内可见大量的淋巴细胞、单核细胞浸润。

(二)细菌性心肌炎

细菌性心肌炎(bacterial myocarditis)是由化脓菌引起的心肌化脓性炎。主要是全身性脓毒血症的继发性含菌栓子造成心脏小血管栓塞的结果。

病理变化:心肌和间质多发性的小脓肿形成,脓肿周围心肌细胞有不同程度变性、坏死和间质内大量以中性粒细胞为主的炎细胞浸润。

(三)孤立性心肌炎

孤立性心肌炎(isolated myocarditis)或称特发性心肌炎。1899 年由 Fiedler 首先描述,故又称 Fiedler 心肌炎。病因不明,多见于 20~50 岁的中青年,急性型常导致心脏扩张,可突发心衰而死亡。病理变化:根据组织学变化分为两型。

(1)弥漫性间质性心肌炎 主要是心肌间质或小血管周围有大量的淋巴细胞、单核细胞和巨噬细胞浸润。早期心肌细胞较少发生变性、坏死。病程较长者,心肌间质纤维化,心肌细胞肥大。

(2)特发性巨细胞性心肌炎 心肌内可见灶状坏死及肉芽肿形成。肉芽肿的中心多为红染、无结构的坏死物,周围有淋巴细胞、单核细胞、浆细胞或嗜酸性粒细胞浸润,并混有大量多核巨细胞。

二、心肌病

心肌病(cardiomyopathy)是指心肌病变伴心脏功能不全。至今病因不明,故又称原发性心肌病,目前根据临床表现结合病理改变,将其分为 3 型。

(一)扩张性心肌病

扩张性心肌病(dilated cardiomyopathy,DCM)以进行性心脏肥大、心腔扩张和收缩力下降为特征,又称为充血性心肌病。此型最常见,约占心肌病的90%。男多于女,以20～50岁高发。目前病因不明,但有人认为可能与病毒感染、酗酒、妊娠和基因遗传有关。

病理变化:肉眼观,心脏重量增加,可达500～800 g或以上。两侧心腔明显扩张,心室壁略厚或正常,心尖部室壁常呈钝圆形。左房室瓣和右房室瓣可因心室扩张导致关闭不全。心内膜增厚,常见附壁血栓。光镜下,心肌细胞不均匀性肥大、伸长,细胞核大、浓染,核型不整。肥大和萎缩的心肌细胞交错排列。心肌细胞常发生空泡变性、小灶性肌溶解,可见心肌间质纤维化和微小坏死灶或瘢痕灶。

临床上主要出现心力衰竭的症状和体征。心电图显示心肌劳损和心律不齐。部分病人可发生猝死。

(二)肥厚性心肌病

肥厚性心肌病(hypertrophic cardiomyopathy,HCM)主要特征是左心室显著肥厚、室间隔不对称增厚、舒张期心室充盈异常及左心室流出道受阻。本病常有家族史,多为常染色体显性遗传,目前认为是肌小节收缩蛋白基因突变所致。

病理变化:肉眼观,心脏增大,重量增加,成人心脏可达500 g以上。两侧心室壁肥厚,室间隔肥厚尤为突出,并呈不均匀性肥厚,明显突向左心室,故左室腔狭窄,左房室瓣及主动脉瓣下方心内膜增厚。光镜下,心肌细胞普遍高度肥大,核大、畸形、深染,心肌纤维排列紊乱。

临床上,可有心输出量下降,肺动脉高压导致的呼吸困难以及附壁血栓脱落造成的栓塞。

(三)限制性心肌病

限制性心肌病(restrictive cardiomyopathy,RCM)是以单或双心室充盈受限、舒张容积缩小为特征的心肌病。典型病变为心室内膜及内膜下心肌进行性纤维化,导致心室壁顺应性降低,心腔狭窄。本型心肌病较上述两型少见。

病理变化:肉眼观,心腔狭窄,心内膜及心内膜下纤维性增厚可达2～3 mm,灰白色,以心尖部较重,向上蔓延,累及右房室瓣或左房室瓣,造成关闭不全。光镜下,心内膜纤维化及玻璃样变,并可见钙化及附壁血栓。心内膜下心肌萎缩、变性,亦称心肌纤维化。

第八节 心 包 炎

心包炎(pericarditis)是由病原微生物和某些代谢产物引起的脏、壁层心外膜的炎症。多继发于变态反应性疾病、尿毒症、心脏创伤及恶性肿瘤转移等。

上述病因中,大多数引起急性心包炎,少数结核和真菌等可引起慢性心包炎。

一、急性心包炎

多为渗出性炎。按渗出物的主要成分可分为以下几种:

(一)浆液性心包炎

以浆液渗出为主要特征。一般由非感染性疾病引起,如风湿病、系统性红斑狼疮、硬皮病、肿瘤、尿毒症等。病毒感染亦可引起。累及心肌者又称为心肌心包炎。

(1)病理变化 心外膜血管扩张充血,血管壁通透性增高。心包腔有浆液性渗出物,伴少量中性粒细胞、淋巴细胞及单核细胞渗出。

（2）临床表现 病人胸闷不适。体检心界扩大、听诊心音远而弱。

（二）纤维素性及浆液纤维素性心包炎

最常见，常由系统性红斑狼疮、风湿病、尿毒症、结核、急性心肌梗死、心肌梗死后综合征及心外科手术引起。

（1）病理变化 肉眼观，心包表面附着一层粗糙的黄白色纤维蛋白渗出物，呈绒毛状，故称绒毛心。光镜下，渗出物由浆液、纤维蛋白、少量炎细胞和变性、坏死的组织构成。

（2）临床表现 心前区疼痛，听诊可闻及心包摩擦音。

（三）化脓性心包炎

由化脓菌侵袭心包所致。这些细菌可经多种途径侵入心包，如通过邻近的病变组织直接蔓延；经血道、淋巴道播散；心脏手术直接感染。

（1）病理变化 肉眼观，心包脏面覆盖一层较厚的呈灰绿色、浑浊而黏稠的脓性渗出物。光镜下，心外膜表面血管扩张充血，大量中性粒细胞浸润；渗出物内可见大量坏死的中性粒细胞及无结构粉染物质。炎症累及心脏周围组织，称纵隔心包炎。

（2）临床表现 除感染症状外，可伴有浆液性和纤维素性心包炎的症状、体征。当渗出物吸收不完全时，可发生机化，导致缩窄性心包炎。

（四）出血性心包炎

多由结核杆菌经血道感染引起，亦可由恶性肿瘤累及心包所致。心包腔含大量浆液性、血性积液。此外，心外科手术也可继发出血性心包炎，出血多时可致心包填塞。

二、慢性心包炎

1. 粘连性纵隔心包炎

常继发于化脓性心包炎、干酪样心包炎、心外科手术或纵隔放射性损伤之后。心外膜因纤维粘连而闭塞，并与纵隔及周围器官粘连。心脏因受心外膜壁层的限制和受到与周围器官粘连的牵制而负担增加，引起心脏肥大扩张。

2. 缩窄性心包炎

由于心包腔内渗出物机化和瘢痕形成，致心脏舒张期充盈受限，严重影响心输出量。多继发于化脓性心包炎、结核性心包炎和出血性心包炎。

第九节 心 功 能 不 全

血液在血管中周而复始地循环流动，不断给组织、细胞提供代谢所需的氧气和营养物质并及时带走各种代谢产物，因而使机体新陈代谢不断进行，生命得以维持。血液循环的动力来自心脏协调地收缩和舒张，心脏的这种活动犹如水泵一样，故也称心泵功能。在各种致病因素的作用下，心脏的舒缩功能障碍，使心泵功能降低，心输出量减少，以至不能满足机体代谢需要的病理生理过程称为心力衰竭（heart failure）。

心功能不全（cardiac insufficiency）包括了心泵功能受损但处于完全代偿阶段直至失代偿的

全过程,而心力衰竭则是指心功能不全的失代偿阶段,病人有心排出量减少和肺循环或体循环淤血的症状和体征,两者在本质上是相同的,只是在程度上有所区别,在临床实践中两者往往通用。

一、心功能不全的病因

(一)原因

1. 原发性心肌舒缩功能障碍

原发性心肌舒缩功能障碍是引起心功能不全的重要原因,常见于以下几种病变:

(1)心肌病变 如心肌炎、心肌梗死、心肌病和心肌纤维化等。

(2)心肌能量代谢障碍 如冠状动脉粥样硬化、严重贫血、低血压和严重的维生素 B_1 缺乏等。

2. 心脏负荷过重

心脏负荷过重可分为容量负荷过重和压力负荷过重。

(1)容量负荷过重 容量负荷又称前负荷,是指心脏收缩前所承受的负荷,相当于心室舒张末期容量。左心室容量负荷过重主要见于左房室瓣或主动脉瓣关闭不全;右心室容量负荷过重主要见于右房室瓣或肺动脉瓣关闭不全、室间隔缺损及高动力循环状态。

(2)压力负荷过重 压力负荷又称后负荷,是指心脏射血所要克服的阻力,即心脏收缩时所承受的阻力负荷。左心室压力负荷过重主要见于高血压、主动脉瓣狭窄;右心室压力负荷过重主要见于肺动脉高压、肺动脉瓣狭窄等。

(二)诱因

(1)感染 各种感染,尤其是呼吸道感染是最常见的诱因。它可通过多种途径诱发心功能不全,如感染时发热使心率加快,增加心肌耗氧量,同时使舒张期缩短,心肌供氧不足;内毒素直接抑制心肌收缩;呼吸道感染加重右心室后负荷等。

(2)心律失常 心律失常,尤其是快速型心律失常,可使心肌耗氧量增加、心室充盈障碍;同时,舒张期缩短妨碍冠状动脉血液灌流,易诱发心功能不全。

(3)其他诱因 酸碱平衡及电解质代谢紊乱、妊娠与分娩、过度劳累、情绪激动、输液过多过快、甲状腺功能亢进、洋地黄中毒、创伤及手术等均可诱发心功能不全。

二、心力衰竭的分类

(一)按心力衰竭发生的部位分类

(1)左心衰竭 左心室病变发生率较高,故左心衰竭为心力衰竭中最常见的类型。多见于高血压性心脏病、冠心病、主动脉瓣狭窄及关闭不全等。左心衰竭的主要临床表现为肺淤血、肺水肿及心输出量减少所致的重要脏器供血不足等。

(2)右心衰竭 较少见,常见于阻塞性肺疾患、肺动脉高压、肺动脉瓣狭窄、某些先天性心脏病等,亦可继发于左心衰竭,它们主要通过加重右心室后负荷而导致心力衰竭发生。右心衰竭的主要临床表现为体循环淤血、静脉压升高、下肢甚至全身性水肿等。

(3)全心衰竭 指左、右心功能都衰竭。可见于病变同时侵犯左、右心室,如心肌炎、心肌病等;也可由一侧心力衰竭波及另一侧演变而来。临床上有左右两侧心力衰竭的表现。

（二）按心力衰竭发生的速度分类

（1）急性心力衰竭 发病急骤，心脏常来不及充分发生代偿，多见于急性大面积心肌梗死、严重心肌炎，也可见于慢性心力衰竭的急性发作。临床表现为肺水肿、心源性休克、昏迷等。

（2）慢性心力衰竭 发病缓慢，机体有充分时间动员代偿机制，常有心肌肥大、心腔扩张和血容量增加等代偿反应。多由心瓣膜病、高血压病、肺动脉高压等心血管系统病变逐渐加重引起。慢性心力衰竭的临床表现为心输出量减少、淤血、水肿等。当心力衰竭呈慢性经过时，由于钠、水潴留和血容量增加，病人出现心腔扩大、静脉淤血及组织水肿的表现，称充血性心力衰竭（congestive heart failure CHF）。

（三）按心输出量的高低分类

（1）低输出量性心力衰竭 最常见，指心力衰竭时心输出量低于正常人的平均水平。见于心瓣膜病、冠心病、心肌炎和高血压性心脏病等引起的心力衰竭。

（2）高输出量性心力衰竭 心力衰竭发生时病人的心输出量较发病前有所下降，但心输出量的绝对值仍接近或高于正常人水平，即出现"高动力循环状态"。尽管如此，心输出量仍不能满足病人的代谢需要，因此称为高输出量性心衰。多继发于代谢增高或某些心脏前负荷增高的疾病，如甲亢、严重贫血、维生素 B_1 缺乏和动-静脉瘘等。

三、心力衰竭的发病机制

心力衰竭的发病机制比较复杂，迄今尚未完全阐明。但一般认为心力衰竭的基本机制为心肌的舒缩功能障碍。

心脏收缩的正常分子学基础包含以下几个方面：①收缩蛋白，主要包括肌球蛋白（myosin）和肌动蛋白（actin）。心肌收缩的基本单位是肌节，肌节由粗细两种肌丝组成。肌球蛋白为粗肌丝的主要成分，呈长杆状，一端游离形成横桥，其顶端呈球形膨大，具有 ATP 酶活性。肌动蛋白位于细肌丝上，呈球形，互相串联成双螺旋形的细长纤维；它有特殊的作用点，可与肌球蛋白的横桥可逆性地结合。②调节蛋白，主要由肌钙蛋白（troponin）和向肌球蛋白（tropomyosin）组成。肌钙蛋白由 3 个亚单位构成，分别是向肌球蛋白亚单位（TnT）、肌球蛋白亚单位（TnC）和抑制亚单位（TnI）。向肌球蛋白呈杆状，嵌在肌动蛋白双螺旋的沟槽内。肌钙蛋白可以与 Ca^{2+} 和向肌球蛋白可逆性结合，封闭或开启肌动蛋白上的作用点，实现对心肌舒缩的调节。③ATP，为粗细肌丝的滑动提供能量。④兴奋-收缩耦联，当心肌兴奋时，肌膜除极化，肌浆网大量释放 Ca^{2+}，一部分细胞外 Ca^{2+} 也通过钙通道进入细胞内，导致胞质内 Ca^{2+} 浓度升高。此时 Ca^{2+} 便与肌钙蛋白和向肌球蛋白结合形成钙-肌钙蛋白-向肌球蛋白复合体，使肌钙蛋白变构，解除了对肌动蛋白的抑制，肌动蛋白的作用点与肌球蛋白的横桥结合。与此同时，Ca^{2+} 又激活肌球蛋白头部的 ATP 酶，水解 ATP 释放能量，启动肌球蛋白定向偏转，使肌动蛋白细肌丝沿着肌球蛋白构成的粗肌丝向肌节中央滑行，结果使肌节缩短，心肌收缩。反之，当心肌收缩后复极化时，肌浆网通过钙泵摄取 Ca^{2+}，同时部分 Ca^{2+} 又转移至细胞外，使胞质内 Ca^{2+} 浓度迅速降低，Ca^{2+} 与肌钙蛋白解离，细肌丝滑向原位，心肌纤维由收缩转向舒张状态，此过程称兴奋-收缩耦联。

（一）心肌的收缩功能障碍

心肌的收缩功能是决定心输出量的关键因素，因而心肌收缩功能减弱是造成心力衰竭最重要的机制。从上述心肌舒缩的分子基础看，决定心肌收缩的基本因素为心肌收缩蛋白、正常的能量代谢和兴奋-收缩耦联。当以上任何一个因素发生明显改变时,都可导致心力衰竭。

1. 收缩相关蛋白的破坏

心肌细胞死亡后,与心肌收缩相关的蛋白质随即被分解,心肌收缩力随之下降。心肌细胞的死亡包括坏死和凋亡两种方式。

(1)心肌细胞坏死　当心肌受到各种严重的损伤性因素,如严重缺血缺氧、感染、中毒等的作用后,心肌细胞发生坏死。坏死细胞由于溶酶体破裂,释放大量的酶而发生自溶,与收缩相关的蛋白也在此过程中被破坏,心肌收缩力下降。

(2)心肌细胞凋亡　凋亡引起的心肌细胞数量减少在心力衰竭发病中也起到重要作用。在心力衰竭的发生发展过程中出现的许多病理因素,如负荷过重、某些细胞因子(如 TNF)、缺血缺氧及神经内分泌失调都可诱导心肌细胞凋亡。对心力衰竭病人心肌标本的研究证实,心肌凋亡指数高达 35.5%。

2. 心肌能量代谢紊乱

心肌收缩是一个主动耗能过程,Ca^{2+} 的转运和肌丝的滑动都需要 ATP 的参与。因此,能量生成、储存和利用的任何一个环节发生障碍都会影响到心肌的收缩功能。临床上最常见的是能量生成和利用障碍引起的心肌收缩功能减弱。

(1)能量生成障碍　缺血性心脏病、严重贫血、休克等造成心肌缺血缺氧;维生素 B_1 缺乏造成乙酰辅酶 A 生成减少,这些都使心肌有氧代谢发生障碍,ATP 生成不足,从而直接影响心肌的收缩功能。

(2)能量利用障碍　心肌细胞内 ATP 经肌球蛋白头部 ATP 酶作用水解,为心肌收缩提供能量。临床上,由于能量利用障碍而发生心力衰竭最常见的原因是心肌过度肥大。过度肥大的心肌,其肌球蛋白头部 ATP 酶的活性降低,不能正常利用 ATP,使心肌收缩功能减弱。

3. 心肌兴奋-收缩耦联障碍

Ca^{2+} 将心肌兴奋(电活动)和收缩(机械活动)耦联在一起,发挥了极为重要的作用。任何影响 Ca^{2+} 转运、分布的因素都会导致心肌兴奋-收缩耦联异常,进而影响心肌的收缩性。

(1)肌浆网对 Ca^{2+} 摄取、储存和释放障碍　肌浆网摄取 Ca^{2+} 需依靠肌浆网上的钙泵,在 ATP 提供能量的条件下才能实现。心力衰竭时,钙泵活性降低,肌浆网摄取和贮存 Ca^{2+} 不足,使下一次收缩前可释放的 Ca^{2+} 减少。Ry-受体是肌浆网上重要的 Ca^{2+} 释放通道,心力衰竭时 Ry-受体蛋白及其 mRNA 均减少,使肌浆网释放 Ca^{2+} 量下降。细胞内酸中毒时,肌浆网内 Ca^{2+} 储存量减少,使肌浆网释放 Ca^{2+} 减少,造成心肌兴奋-收缩耦联障碍。

(2)细胞外 Ca^{2+} 内流受阻　心肌兴奋时一部分 Ca^{2+} 来自细胞外,这部分 Ca^{2+} 不但直接使胞质内 Ca^{2+} 浓度升高,而且可诱发肌浆网释放 Ca^{2+}。细胞外 Ca^{2+} 内流,有两种通道:膜电压依赖性钙通道和受体操纵性钙通道,后者受细胞膜上 β 受体和某些激素调控。当去甲肾上腺素与 β 受体结合时,可激活腺苷酸环化酶使 ATP 转化为 cAMP,cAMP 使胞膜上的受体依赖性钙通道开放,Ca^{2+} 进入细胞内。当各种病因,如重度心肌肥大时,细胞内内源性去甲肾上腺素明显减少,膜上 β 受体密度和腺苷酸环化酶活性降低,使 Ca^{2+} 内流受阻,从而影响心肌兴奋-收缩耦联。

(3)肌钙蛋白与 Ca^{2+} 结合障碍　心力衰竭造成心肌缺血、缺氧,糖酵解增强,发生酸中毒。心肌细胞内 H^+ 浓度增高,H^+ 与肌钙蛋白的亲和力远高于 Ca^{2+},可竞争性抑制 Ca^{2+} 与肌钙蛋白结合,从而妨碍兴奋-收缩耦联。

(二)心脏舒张功能障碍

心脏的射血不仅取决于心脏的收缩功能,还取决于心脏的舒张功能。通过舒张过程实现心

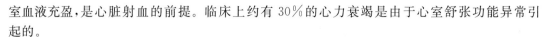

室血液充盈,是心脏射血的前提。临床上约有 30% 的心力衰竭是由于心室舒张功能异常引起的。

1. 钙离子复位延缓

心肌收缩完毕后,产生舒张的首要因素是胞质内 Ca^{2+} 要迅速降至"舒张阈值"(10^{-7} mol/L),这样 Ca^{2+} 才能与肌钙蛋白脱离,使肌钙蛋白恢复原来的构型。当心肌缺血、缺氧时,ATP 供应不足和肌浆网的钙泵活性降低使肌浆网摄取 Ca^{2+} 减少,Ca^{2+} 不能迅速降至与肌钙蛋白分离的水平,最终影响心脏的舒张过程。

2. 肌球-肌动蛋白复合体解离障碍

心肌的舒张过程实际上是肌球-肌动蛋白复合体解离、分开的过程。它不但需要 Ca^{2+} 从肌钙蛋白解离,而且需要 ATP 的参与。当缺血缺氧等导致 ATP 缺乏时,肌球-肌动蛋白复合体不能分离,心肌处于持续收缩状态,严重影响心脏的舒张过程。

3. 心室舒张势能降低

心室收缩后几何构型的改变可产生一种促使心室复位的舒张势能。心室收缩越好舒张势能越大,对心室的舒张也越有利。因此,所有造成心肌收缩功能减弱的因素都会减少心室的舒张势能。另外,心室舒张期冠状动脉充盈也是促使心脏舒张的一个重要因素。当各种原因造成冠脉灌流不足时,心室舒张势能降低,影响心室的舒张过程。

4. 心室顺应性降低

心室顺应性是指心室在单位压力变化下所引起的容积改变(dv/dp),其倒数(dp/dv)即为心室僵硬度。心肌肥大、心肌炎、心肌纤维化时,室壁僵硬度增加,致使心室顺应性降低,妨碍了心室的充盈。

(三)心脏各部分舒缩活动不协调

心输出量的维持除了受心肌舒缩功能的影响外,还需要心房和心室、左心和右心舒缩活动的协调一致。破坏心脏舒缩在时间和空间上的协调性,将使心泵功能紊乱而导致心输出量下降,这也是心力衰竭的发病机制之一。常见原因为心肌梗死、心肌炎等病变诱发的各种类型的心律失常。心律失常可使心脏各部舒缩活动的协调性遭到破坏,严重影响心输出量。此外,两侧心室不同步舒缩时,心输出量也明显下降。

四、心功能不全时机体的代偿

心肌受损或心脏负荷加重时,体内可出现一系列的代偿活动。通过代偿反应,心输出量能满足机体正常活动而暂时不出现心力衰竭的临床表现为完全代偿;若心输出量仅能满足机体轻度体力活动或安静状态下的需要称不完全代偿;如果心输出量不能满足安静状态下的需要,而出现明显的心力衰竭表现则为代偿失调。由于急性心力衰竭发展较快,机体往往不能充分代偿;慢性心力衰竭发展缓慢,机体可较充分地发挥代偿功能,在相当长的时间内维持相对正常的生命活动。

(一)心脏代偿反应

1. 心率加快

心率加快是一种快速代偿反应。心率加快在一定范围内可以提高心输出量,但超过一定限度(成人>180 次/分)时,心输出量又会下降。其原因是心率加快,心肌耗氧量增加;同时,舒张期缩短影响冠脉血供和心室充盈,最终影响心输出量。因此,心率过快将会失去代偿作用。

2. 心脏紧张源性扩张

心脏紧张源性扩张是心脏病尤其是伴有前负荷增大时,机体增加心输出量的重要代偿方式。在一定范围内(肌节长度为 1.7~1.9 μm),随肌节长度增加,收缩力逐渐加大。这种心室扩张、容量加大并伴有收缩力增强的心脏扩张,称为紧张源性扩张,具有代偿作用。主要是有效横桥数目逐渐增多所致。当肌节长度为 2.2 μm 时,有效横桥数目最多,心肌产生的收缩力也最大。但当心室扩张导致肌节长度超过 2.2 μm 时,其收缩力反而下降。这种伴有心肌收缩力下降的心脏扩张称为肌源性扩张,是代偿失调后出现的扩张,主要是由于随心脏扩张有效横桥数目逐渐减少造成的。当肌节长度达到 3.6 μm 时,粗、细肌丝不能重叠,则丧失收缩能力。

3. 心肌肥大

心肌肥大是指心肌细胞体积增大,重量增加。心肌肥大有向心性肥大和离心性肥大两种。不伴有心腔扩大的心肌肥大称向心性肥大,多在后负荷过重的基础上发生;伴有心腔扩大的心肌肥大称离心性肥大,多在前负荷过重的基础上发生。心肌肥大时,心肌的收缩力增加,具有明显的代偿作用,但是肥大心肌的毛细血管总数相对不足,氧的弥散间距增大,使心肌细胞处于相对缺血缺氧的状态,因此,单位重量肥大心肌的收缩力小于单位重量的正常心肌。一旦心脏负荷和心肌损害进一步加重,心肌收缩力就会很快下降,从而出现一系列失代偿的表现。

(二)心外代偿反应

1. 血容量增加

心输出量减少时,肾血流量减少,引起肾小球滤过率下降;同时,由于肾素-血管紧张素-醛固酮系统被激活,可促进肾小管对钠、水的重吸收,使得血容量增加。血容量增加在一定范围内可提高心输出量和组织的血液灌流量,具有代偿意义;但钠、水潴留过多,不仅会出现水肿,而且会加重心脏前负荷,从而失去代偿作用。

2. 血流重分布

心输出量减少和动脉充盈不足,可引起交感-肾上腺髓质系统兴奋,导致外周阻力增加和血流重分布:皮肤和腹腔脏器的血供减少,而保证心、脑等重要脏器的血供,具有代偿意义。但慢性或严重心力衰竭,由于外周阻力增高,加之钠、水潴留,可使心脏前后负荷都增加。

3. 红细胞增多

心功能不全造成循环性缺氧,可刺激促红细胞生成素(EPO)的释放。EPO 促进骨髓造血,使血红蛋白和红细胞增多,有利于提高血液携氧能力;但红细胞过多,又会造成血黏度增加,加重心脏后负荷。

4. 组织利用氧的能力增强

心功能不全时,细胞内线粒体数目增加,线粒体生物氧化酶活性增强,对组织利用氧有促进作用。

(三)神经-体液的代偿反应

1. 交感-肾上腺髓质系统兴奋

心功能受损时,心输出量显著下降,有效循环血量减少,这对机体是一个强烈的应激信号,从而交感-肾上腺髓质系统兴奋,儿茶酚胺分泌增多,可导致心率加快,心肌收缩力加强,心输出量迅速回升,有利于组织灌流的改善。同时,在血流重分布效应中,肾血流减少,肾小球滤过率降低,肾小管重吸收增加,以确保有足够的循环血量。

2. 肾素-血管紧张素-醛固酮系统激活

交感-肾上腺髓质系统的激活可进一步带动其他神经-体液因素的变化,主要是肾素-血管紧张素-醛固酮系统被激活。血管紧张素Ⅱ可增强交感-肾上腺髓质系统的心血管效应,还可刺激内皮素的合成和释放,后者具有强烈的缩血管和正性肌力作用;另外,醛固酮可加强对钠、水的重吸收,有利于扩容。

心功能不全的病因如不能及时消除,上述代偿反应长期持续下去,会造成心脏负荷过大,心肌耗氧量增加及水钠潴留,最终失去代偿作用。

五、心功能不全时机体主要的功能代谢变化

心功能不全时机体发生一系列功能代谢变化的根本原因在于心泵功能降低,其临床表现从血流动力学角度来看,大致可归为两类:静脉淤血综合征和低排出量综合征。

(一)静脉淤血综合征

1. 肺循环淤血

左心衰竭可引起肺循环淤血,严重时可出现肺水肿。产生肺循环淤血的病理生理基础主要是左心衰竭时,心输出量减少造成左心室舒张末期压力上升,并带动左房压升高,肺静脉回流障碍,致使肺循环毛细血管静脉压升高,造成肺淤血。肺循环淤血主要表现为各种形式的呼吸困难和肺水肿。

(1)呼吸困难 肺淤血、水肿使得肺的顺应性降低,支气管黏膜肿胀及气道内分泌物潴留,导致气道阻力增大和肺间质水肿,压力增高刺激肺毛细血管旁感受器引起反射性浅快呼吸。根据肺淤血和水肿的严重程度,呼吸困难可有不同的表现形式。

1)劳力性呼吸困难:指病人因进行体力活动而发生的呼吸困难,休息后症状可减轻或消失。其发生机制:①体力活动时机体需氧增加,但衰竭的左心不能提供与之相适应的心输出量,机体缺氧加剧,CO_2潴留,刺激呼吸中枢产生"气急"症状;②体力活动时心率加快,舒张期缩短。一方面冠脉灌注不足,加剧心肌缺氧;另一方面,左心室充盈减少加重肺淤血;③体力活动时,回心血量增多,肺淤血加重,肺顺应性降低,通气做功增大,病人感到呼吸困难。

2)端坐呼吸:心功能不全病人平卧可加重呼吸困难,而被迫采取端坐或半卧位以减轻呼吸困难的状态称为端坐呼吸。其发生机制:①端坐时部分血液因重力关系转移到身体下部,减轻肺部淤血;②端坐时,膈肌位置相对下移,增加胸腔容积,改善通气;③端坐位可减少下肢水肿液的吸收,从而缓解肺淤血。

3)夜间阵发性呼吸困难:病人在熟睡后突然感到胸闷而坐起,伴有咳嗽、喘息及哮鸣音等称为夜间阵发性呼吸困难,又称心性哮喘,是左心衰竭的典型表现。其发生机制:①病人平卧后,胸腔容积减少,不利于通气;②入睡后,迷走神经相对兴奋,使支气管收缩,气道阻力增大;③睡眠时中枢神经系统处于相对抑制状态,神经反射的敏感性降低,故只有在缺氧严重时,才能刺激呼吸中枢,使病人突感呼吸困难而惊醒。

(2)肺水肿 是急性左心衰最严重的表现,此时病人可咳出粉红色泡沫痰。多见于大面积的急性左心室心肌梗死和严重的心律紊乱者,亦可见于慢性心功能不全发生劳力性或夜间阵发性呼吸困难时。其发病机制主要为毛细血管压急剧升高和缺氧导致的毛细血管壁通透性加大。

2. 体循环淤血

体循环淤血是全心衰竭或右心衰竭的结果,主要表现为体循环静脉系统过度充盈,压力增高,内脏器官充血水肿等。

(1)静脉淤血 由于右心衰竭,静脉回流障碍,加之水钠潴留,体循环静脉系统有大量血液淤积。临床主要表现为:颈静脉怒张、肝颈静脉回流征阳性等。

（2）水肿　是全心衰竭特别是右心衰竭的主要表现之一。水钠潴留和毛细血管压升高是心性水肿最主要的发病因素。可表现为皮下水肿、腹水、胸腔积液等。

（3）肝大、压痛和肝功能异常　95％以上的右心衰竭病人伴有肝大，主要是因为右房压升高和静脉系统淤血，使肝静脉压上升，导致肝脏淤血、肿大，肝包膜紧张，引起疼痛和压痛。长时间肝淤血，可使肝细胞发生萎缩、变性及坏死，进而出现淤血后性肝硬化和肝功能异常。

（二）低排出量综合征

心功能不全最根本的血流动力学变化是心输出量绝对或相对减少。心脏储备能力降低是心功能不全时最早出现的改变，进而心输出量明显下降，反映心泵功能的各种指标发生变化，出现一系列外周血液灌注不足的症状与体征，严重时可发生心源性休克。

1. 皮肤苍白或发绀

由于心输出量不足，加上交感神经兴奋，皮肤血管收缩，病人皮肤苍白，皮温降低。严重时，由于血中脱氧血红蛋白超过 50 g/L，则会出现发绀。

2. 疲乏无力、失眠、嗜睡

心功能不全时身体各部肌肉的血供减少，能量代谢水平降低，不能为肌肉的活动提供充足的能量，因此病人常感疲乏无力。轻度心功能不全时由于代偿反应，脑血流可保持在正常水平，但当心功能不全失代偿后，脑血流开始下降。中枢神经系统对缺氧十分敏感，供氧不足会导致脑功能紊乱。病人出现头痛、失眠等症状，严重时则会出现嗜睡，甚至昏迷。

3. 尿量减少

心功能不全时，由于心输出量下降，加上交感神经兴奋使肾动脉收缩，造成肾脏血液灌流减少，肾小球滤过率下降；同时，肾小管重吸收功能增强，造成尿量减少。

4. 心源性休克

轻度心功能不全由于代偿作用，心输出量虽有所下降，但动脉血压仍可维持相对正常。急性或严重心功能不全时，由于心输出量急剧减少，动脉血压也随之下降，组织微循环的灌流量显著减少，机体就会陷入休克状态。心源性休克多见于急性左心衰竭。

第十三章

呼吸系统疾病

学习目标

掌握 大、小叶性肺炎的病理变化和临床病理联系；慢性阻塞性肺疾病的病理变化；鼻咽癌和肺癌的组织学类型；呼吸衰竭的病因和发生机制。

熟悉 大、小叶性肺炎的病因、发病机制和并发症；硅肺的病因、发病机制、病理变化、分期和病变特点；肺源性心脏病的病因、发病机制、病理变化和临床病理联系；鼻咽癌和肺癌的病因、病理变化和扩散途径；呼吸衰竭时主要功能和代谢变化。

了解 支原体肺炎和严重急性呼吸综合征的病理变化；慢性阻塞性肺疾病的病因、发病机制和临床病理联系；成人呼吸窘迫综合征和新生儿呼吸窘迫综合征的病因、发病机制和病理变化；呼吸衰竭防治的病理生理基础。

呼吸系统与外界相通，在进行气体交换过程中，环境中的有害物质，如粉尘、有害气体、病原微生物等，也可随空气吸入呼吸道和肺而引起疾病。

呼吸系统由鼻、咽、喉、气管、支气管和肺组成，是通气和换气的器官。传导性气道管壁被覆纤毛柱状上皮；各级支气管的上皮细胞、杯状细胞和腺体构成纤毛-黏液排送系统，对呼吸道有很强的自净防御功能；肺泡由Ⅰ型和Ⅱ型肺泡上皮细胞覆盖，肺泡的巨噬细胞又称为尘细胞，不仅具有吞噬功能，还可摄取和处理抗原，增强淋巴细胞的免疫活性。

呼吸系统疾病中以感染性疾病最多见，尤其是细菌性肺炎等，由于大气污染、吸烟和其他因素的影响，慢性阻塞性肺疾病、肺癌、职业性肺疾病、慢性肺源性心脏病等也很常见。

第一节　肺　炎

肺炎（pneumonia）通常指肺的急性渗出性炎症，是呼吸系统的常见病。肺炎种类繁多，根据病因不同，可分为细菌性肺炎、病毒性肺炎、支原体肺炎、真菌性肺炎和寄生虫性肺炎。根据肺部炎症发生的部位，可分为肺泡性肺炎和间质性肺炎。根据病变累及的范围，又可分为大叶性肺炎、小叶性肺炎和节段性肺炎。按病变的性质又可分为浆液性、纤维素性、化脓性、出血性、干酪性及肉芽肿性肺炎等。

一、细菌性肺炎

(一) 大叶性肺炎

大叶性肺炎(lobar pneumonia)是主要由肺炎球菌引起的以肺泡内弥漫性纤维素渗出为主的炎症,病变始于局部肺泡,累及肺大叶的全部或大部。临床起病急,主要症状为寒战高热、咳嗽、胸痛、呼吸困难和咳铁锈色痰,检查有肺实变体征及外周血白细胞增多等。本病多见于青壮年。

1. 病因和发病机制

大叶性肺炎90%以上是由肺炎链球菌引起,其中以3型最常见。此外,肺炎杆菌、金黄色葡萄球菌、流感嗜血杆菌等也可引起。肺炎链球菌存在于正常人鼻咽部,当受寒、醉酒、疲劳和麻醉时,呼吸道的防御功能减弱,机体抵抗力降低,易致细菌侵入肺泡而诱发本病。

2. 病理变化及临床病理联系

大叶性肺炎的主要病理变化为肺泡腔内的纤维素性炎,常发生于单侧肺,多见于左肺或右肺下叶。典型的自然发展过程大致可分为4期。

(1) 充血水肿期 发病的第1~2天,肉眼观,病变肺叶肿胀,暗红色。镜下见肺泡间隔内毛细血管弥漫性扩张充血,肺泡腔内有多量的浆液性渗出液,其内混有少量的红细胞、中性粒细胞和巨噬细胞(图13-1)。渗出液中常可检出肺炎链球菌。此期病人因毒血症而寒战、高热及外周血白细胞计数升高。胸部X线检查显示片状分布的模糊阴影。

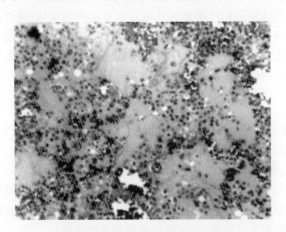

图13-1 大叶性肺炎充血水肿期
注 肺泡间隔内毛细血管弥漫性扩张充血,肺泡腔内有多量的浆液性渗出液,
其内混有少量的红细胞、中性粒细胞等。

(2) 红色肝样变期 一般于发病后的第3~4天,肉眼观,肿大的肺叶充血呈暗红色,质地变实,似肝脏外观,故称红色肝样变期。镜下见肺泡间隔内毛细血管仍处于扩张充血状态,而肺泡腔内则充满纤维素及大量红细胞,其间夹杂少量中性粒细胞和巨噬细胞(图13-2)。此期渗出物中仍能检测出多量的肺炎链球菌。X线检查可见大片致密阴影。若病变范围较广,病人动脉血中氧分压因肺泡换气和肺通气功能障碍而降低,可出现发绀、呼吸困难等缺氧症状。肺泡腔内的红细胞被巨噬细胞吞噬、崩解后,形成含铁血黄素随痰液咳出,致使痰液呈铁锈色。

(3) 灰色肝样变期 发病后的第5~6天,肉眼观,病变肺叶仍肿大,但充血消退,由红色逐

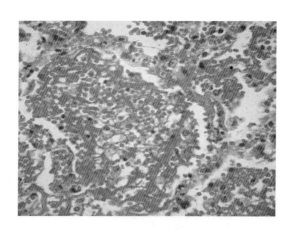

图 13－2　大叶性肺炎红色肝变期

注　肺泡间隔内毛细血管仍处于扩张充血状态,而肺泡腔内则充满纤维素及大量红细胞,
其间夹杂少量中性粒细胞。

渐转变为灰白色,质实如肝,故称灰色肝样变期。镜下见肺泡腔内渗出的纤维素增多,纤维素网中有大量中性粒细胞,因肺泡壁毛细血管受压迫,肺泡腔内几乎很少见到红细胞(图 13－3)。此期肺泡虽仍不能充气,但病变肺组织内因肺泡间隔毛细血管受压,血流量显著减少,使静脉血氧含量不足反而减轻,故缺氧状况得以改善。病人的其他临床症状开始减轻,咳出的铁锈色痰逐渐转为脓性痰。渗出物中的致病菌被中性粒细胞吞噬杀灭,故不易检出细菌。X线检查仍可见大片致密阴影。

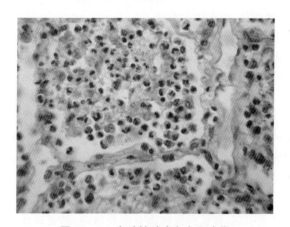

图 13－3　大叶性肺炎灰色肝变期

注　肺泡腔内渗出的纤维素增多,纤维素网中有大量中性粒细胞,肺泡壁毛细血管受压迫。

　　(4) 溶解消散期　发病后 1 周左右进入该期。此时机体的防御功能显著增强,病菌完全消灭。肺泡腔内中性粒细胞变性坏死,并释放出大量蛋白水解酶将渗出物中的纤维素溶解(图 13－4)。肺内实变病灶消失,病变肺组织质地较软。肺内炎症病灶完全溶解消散后,肺组织结构和功能恢复正常。病人体温下降,临床症状和体征逐渐减轻、消失,胸部 X 线检查恢复正常。此期历时 1~3 周。

　　如今,由于在大叶性肺炎的早期即开始对病人使用抗生素类药物,故已很少见到典型的 4 期病变过程,病程也明显缩短。

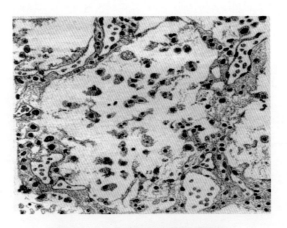

图 13-4 大叶性肺炎溶解消散期

注 肺泡腔内中性粒细胞变性坏死,
并释放出大量蛋白水解酶将渗出物中的纤维素溶解。

3. 并发症

大叶性肺炎的并发症现已少见。

(1)肺肉质变 亦称机化性肺炎。由于肺内炎性病灶中中性粒细胞渗出过少,释放的蛋白酶量不足以溶解渗出物中的纤维素,大量未能被溶解吸收的纤维素即被肉芽组织取代而机化。病变肺组织呈褐色肉样外观,故称肺肉质变。

(2)肺脓肿及脓胸 当病原菌毒力强大或机体抵抗力低下时,由金黄色葡萄球菌和肺炎链球菌混合感染者,易并发肺脓肿,并常伴有脓胸。

(3)败血症或脓毒败血症 严重感染时,细菌侵入血液大量繁殖并产生毒素所致。

(4)感染性休克 见于重症病例,是大叶性肺炎的严重并发症。主要表现为严重的全身中毒症状和微循环衰竭,故又称中毒性或休克性肺炎,临床病死率较高。

(二)小叶性肺炎

小叶性肺炎(lobular pneumonia)主要由化脓性细菌引起,是以肺小叶为病变单位的急性化脓性炎症。病变常以细支气管为中心,故又称支气管肺炎(bronchopneumonia)。主要发生于小儿、体弱老人及久病卧床者。

1. 病因和发病机制

小叶性肺炎大多由细菌引起,常见的致病菌有葡萄球菌、肺炎球菌、流感嗜血杆菌等。小叶性肺炎的发病常与上述细菌中致病力较弱的菌群有关,它们通常是口腔或上呼吸道内的常驻菌群。当患传染病或营养不良、恶病质、昏迷、麻醉和手术后等状况下,由于机体抵抗力下降,呼吸系统防御功能受损,这些细菌就经呼吸道侵入肺组织,引起小叶性肺炎。因此,小叶性肺炎常是某些疾病的并发症,如麻疹后肺炎、手术后肺炎、吸入性肺炎等。

2. 病理变化

小叶性肺炎的病变特征是以细支气管为中心的肺组织化脓性炎症。

(1)肉眼观 双肺表面和切面散在分布实变病灶,以下叶和背侧多见。病灶大小不一,直径多在 1 cm 左右(相当于肺小叶范围),形状不规则。严重病例,病灶可互相融合成片,有时甚至累及整个大叶。

（2）镜下观　病灶支气管、细支气管管腔及其周围的肺泡腔内出现较多中性粒细胞、少量红细胞及脱落的肺泡上皮细胞。病灶周围肺组织充血，可有浆液渗出，部分肺泡过度扩张，肺泡呈代偿性肺气肿（图13-5）。

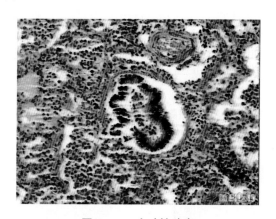

图13-5　小叶性肺炎

注　灶性实变的肺组织，中央为病变的细支气管，
管腔内及其周围肺泡腔内充满以中性粒细胞为主的炎性渗出物。

3. 临床病理联系

因小叶性肺炎多为其他疾病的并发症，其临床症状常被原发疾病所掩盖，但发热、咳嗽和咳痰仍是本病通常最常见的症状。炎症渗出物刺激支气管黏膜引起咳嗽，痰液往往为黏液脓痰。因病变常呈小灶性分布，故肺实变体征不明显，X线检查可见肺内散在不规则小片状模糊阴影。由于病变部位细支气管和肺泡腔内含有渗出物，听诊可闻及湿性啰音。

4. 结局和并发症

经及时有效治疗，本病大多可以痊愈。婴幼儿、年老体弱者，特别是并发其他严重疾病者，预后大多不良。

小叶性肺炎的并发症远较大叶性肺炎多，且危险性也大，较常见的有呼吸功能不全、心功能不全、脓毒血症、肺脓肿和脓胸等。

二、支原体肺炎

支原体肺炎（mycoplasmal pneumonia）是由肺炎支原体引起的一种间质性肺炎。儿童和青少年发病率较高，秋、冬季发病较多，主要经飞沫传播，常为散发性，偶尔流行。病人起病较急，多有发热、乏力、咽喉痛及顽固而剧烈的咳嗽、气促和胸痛，咳痰常不显著。大多数支原体肺炎病人预后良好。

病理变化：肺炎支原体感染可波及整个呼吸道，引起上呼吸道炎、气管炎、支气管炎及肺炎。肉眼观，肺部病变常累及一叶肺组织，以下叶多见，也偶可波及双肺。病变主要发生于肺间质，故病灶实变不明显，呈暗红色，切面可有少量红色泡沫状液体溢出。镜下见病变区内肺泡间隙明显增宽，血管扩张、充血，间质水肿伴大量淋巴细胞、单核细胞和少量浆细胞浸润。通常肺泡腔内无炎细胞渗出或仅见少量浆液。

三、病毒性肺炎

病毒性肺炎（viral pneumonia）常由上呼吸道病毒感染向下蔓延所致，引起该类肺炎常见的病毒有流感病毒，其次为呼吸道合胞病毒、腺病毒、单纯疱疹病毒等。除流感病毒外，其余病毒所致肺炎多见于儿童。此类肺炎发病临床症状差别较大,除有发热和全身中毒症状外,还表现为频繁咳嗽、气急等。

病理变化:病毒性肺炎主要表现为肺间质的炎症。肉眼观,病变常不明显,病变肺组织因充血水肿而轻度肿大。镜下观,通常表现为肺泡间隔明显增宽,其内血管扩张、充血,间质水肿及淋巴细胞、单核细胞浸润,肺泡腔内一般无渗出物或仅有少量浆液。病变较严重时,肺泡腔内则出现由浆液、少量纤维素、红细胞及巨噬细胞混合成的渗出物。某些病例渗出现象明显,其肺泡腔内渗出的浆液常浓缩,在肺泡面形成一层红染的膜状物,称为透明膜。此外细支气管上皮和肺泡上皮也可增生、肥大,并形成多核巨细胞。在增生的上皮细胞和多核巨细胞内可见病毒包涵体。病毒包涵体呈圆形或椭圆形,约红细胞大小,其周围常有一清晰的透明晕(图 13-6)。检见病毒包涵体是病理组织学诊断病毒性肺炎的重要依据。

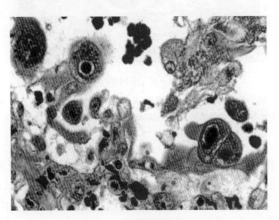

图 13-6 病毒包涵体

注 病毒包涵体呈圆形或者椭圆形,约红细胞大小,其周围常有一清晰的透明晕。

四、严重急性呼吸综合征

严重急性呼吸综合征(severe acute respiratory syndrome,SARS)是 2003 年由世界卫生组织命名的以呼吸道传播为主的急性传染病。本病传染性极强,现已确定本病的病原体为一种以前未知的冠状病毒,并命名为 SARS 冠状病毒。SARS 病毒以近距离空气飞沫传播为主,直接接触病人粪便、尿液和血液等也会受感染,故医务人员为高发人群。发病机制尚未阐明。

SARS 起病急,以发热为首发症状,体温一般高于 38℃,偶有畏寒,可伴头痛、肌肉和关节酸痛,严重者出现呼吸窘迫。外周血白细胞计数一般不升高或降低,常有淋巴细胞计数减少。X 线检查,肺部常有不同程度的块状、斑片状浸润性阴影。

现有部分 SARS 死亡病例尸检报告显示该病以肺和免疫系统的病变最为突出,心、肝、肾、肾上腺等实质性器官也不同程度受累。本病若能及时发现并有效治疗大多可治愈,不足 5% 的严重病例可因呼吸衰竭而死亡。其并发症及后遗症有待进一步观察确定。

第二节 慢性阻塞性肺疾病

慢性阻塞性肺疾病(chronic obstructive pulmonary disease,COPD)是一组慢性气道阻塞性疾病的统称,其共同特点为肺实质和小气道受损,导致慢性气道阻塞、呼吸阻力增加和肺功能不全。

主要包括慢性支气管炎、支气管哮喘、支气管扩张和肺气肿等疾病。

一、慢性支气管炎

慢性支气管炎(chronic bronchitis)是发生于支气管黏膜及其周围组织的慢性非特异性炎性疾病,是一种常见病、多发病,中老年人多见。临床上以反复发作的咳嗽、咳痰或伴有喘息为主要症状,且症状每年至少持续3个月,连续2年以上。晚期可并发阻塞性肺气肿及慢性肺源性心脏病。

(一)病因和发病机制

慢性支气管炎由多种因素长期综合作用引起,已确定的致病因素包括:

(1)病毒和细菌感染　支气管炎的发病与感冒密切相关,凡能引起上呼吸道感染的病毒和细菌均能引起本病的发病,病毒以腺病毒和呼吸道合胞病毒等最多见,细菌中以肺炎球菌、肺炎克雷伯杆菌、流感嗜血杆菌等最多见。

(2)吸烟　对慢性支气管炎的发病也起重要作用,香烟烟雾中含有的焦油、尼古丁等有害物质,能损伤呼吸道黏膜,致使腺体分泌增加,降低局部抵抗力。

(3)空气污染与过敏因素　工业烟雾、粉尘等造成的大气污染与慢性支气管炎有密切关系,过敏因素与慢性支气管炎也有一定关系,喘息型慢性支气管炎病人往往有过敏史。

(4)机体内在因素　如机体抵抗力降低,呼吸系统防御功能受损及内分泌功能失调等也与本病的发生发展密切相关。

(二)病理变化

早期,病变常限于较大的支气管,随病情进展逐渐累及较小的支气管和细支气管。主要病变为:

(1)呼吸道黏膜上皮受损　纤毛柱状上皮变性、坏死脱落,再生的上皮杯状细胞增多,并发生鳞状上皮化生。

(2)黏膜下腺体增生肥大　导致分泌黏液增多。

(3)管壁充血水肿　淋巴细胞、浆细胞浸润;管壁平滑肌断裂、萎缩(图13-7)。

慢性支气管炎反复发作必然导致病变程度逐渐加重,累及的细支气管也不断增多,终将引起管壁纤维性增厚,管腔狭窄甚至发生闭锁;而且,炎症易向管壁周围组织及肺泡扩展,形成细支气管周围炎。细支气管炎和细支气管周围炎是引起慢性阻塞性肺气肿的病变基础。

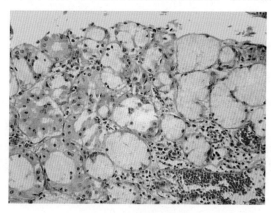

图13-7　慢性支气管炎

注　呼吸道黏膜下腺体增生肥大,导致分泌黏液增多,管壁充血水肿,淋巴细胞、浆细胞浸润。

（三）临床病理联系

慢性支气管炎的主要临床表现为咳嗽、咳痰。痰液一般为白色黏液泡沫状，不易咳出。继发感染时，咳嗽加剧，痰量增多，并出现脓性痰。支气管平滑肌痉挛或狭窄及渗出物阻塞管腔可引起喘息。双肺听诊可闻及哮鸣音和干、湿性啰音。小气道的狭窄和阻塞可致阻塞性通气障碍，使肺过度充气，肺残气量明显增多而并发肺气肿。

二、支气管哮喘

支气管哮喘(bronchial asthma)简称哮喘，是一种由呼吸道过敏引起的以支气管可逆性、发作性痉挛为特征的慢性阻塞性炎性疾病。病人大多具有特异性变态反应性体质。临床表现为反复发作的伴有哮鸣音的呼气性呼吸困难、咳嗽或胸闷等症状。发作间歇期可完全无症状。严重病例常合并慢性支气管炎，并导致肺气肿和慢性肺源性心脏病。

（一）病因和发病机制

本病的病因复杂，诱发哮喘的过敏原种类较多，如花粉、尘埃、动物毛屑、真菌(曲菌)、某些食品和药品等。这些物质主要经呼吸道吸入，也可由食物或其他途径进入人体。呼吸道感染和精神因素亦可诱发哮喘发作。其发作机制复杂，尚未完全明了。

（二）病理变化

肺因过度充气而膨胀，常伴有灶性萎陷。支气管管腔内可见黏液栓，偶尔可见支气管扩张。镜下见黏膜上皮局部脱落，基底膜显著增厚及玻璃样变，黏膜下水肿，杯状细胞增多，管壁平滑肌增生肥大。在管壁和黏液栓中可见嗜酸性粒细胞的崩解产物夏科-雷登结晶。

（三）临床病理联系

哮喘发作时，因细支气管痉挛和黏液栓阻塞，引起呼气性呼吸困难并伴有哮鸣音。症状可自行缓解或经治疗后缓解。长期反复的哮喘发作可致胸廓变形及弥漫性肺气肿，有时可合并自发性气胸。

三、支气管扩张症

支气管扩张症(bronchiectasis)是以肺内小支气管管腔持久性扩张伴管壁纤维性增厚为特征的慢性呼吸道疾病。临床表现为长期咳嗽、大量脓痰及反复咯血等症状。

（一）病因和发病机制

支气管扩张症多继发于支气管感染和支气管阻塞。因反复感染，特别是化脓性炎症常导致管壁平滑肌、弹力纤维和软骨等支撑结构破坏；同时受支气管壁外周肺组织慢性炎症所形成的纤维瘢痕组织的牵拉，最终导致支气管壁持久性扩张。此外，先天性及遗传性支气管发育不全或异常时，因支气管壁的平滑肌、弹力纤维和软骨薄弱或缺失，管壁弹性降低易致支气管扩张。

（二）病理变化

(1) **肉眼观** 病变肺常累及段支气管及段以下直径＞2 mm 的中、小支气管，切面可见支气管呈圆柱状或囊状扩张，使肺呈蜂窝状。病变常见于一个肺段，一般下叶多见，特别是下叶背部，左肺多于右肺。扩张的支气管腔内常含有脓性渗出物或血性分泌物。扩张支气管周围肺组织常有不同程度的萎陷、纤维化或肺气肿。

（2）镜下观　支气管壁明显增厚，黏膜上皮增生伴鳞状上皮化生。黏膜下血管扩张充血，淋巴细胞、浆细胞或中性粒细胞浸润，管壁遭受不同程度破坏，代之以纤维组织。

（三）临床病理联系

支气管扩张症病人常有咳嗽、咳痰，主要是慢性炎症的刺激、黏液分泌增多及继发化脓菌感染所致。若支气管壁血管遭破坏则可咯血，大量的咯血可致失血过多或血凝块阻塞气道，严重者可危及生命。慢性重症病人常伴严重的肺功能障碍，出现气急、发绀等，晚期可并发肺动脉高压和慢性肺源性心脏病。

四、肺气肿

肺气肿（pulmonary emphysema）是末梢肺组织（呼吸性细支气管、肺泡管、肺泡囊和肺泡）因含气量过多伴肺泡间隔破坏，肺组织弹性减弱，导致肺体积膨大、功能降低的一种疾病状态，是支气管和肺部疾病最常见的并发症。

（一）病因和发病机制

肺气肿常继发于慢性支气管炎、频繁发作的支气管哮喘等支气管疾病，其他如吸烟、空气污染和尘肺等也是常见的发病原因。其发病机制主要与下列因素有关：

（1）阻塞性通气障碍　慢性支气管炎时，小支气管和细支气管管壁结构遭受破坏及以纤维化为主的增生性改变导致管壁增厚、管腔狭窄；同时黏液性渗出物增多，空气不能充分排出，末梢肺组织过度充气、膨胀，肺泡壁断裂，形成肺气肿。

（2）呼吸性细支气管壁和肺泡壁弹性降低　正常时细支气管和肺泡壁上的弹力纤维具有支撑作用，并通过回缩力排出末梢肺组织内的残余气体。当弹力纤维损坏时，一方面细支气管因失去支撑而使管腔塌陷，引起阻塞性通气障碍；另一方面末梢肺组织在呼气时回缩力下降，二者均导致末梢肺组织含气量增多，逐渐形成肺气肿。

（3）α_1-抗胰蛋白酶水平降低　α_1-抗胰蛋白酶（α_1-antitrypsin，α_1-AT）广泛存在于组织和体液中，对包括弹性蛋白酶在内的多种蛋白水解酶有抑制作用。炎症时 α_1-AT 失活，导致中性粒细胞和巨噬细胞分泌的弹性蛋白酶数量增多、活性增强，加剧了细支气管和肺泡壁弹力蛋白的降解，破坏了肺组织的结构，使肺泡回缩力减弱。

由于上述诸因素的综合作用，使细支气管和肺泡腔残气量不断增多，压力升高，导致细支气管扩张，肺泡最终破裂融合成含气的大囊泡，形成肺气肿。

（二）类型

根据病变部位、范围和性质的不同，可将肺气肿分为下列类型：

（1）肺泡性肺气肿　病变发生在肺腺泡内，因其常合并有小气道的阻塞性通气障碍，故也称阻塞性肺气肿，根据发生部位和范围，又将其分为腺泡中央型肺气肿、腺泡周围型肺气肿和全腺泡型肺气肿。

（2）间质性肺气肿　肋骨骨折、胸壁穿透伤或剧烈咳嗽引起肺内压急剧增高等均可导致细支气管或肺泡间隔破裂，使空气进入肺间质形成间质性肺气肿。

（3）其他类型肺气肿　如代偿性肺气肿，是指肺萎缩及肺叶切除后残余肺组织或肺炎性实变病灶周围肺组织的肺泡代偿性过度充气,通常不伴气道和肺泡壁的破坏或仅有少量肺泡壁破裂。

(三)病理变化

肺气肿时肺显著膨大,色灰白,边缘钝圆,柔软而缺乏弹性,指压后遗留压痕。镜下见肺泡扩张,肺泡间隔变窄、断裂,相邻肺泡融合成大小不一的囊腔。肺泡间隔内毛细血管床数量减少,肺小动脉内膜因纤维组织增生而增厚。肺泡中央型肺气肿的气囊壁上常可见柱状上皮及平滑肌束的残迹。全肺泡型肺气肿的囊泡壁上偶见残存的平滑肌束片段,而较大的囊泡腔内有时还可见间质和肺小动脉构成的悬梁。

(四)临床病理联系

本病病程进展缓慢。轻度和早期慢性肺气肿常无明显症状,随着程度加重,病人除咳嗽、咳痰等慢性支气管炎症状外,常因阻塞性通气障碍而出现呼气性呼吸困难、气促、胸闷等症状。严重者肋间隙增宽,胸廓前后径加大,形成肺气肿病人特有的体征"桶状胸"。因肺容积增大,X线检查见双侧肺野透明度增加。后期由于肺泡间隔毛细血管床受压迫及数量减少,使肺循环阻力增加,肺动脉压升高,最终导致慢性肺源性心脏病。

第三节　肺尘埃沉着症

肺尘埃沉着症(pneumoconiosis)简称尘肺,是长期吸入有害粉尘在肺内沉着,引起以粉尘结节和肺纤维化为主要病变的常见职业病。临床常伴有慢性支气管炎、肺气肿和肺功能障碍。按沉着粉尘的性质将其分为无机和有机尘肺两大类。

(一)肺硅沉着症

肺硅沉着症(silicosis)简称硅肺(曾称矽肺),是长期吸入含游离二氧化硅(SiO_2)粉尘引起的一种常见职业病。本病病程进展缓慢,即使脱离硅尘接触后,肺部病变仍继续发展。晚期重症病例呼吸功能严重受损,常并发肺源性心脏病和肺结核病。

(二)病因和发病机制

吸入空气中游离二氧化硅粉尘是硅肺发病的主要原因。发病与否与吸入二氧化硅的数量、颗粒大小及其形状密切相关。当吸入硅尘数量超出正常肺的清除能力或肺清除能力受呼吸道疾病的影响降低时均能使硅尘沉积于肺内。硅尘颗粒的大小是致病的又一决定因素。一般认为硅尘颗粒直径>5 μm 者往往被阻留在上呼吸道并可被呼吸道的防御装置清除出体外;而直径<5 μm 者则可被吸入肺内直达肺泡并进入肺泡间隔,引起病变,其中以直径为1~2 μm 者致病性最强。硅尘颗粒引起硅肺的发病机制目前认为主要与 SiO_2 的性质和巨噬细胞有关。当硅尘被巨噬细胞吞入后,SiO_2 与水聚合形成硅酸,它可以使溶酶体膜通透性升高或破裂;同时被激活的巨噬细胞形成的氧自由基也可以直接损伤细胞质膜。溶酶体破裂后释放的多种溶酶体酶导致巨噬细胞崩解自溶,同时释放出硅尘,释出的硅尘又可被其他巨噬细胞再吞噬。如此反复进行,使肺部病变不断发展和加重,这也可解释病人在脱离硅尘作业环境后,肺部疾病为何仍会继续发展。

(三) 病理变化

硅肺的基本病变是硅结节(silicotic nodule)的形成和肺组织的弥漫性纤维化。

(1) 硅结节 为境界清楚的圆形或椭圆形结节,直径为 3～5 mm,色灰白,质硬,触之有沙砾感。硅结节形成过程大致分为 3 个阶段:①细胞性结节,硅结节形成的早期阶段是由吞噬硅尘的巨噬细胞聚集形成的细胞性结节。②纤维性结节,随病程进展,结节内成纤维细胞增生,结节发生纤维化遂形成纤维性结节。其内胶原纤维呈同心圆或漩涡状排列。③玻璃样结节,部分结节中胶原纤维发生玻璃样变,发生玻璃样变的结节周围又有新的纤维组织包绕。镜下可见典型的硅结节是由呈同心圆状或漩涡状排列的、已发生玻璃样变的胶原纤维构成(图 13-8)。

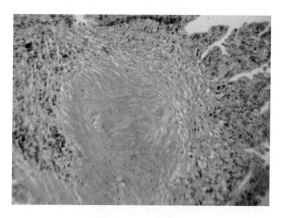

图 13-8 硅结节

注 典型的硅结节是由呈同心圆状或漩涡状排列的、已发生玻璃样变的胶原纤维构成。

(2) 肺组织弥漫性纤维化 病变肺组织内除见硅结节外,尚可见不同程度的弥漫性纤维化病灶,镜下为致密的玻璃样变的胶原纤维。

(四) 硅肺的分期和病变特点

根据肺内硅结节的数量、大小、分布范围及肺纤维化程度,将硅肺分为 3 期:

(1) Ⅰ期硅肺 主要表现为肺门淋巴结肿大,有硅结节形成和纤维化改变,肺组织内硅结节数量较少,结节直径一般为 1～3 mm,主要分布于双肺中、下叶近肺门处。X线检查肺野内可见少量类圆形或不规则形小阴影。此时肺的重量、体积和硬度无明显改变。胸膜可有硅结节形成,但增厚不明显。

(2) Ⅱ期硅肺 硅结节数量增多,体积增大,结节性病变散布于双肺,但仍以中、下肺叶近肺门部密度较高,总的病变范围不超过全肺的 1/3。X线检查肺野内见较多直径<1 cm 的阴影,分布范围较广。肺的重量和硬度增加,胸膜也增厚。

(3) Ⅲ期硅肺(重症硅肺) 硅结节密集融合成团块,X线检查肺内可出现直径超过 2 cm 的大阴影,肺重量和硬度明显增加,新鲜肺标本可竖立,切开时阻力大,有沙砾感,全肺入水可下沉。团块样结节的中央可见硅肺空洞。

(五) 并发症

(1) 肺结核病 硅肺病人易并发结核病,称硅肺结核病。可能是由于病变组织对结核杆菌的防御能力降低。硅肺病变愈严重,肺结核并发率愈高。硅肺病灶与结核病灶可以单独分开存在,也可以混合存在。此类病人结核病变的发展速度和累及范围均比单纯肺结核病者更快、更广,也更易形成空洞,导致大出血而死亡。

(2) 慢性肺源性心脏病　有60%~75%的晚期硅肺病人并发慢性肺心病。肺组织弥漫性纤维化使肺毛细血管床减少,肺小动脉闭塞性脉管炎及缺氧引起的肺小动脉痉挛等均可导致肺循环阻力增大,肺动脉压升高,最终发展为慢性肺心病。病人可因右心衰竭而死亡。

第四节　慢性肺源性心脏病

慢性肺源性心脏病(chronic cor pulmonale)简称肺心病,是因慢性肺疾病、肺血管及胸廓的病变引起肺循环阻力增加,肺动脉压升高而导致以右心室壁肥厚、心腔扩大甚或发生右心衰竭的心脏病。本病在我国是常见病、多发病,病人年龄多在40岁以上,且随年龄增长患病率增高。本病常急性发作,以冬、春季节多见。

(一)病因和发病机制

(1) 肺疾病　最常引起肺心病的是慢性阻塞性肺疾病,其中又以慢性支气管炎并发阻塞性肺气肿最常见,占80%~90%,其后依次为支气管哮喘、支气管扩张症等。此类疾病时肺毛细血管床减少,小血管纤维化、闭塞,使肺循环阻力增加。由于阻塞性通气障碍及肺气血屏障破坏使气体交换面积减少等均可导致肺泡氧分压降低,二氧化碳分压升高。缺氧不仅能引起肺小动脉痉挛,还能使肺血管构型改建,即发生无肌细动脉肌化、肺小动脉中膜增生肥厚等变化,更增大了肺循环阻力而使肺动脉压升高,最终导致右心肥大、扩张。

(2) 胸廓运动障碍性疾病　较少见。严重的脊柱弯曲、类风湿性关节炎、胸膜广泛粘连及其他严重的胸廓畸形均可使胸廓活动受限而引起限制性通气障碍;也可因肺部受压造成肺血管扭曲、肺萎陷等增加肺循环阻力引起肺动脉压升高及肺心病。

(3) 肺血管疾病　甚少见。原发性肺动脉高压症或反复发生的肺小动脉栓塞(如虫卵、肿瘤细胞栓子)等可直接引起肺动脉高压,导致肺心病。

(二)病理变化

(1) 肺部病变　除原有肺疾病(如慢性支气管炎、尘肺等)所表现的多种肺部病变外,肺心病时肺内的主要病变是肺小动脉的变化,特别是肺腺泡内小血管的构型重建,包括无肌型细动脉肌化及肌型小动脉中膜增生、肥厚,内膜下出现纵行平滑肌束等。此外,还可见肺小动脉炎,肺小动脉弹力纤维及胶原纤维增生,腔内血栓形成和机化以及肺泡间隔毛细血管数量减少等。

(2) 心脏病变　以右心室的病变为主,心室壁肥厚,心室腔扩张,扩大的右心室占据心尖部,外观钝圆。心脏重量增加,可达850 g。右心室前壁肺动脉圆锥显著膨隆,右心室内乳头肌和肉柱显著增粗。通常以肺动脉瓣下2 cm处右心室前壁肌层厚度超过5 mm(正常3~4 mm)作为诊断肺心病的病理形态标准。镜下可见右心室壁心肌细胞肥大,核增大、深染;也可见缺氧引起的心肌纤维萎缩、肌浆溶解、横纹消失、间质水肿和胶原纤维增生等。

(三)临床病理联系

肺心病发展缓慢,病人除原有肺疾病的临床症状和体征外,逐渐出现的呼吸功能不全(呼吸困难、气急、发绀)和右心衰竭(心悸、心率增快、全身贫血、肝脾肿大、下肢水肿)为其主要临床表现。病情严重者,由于缺氧和二氧化碳潴留,呼吸性酸中毒等可导致脑水肿而并发肺性脑病,出现头痛、烦躁不安、抽搐、嗜睡甚至昏迷等症状。预防肺心病的发生主要是对引发该病的肺部疾病进行早期治疗并有效控制其发展。右心衰竭多由急性呼吸道感染致使肺动脉压增高所诱发，故积极治疗肺部感染是控制右心衰竭的关键。

第五节　呼吸窘迫综合征

一、成人型呼吸窘迫综合征

成人型呼吸窘迫综合征(adult respiratory distress syndrome,ARDS)是指全身遭受严重创伤、感染及肺内严重疾患时出现的一种以进行性呼吸窘迫和低氧血症为特征的急性呼吸衰竭综合征。现认为这是一种急性肺损伤的严重阶段，并常和全身多器官功能衰竭同时出现。因本病多发生在创伤和休克之后，故也称休克肺或创伤后湿肺；又因可由弥漫性肺泡毛细血管损伤而引起，故又称弥漫性肺泡损伤。本病起病急，呼吸窘迫症状不仅重而且难以控制，预后极差，病死率高达 $50\%\sim60\%$。

(一)病因和发病机制

本病多继发于严重的全身感染、创伤、休克和肺的直接损伤，如败血症、大面积烧伤、溺水、药物中毒、大量输血或输液、体外循环、透析以及弥漫性肺感染、肺挫伤、吸入性肺炎、吸入有毒气体等，它们均能引起肺毛细血管和肺泡上皮的严重损伤。毛细血管的损伤使管壁通透性升高，导致肺泡内及间质水肿和纤维素大量渗出。肺泡上皮，特别是Ⅱ型上皮损伤后，使肺泡表面活性物质缺失，导致肺泡表面透明膜形成及肺萎陷。上述改变都能造成肺内氧弥漫障碍，气/血比例失调而发生低氧血症，引起呼吸窘迫。

ARDS 的确切发病机制尚未阐明，现认为肺毛细血管内皮和肺泡上皮的损伤是由白细胞及某些介质(如细胞因子、氧自由基、补体及花生四烯酸的代谢产物等)所引起。如由严重感染引发的 ARDS 病例，血中细菌毒素除造成直接损伤外，还可激活巨噬细胞和中性粒细胞，并增强肺毛细血管内皮细胞黏附分子的表达。大量黏附于肺毛细血管内皮细胞上的活化巨噬细胞和中性粒细胞释放氧自由基、蛋白水解酶(如胶原酶、弹力蛋白酶)、血管活性物质(如前列腺素、白三烯、血栓素 A_2)和血小板激活因子(PAF)等均可导致肺毛细血管广泛而严重的损伤。此外，其中部分介质尚有血管收缩和血小板凝集作用，则进一步减少肺泡血流灌注、加剧气血交换障碍。

(二)病理变化

双肺肿胀，重量增加，暗红色，湿润，可有散在出血点或出血斑。切面膨隆，含血量多，可有实变区或萎陷灶。镜下观主要表现为肺间质毛细血管扩张、充血，肺泡腔和肺间质内有大量含蛋白质浆液(肺水肿)。在肺呼吸性细支气管、肺泡管及肺泡的内表面可见薄层红染的膜状物被覆，即透明膜形成。透明膜的成分为血浆蛋白及坏死的肺泡上皮碎屑。间质内可有点状出血和灶状坏死，微血管内常见透明血栓和白细胞栓塞，肺泡上皮弥漫性损伤。电镜下见损伤的Ⅱ型肺泡上皮细胞的线粒体被破坏而呈空泡变，内质网扩张，板层小体变性、坏死。发病数日后即可见肺间质内成纤维细胞及Ⅱ型肺泡上皮大量增生，透明膜机化和胶原沉着，导致肺泡和肺间质弥漫性纤维化。病人常在上述病变的基础上并发支气管肺炎而死亡。

二、新生儿呼吸窘迫综合征

新生儿呼吸窘迫综合征(neonatal respiratory distress syndrome,NRDS)是指新生儿出生后仅

出现数分钟至数小时的短暂自然呼吸便发生进行性呼吸困难、发绀等急性呼吸窘迫症状和呼吸衰竭综合征,多见于早产儿、过低体重儿或过期产儿。NRDS以患儿肺内形成透明膜为主要病变特点,故又称新生儿肺透明膜病。该病有家族遗传倾向,预后差,病死率高。

(一)病因和发病机制

新生儿呼吸窘迫综合征的发生主要与肺发育不全、缺乏肺表面活性物质有关。胎龄22周至出生时,Ⅱ型肺泡上皮合成肺表面活性物质的能力渐臻完善,分泌量也达最高水平,以保证在胎儿期肺发育的主要阶段肺泡充分发育和肺容积增大。若在此期间胎儿缺氧或血液中有毒物质损伤Ⅱ型肺泡上皮,使其胞质内板层小体减少或缺如,则严重影响肺表面活性物质的合成和分泌(包括数量减少、活性降低和成分异常),引起肺泡表面张力增加,使肺泡处于膨胀不全或不扩张状态。由此引起的肺通气和换气功能障碍必然导致缺氧、CO_2潴留和呼吸性酸中毒,使肺小血管痉挛、血流灌注不足。严重的缺氧使肺毛细血管内皮受损伤,通透性增高,导致血浆纤维蛋白渗出至肺泡腔。同时,内皮细胞释放的TNF也能促进血浆蛋白渗出。渗出到肺泡腔内的血浆纤维蛋白凝聚为透明膜并贴附于呼吸性细支气管、肺泡管和肺泡壁内层,加重了呼吸功能不全和肺损伤,使肺表面活性物质的形成障碍进一步加剧。如此恶性循环,导致病情越来越严重。

(二)病理变化

双肺质地较坚实,色暗红,含气量少。镜下见呼吸性细支气管、肺泡管和肺泡壁内表面贴附一层均质红染的透明膜。所有肺叶均有不同程度的肺不张和肺水肿。严重病例肺间质及肺泡腔内可见较明显的出血。部分病例可见吸入的羊水成分(鳞状上皮细胞和角化物质等)。

第六节 呼吸系统常见肿瘤

一、鼻咽癌

鼻咽癌(nasopharyngeal carcinoma)是鼻咽部上皮组织发生的恶性肿瘤。本病可见于世界各地,但以我国广东、广西、福建等省,特别是广东珠江三角洲和西江流域发病率最高,有明显的地域性。男性病人多于女性,发病年龄多为40~50岁。临床症状为鼻出血、鼻塞、耳鸣、听力减退、复视、偏头痛和颈部淋巴结肿大等。

(一)病因

鼻咽癌的病因尚未完全阐明。现有的研究表明鼻咽癌的发病与下列因素有关。

(1)EB病毒 已知EB病毒(Epstein-Barr virus,EBV)与鼻咽癌的关系密切,其主要证据为癌细胞内存在EBV-DNA和核抗原(EBNA)。90%以上病人血清中有EB病毒核抗原、膜抗原和壳抗原等多种成分的相应抗体,特别是EB病毒壳抗原的IgA抗体阳性率可高达97%,具有一定的诊断意义。但EB病毒如何使上皮细胞发生癌变的机制尚不清楚,因而EB病毒是引发鼻咽癌的直接因素,还是间接或辅助因素尚有待确定。

(2)遗传因素 流行病学调查已表明鼻咽癌不仅有明显的地域性,部分病例亦有明显的家族性。高发区居民移居国外或外地后,其后裔的发病率仍远远高于当地人群,提示本病可能与遗传因素有关。

(3)化学致癌物质 某些致癌的化学物质,如亚硝酸胺类、多环芳烃类及微量元素镍等与鼻咽癌的发病也有一定关系。

（二）病理变化

鼻咽癌最常发生于鼻咽顶部，其次是外侧壁和咽隐窝，前壁最少见，也可同时发生于两个部位，如顶部和侧壁。

早期鼻咽癌常表现为局部黏膜粗糙或略隆起，或形成隆起于黏膜面的小结节，随后可发展成结节型、菜花型、黏膜下浸润型和溃疡型肿块。其中黏膜下浸润型病人表面黏膜尚完好或仅轻度隆起，而癌组织在黏膜下已广泛浸润甚或转移至顶部淋巴结，故此类病人常以颈部淋巴结肿大为最早出现的临床症状。鼻咽癌以结节型最多见，其次为菜花型。

（三）组织学类型

鼻咽癌绝大多数起源于鼻咽黏膜柱状上皮的储备细胞，少数来源于鳞状上皮的基底细胞。柱状上皮中的储备细胞是一种原始的具有多向分化潜能的细胞，既可分化为柱状上皮，又可分化为鳞状上皮，以致鼻咽癌的组织构象复杂，分类意见难以统一，迄今尚无完善的病理学分类。现将较常见的鼻咽癌组织学类型按其组织学特征及分化程度分述如下。

1. 鳞状细胞癌

根据癌细胞的分化程度可将其分为分化性和未分化性两类。

（1）分化性鳞状细胞癌　又可分为角化型和非角化型鳞癌。前者也称高分化鳞癌，其癌巢内细胞分层明显，可见细胞内角化，棘细胞间有时可见细胞间桥，癌巢中央可有角化珠形成。非角化型鳞癌又称低分化鳞癌，其癌巢内细胞分层不明显，细胞大小形态不一，常呈卵圆形、多角形或梭形，细胞间无细胞间桥，无细胞角化及角化珠形成。此型为鼻咽癌中最常见类型，且与 EB 病毒感染关系密切。

（2）未分化性鳞状细胞癌　有两种形态学表现，其一为泡状核细胞癌，癌细胞呈片状或不规则巢状分布，境界不如分化性癌清晰。癌细胞胞质丰富，境界不清，常呈合体状。细胞核大，圆形或卵圆形，空泡状，有 1～2 个大而明显的核仁，核分裂象少见（图 13-9）。癌细胞或癌巢间有较多淋巴细胞浸润。该型占鼻咽癌总数 10% 左右，对放射治疗敏感。另一类未分化鳞癌的癌细胞小，胞质少，呈小圆形或短梭形，弥漫分布，无明显的巢状结构。此型易与恶性淋巴瘤及其他小细胞性肿瘤如未分化横纹肌肉瘤、神经母细胞瘤等混淆，必要时可分别作 CK（细胞角蛋白）、LCA（白细胞共同抗原）、desmin（结蛋白）和 NF（神经微丝蛋白）等的免疫组化染色或电镜检查以资鉴别。

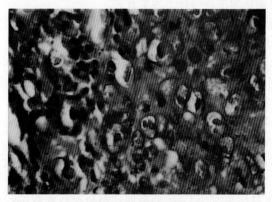

图 13-9　泡状核细胞癌

注　癌细胞胞质丰富，境界不清，常呈合体状，细胞核大，圆形或卵圆形，空泡状。

2. 腺癌

腺癌(adenocarcinoma)少见,主要来自鼻咽黏膜的柱状上皮,也可来自鼻咽部小腺体。高分化者表现为柱状细胞腺癌或乳头状腺癌。低分化腺癌癌巢不规则,腺样结构不明显,癌细胞小。也有极少病例为黏液腺癌。

(四)扩散途径

(1)直接蔓延 癌组织呈侵袭性生长,向上蔓延可破坏颅底骨质侵入颅内;向下侵犯梨状隐窝、会厌及喉上部;向外侧可破坏耳咽管侵入中耳;向前可蔓延至鼻腔甚或眼眶,也可由鼻腔向下破坏硬腭和软腭;向后则可破坏上段颈椎、脊髓。

(2)淋巴道转移 鼻咽黏膜固有膜内淋巴组织丰富,富含淋巴管网,故早期常发生淋巴道转移。癌细胞经咽后壁淋巴结转移至颈上深部淋巴结,病人常在胸锁乳头肌后缘上1/3和2/3交界处皮下出现无痛性结节,并有一半以上的病人以此作为首发症状而就诊。此时,原发病灶尚小,其相关症状缺如或不明显。颈淋巴结转移一般发生在同侧,对侧极少发生,后期可双侧都受累。若相邻淋巴结同时受累则可融合成巨大肿块。

(3)血道转移 较晚发生,常可转移至肝、肺、骨以及肾、肾上腺和胰等器官和组织。

(五)结局

鼻咽癌因早期症状常不明显易被忽略,确诊时已多是中、晚期,常有转移,故治愈率低。本病的治疗以放疗为主,其疗效和预后与病理组织学类型有关。恶性程度高的低分化鳞状细胞癌和泡状核细胞癌对放疗敏感,经治疗后病情可明显缓解,但较易复发。

二、肺癌

肺癌(carcinoma of the lung)是最常见的恶性肿瘤之一,半个世纪以来肺癌的发病率和死亡率一直呈明显上升趋势。据统计,在多数发达国家居恶性肿瘤首位,在我国多数大城市肺癌的发病率和死亡率也居恶性肿瘤的第一位或第二位。90%以上病人发病年龄超过40岁。近年来女性吸烟者不断增多,病人男女之比已由4:1变为1.5:1。

(一)病因

肺癌的病因复杂,目前认为主要与以下因素有关。

(1)吸烟 现世界公认吸烟是肺癌致病的最危险因素之一。大量研究已证明吸烟者肺癌的发病率比普通人高20~25倍,且与吸烟的量和吸烟时间的长短正相关。香烟燃烧的烟雾中含有的化学物质超过上千种,其中已确定的致癌物质有尼古丁、焦油等。此外,放射性元素碳-14及砷、镍等也都有致癌作用。通过降低焦油含量或加用过滤嘴使烟草中致癌成分发生改变,则肺癌的组织学类型也能发生变化,更证明吸烟与肺癌发生密切相关。

(2)空气污染 大城市和工业区肺癌的发病率和死亡率都较高,主要与交通工具或工业排放的废气或粉尘污染空气密切相关,污染的空气中致癌物的含量均较高。有资料表明,肺癌的发病率与空气中3,4-苯并芘的浓度呈正相关。此外,吸入家居装饰材料散发的氡等物质也是肺癌发病的危险因素。

(3)职业因素 从事某些职业的人群,如长期接触放射性物质(铀)或吸入含石棉、镍、砷等化学致癌粉尘的工人,肺癌发生率明显增高。

目前,已知各种致癌因素主要是作用于基因,引起基因改变而导致正常细胞癌变。已查明肺癌中约有 20 种癌基因发生突变或抑癌基因失活,如在小细胞肺癌和肺腺癌中发生突变的主要癌基因分别是 c-myc 和 k-ras,两种类型肺癌中都存在抑癌基因 p53 的失活。

(二)病理变化

1. 大体类型

根据肿瘤在肺内分布部位,可将肺癌分为中央型、周围型和弥漫型 3 个主要类型。这种分型与临床 X 线分型基本一致。

(1)中央型(肺门型)　肺癌发生于主支气管或叶支气管,在肺门部形成肿块。此型最常见,占肺癌总数的 60%～70%。早期,病变气管壁可弥漫增厚或形成息肉状或乳头状肿物突向管腔,使气管腔狭窄或闭塞。随病情进展,肿瘤破坏气管壁向周围肺组织浸润、扩展,在肺门部形成包绕支气管的巨大肿块(图 13-10)。同时,癌细胞经淋巴管转移至支气管旁和肺门淋巴结,肿大的淋巴结常与肺门肿块融合。

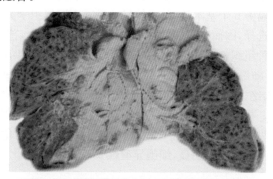

图 13-10　中央型肺癌

注　近肺门部巨大癌组织包绕管壁增厚的支气管。

(2)周围型　此型起源于肺段或其远端支气管,在靠近胸膜的肺周边部形成孤立的结节状或球形癌结节,直径通常为 2～8 cm,与支气管的关系不明显(图 13-11)。该型占肺癌总数的 30%～40%,发生淋巴结转移常较中央型晚,但可侵犯胸膜。

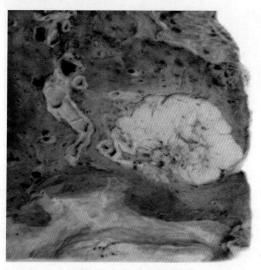

图 13-11　周围型肺癌

注　在靠近胸膜的肺周边部形成孤立的结节状或球形癌结节。

（3）弥漫型 该型较少见,仅占全部肺癌的 2%～5%。癌组织起源于末梢的肺组织,沿肺泡管及肺泡弥漫性浸润生长,形成多数粟粒大小结节,布满大叶的一部分或全肺叶;也可形成大小不等的多发性结节,散布于多个肺叶内,易与肺转移癌混淆。

早期肺癌和隐性肺癌：近年来,国内外对早期肺癌和隐性肺癌进行了较多研究。一般认为发生于段支气管以上的大支气管者,即中央型早期肺癌,其癌组织仅局限于管壁内生长,包括腔内型和管壁浸润型,后者不突破外膜,未侵及肺实质,且无局部淋巴结转移。发生于小支气管者,又称周边型早期肺癌,在肺组织内呈结节状,直径＜2 cm,无局部淋巴结转移。隐性肺癌一般指肺内无明显肿块,影像学检查阴性而痰细胞学检查癌细胞阳性,手术切除标本经病理学证实为支气管黏膜原位癌或早期浸润癌而无淋巴结转移。

2. 组织学类型

肺癌组织学表现复杂多样,分类方法长期以来未能取得一致,目前较为完善的是 1999 年由世界卫生组织(WHO)提出的肺癌分类。该分类方法将肺癌分为鳞状细胞癌、腺癌、腺鳞癌、小细胞癌、大细胞癌和肉瘤样癌等 6 个基本类型,能较好地反映不同组织学类型肺癌的临床特点及预后,并能指导治疗方法的选择,因而有较高的临床应用价值。实际上,部分肺癌并非仅表现为单一的组织学形态,而有多种组织学表现混合存在,此类病例常以其主要组织学表现归类。

（1）鳞状细胞癌 为肺癌中最常见的类型,占肺癌手术切除标本的 60%以上,其中80%～85%为中央型肺癌。病人绝大多数为中老年人且大多有吸烟史。该型多发生于段以上大支气管,纤支镜检查易被发现。根据分化程度,又可分为高分化、中分化和低分化鳞癌。高分化者,癌巢中有角化珠形成,常可见到细胞间桥(图 13-12);中分化时有细胞角化,但无角化珠形成,可有细胞间桥;低分化鳞癌癌巢界限不甚明显,细胞异型性大,无细胞内角化及角化珠。

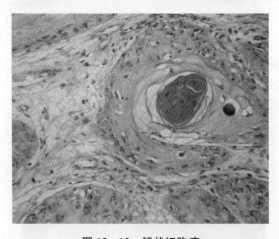

图 13-12 鳞状细胞癌
注 高分化者,癌巢中有角化珠形成。

（2）腺癌 肺腺癌的发病率仅次于鳞癌,近年来统计资料表明其发病率有明显升高趋势,部分地区两者的发病率已不相上下。肺腺癌女性病人相对多见,占 50%以上。肺腺癌通常发生于较小支气管上皮,故大多数为周围型肺癌。肿块通常位于胸膜下,境界不甚清晰,常累及胸膜。腺癌伴纤维化和瘢痕形成较多见,有人称此为瘢痕癌,并认为是对肿瘤出现的间质胶原纤维反应。肺腺癌临床治疗效果及预后不如鳞癌,手术切除后 5 年存活率不到 10%。镜下观癌组织分化程度不等,分化最好者为细支气管肺泡癌。此型肉眼观多为弥漫型或多结节型,镜下见癌细胞沿肺泡壁、肺泡管壁,有时也沿细支气管壁呈单层或多层生长、扩展,形似腺样结构,常有乳头形成；肺泡间隔大多未被破坏，故肺泡轮廓依然保留（图13-13）。分化中等的肺腺癌常有的形态学特征是有腺管或乳头形成及黏液分泌，根据它们在癌组织中所占比例又可分为腺泡型、乳头状和实体黏液细胞型等亚型。低分化肺腺癌常无腺样结构，呈实心条索状，分泌现象少见，细胞异型明显。

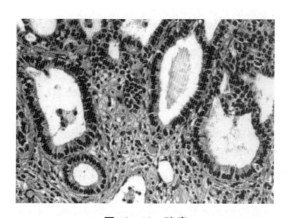

图13-13 腺癌

注 癌细胞呈单层或多层生长，形似腺样结构，常有乳头形成。

（3）腺鳞癌 较少见，占肺癌总数的10%左右。肺癌组织内含有腺癌和鳞癌两种成分，且在数量上大致相等。现认为此型肺癌发生于支气管上皮的具有多种分化潜能的干细胞，故可分化形成两种不同类型的癌组织。

（4）小细胞癌 小细胞肺癌又称小细胞神经内分泌癌，过去称为小细胞未分化癌，现已废用。此类型占全部肺癌的10%~20%。病人多为中、老年人，80%以上为男性，且与吸烟密切相关。这是肺癌中恶性程度最高的一型，生长迅速，转移早，存活期大多不超过1年。手术切除效果差，但对放疗及化疗敏感。小细胞癌多为中央型，常发生于大支气管，向肺实质浸润生长，形成巨块。镜下观，癌细胞小，常呈圆形或卵圆形，似淋巴细胞，但体积较大；也可呈梭形或燕麦形，胞质少，似裸核，癌细胞呈弥漫分布或呈片状、条索状排列，称燕麦细胞癌（图13-14）；有时也可围绕小血管形成假菊形团结构。电镜下66%~90%病例的癌细胞胞质可见神经内分泌颗粒，故认为其起源于支气管黏膜上皮的 Kulchitsky 细胞，是一种异源性神经内分泌肿瘤。

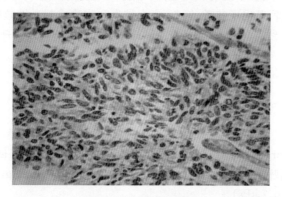

图13-14 燕麦细胞癌

注 癌细胞小，呈梭形或燕麦形，胞质少，似裸核，癌细胞呈弥漫分布。

（5）大细胞癌 大细胞肺癌又称为大细胞未分化癌，占肺癌总数的15%~20%。半数大细胞癌发生于大支气管,肿块常较大。镜下观癌组织常呈实性团块或片状,或弥漫分布。癌细胞体积大,胞质丰富,通常均质淡染,也可呈颗粒状或胞质透明。核圆形、卵圆形或不规则形,染色深,异型明显,核分裂象多见。光镜下癌组织无任何腺癌或鳞癌分化的组织学形态特点,但电镜证实其为低分化腺癌或鳞癌,其中前者更多见。也有部分大细胞癌呈神经内分泌分化,故又称之为大细胞神经内分泌癌。大细胞肺癌恶性程度高,生长迅速,转移早而广泛,生存期大多在1年之内。

(6)肉瘤样癌 为近年来WHO新列出的一种肺癌类型,少见,高度恶性。癌组织分化差,根据其细胞形态特点和构成成分又可分为多形性癌、梭形细胞癌、巨细胞癌和癌肉瘤等多种亚型。

(三)扩散途径

(1)直接蔓延 中央型肺癌常直接侵犯纵隔、心包及周围血管,或沿支气管向同侧甚至对侧肺组织蔓延。周围型肺癌可直接侵犯胸膜并侵入胸壁。

(2)转移 肺癌淋巴道转移常发生较早,且扩散速度较快。癌组织首先转移到支气管旁、肺门淋巴结,再扩散到纵隔、锁骨上、腋窝及颈部淋巴结。周围型肺癌时癌细胞可进入胸膜下淋巴丛,形成胸膜下转移灶并引起胸腔血性积液。血道转移常见于脑、肾上腺、骨等器官和组织,也可转移至肝、肾、甲状腺和皮肤等处。

(四)临床病理联系

肺癌常因早期症状不明显而失去及时就诊机会。部分病人因咳嗽、痰中带血、胸痛、特别是咯血而就医,此时疾病多已进入中晚期。病人的症状和体征与肿瘤部位、大小及扩散的范围有关,癌组织压迫支气管可引起远端肺组织局限性萎缩或肺气肿;若合并感染则引发脓肿形成;癌组织侵入胸膜除引起胸痛外,还可致血性胸腔积液;侵入纵隔可压迫上腔静脉,导致面颈部水肿及颈胸部静脉曲张。位于肺尖部的肿瘤常侵犯交感神经链,引起病侧眼睑下垂、瞳孔缩小和胸壁皮肤无汗等交感神经麻痹症状;侵犯臂丛神经可出现上肢疼痛和肌肉萎缩等。

神经内分泌型肺癌,因可有异位内分泌作用而引起副肿瘤综合征。尤其是小细胞肺癌能分泌大量5-羟色胺而引起类癌综合征,表现为支气管痉挛、阵发性心动过速、水样腹泻和皮肤潮红等。此外,病人还可以出现肺性骨关节病、肌无力综合征和类库欣综合征等。

肺癌病人愈后大多不良,早发现、早诊断、早治疗对于提高治愈率和生存率至关重要。40岁以上,特别是长期吸烟者,若出现咳嗽、气急、痰中带血和胸痛或刺激性咳嗽、干咳无痰等症状应高度警惕并及时进行X线、痰液细胞学检查及肺纤维支气管镜检查及病理活体组织检查,以期尽早发现,提高治疗效果。

第七节 呼 吸 衰 竭

呼吸衰竭(respiratory failure)指外呼吸功能严重障碍,导致PaO_2降低伴有或不伴有$PaCO_2$增高的病理过程。诊断呼吸衰竭的主要血气标准是PaO_2低于60 mmHg(8 kPa),伴有或不伴有$PaCO_2$高于50 mmHg(6.7 kPa)。

呼吸衰竭必定有PaO_2降低。根据$PaCO_2$是否升高,可将呼吸衰竭分为低氧血症型(Ⅰ型呼吸衰竭)和低氧伴高碳酸血症型(Ⅱ型呼吸衰竭);根据主要发病机制不同,分为通气性和换气性;根据原发病变部位不同,分为中枢性和外周性;根据发病的缓急,分为慢性和急性呼吸衰竭。

一、病因和发病机制

外呼吸包括肺通气和肺换气,前者指肺泡气与外界气体交换的过程,后者是肺泡气与血液之间的气体交换过程。呼吸衰竭则是肺通气或(和)肺换气功能严重障碍的结果。

(一)肺通气功能障碍

正常成人在静息时有效通气量约为 4 L/min。当肺通气功能障碍使肺泡通气不足时可发生呼吸衰竭。肺通气障碍包括限制性和阻塞性通气不足。

1. 限制性通气不足

限制性通气不足指吸气时肺泡的扩张受限引起的肺泡通气不足。通常吸气运动是吸气肌收缩引起的主动过程,呼气则是肺泡弹性回缩和肋骨与胸骨借重力作用复位的被动过程。主动过程更易发生障碍。其原因如下所述。

(1)呼吸肌活动障碍　中枢或周围神经的器质性病变如脑外伤、脑血管意外、脑炎、脊髓灰质炎、多发性神经炎等;由过量镇静药、安眠药、麻醉药所引起的呼吸中枢抑制;呼吸肌本身的收缩功能障碍如由长时间呼吸困难和呼吸运动增强所引起的呼吸肌疲劳;由营养不良所致呼吸肌萎缩;由低钾血症、缺氧、酸中毒等所致的呼吸肌无力等,均可累及吸气肌收缩功能而引起限制性通气不足。

(2)胸廓的顺应性降低　严重的胸廓畸形、胸膜纤维化等可限制胸部的扩张。

(3)肺的顺应性降低　如严重的肺纤维化或肺泡表面活性物质减少可降低肺的顺应性,使肺泡扩张的弹性阻力增大而导致限制性通气不足。

(4)胸腔积液和气胸　胸腔大量积液或张力性气胸压迫肺,使肺扩张受限。

2. 阻塞性通气不足

阻塞性通气不足指气道狭窄或阻塞所致的通气障碍。影响气道阻力的因素有气道内径、长度和形态、气流速度和形式等,其中最主要的是气道内径。气管痉挛、管壁肿胀或纤维化,管腔被黏液、渗出物、异物等阻塞,肺组织弹性降低以致对气道管壁的牵引力减弱等,均可使气道内径变窄或不规则而增加气流阻力,从而引起阻塞性通气不足。生理情况下气道阻力 80% 以上在直径 >2 mm 的支气管与气管,不足 20% 位于直径 <2 mm 的外周小气道。因此,气道阻塞可分为中央性与外周性。

(1)中央性气道阻塞　指气管分叉处以上的气道阻塞。阻塞若位于胸外(如声带麻痹、炎症、水肿等),吸气时气体流经病灶引起的压力降低,可使气道内压明显低于大气压,导致气道狭窄加重;呼气时则因气道内压大于大气压而使阻塞减轻,故病人表现为吸气性呼吸困难。如阻塞位于中央气道的胸内部位,吸气时由于胸膜腔内压(胸内压)降低使气道内压大于胸内压,故使阻塞减轻;呼气时由于胸内压升高而压迫气道,使气道狭窄加重,病人表现为呼气性呼吸困难。

(2)外周性气道阻塞　病人用力呼气时可引起小气道闭合,从而导致严重的呼气性呼吸困难。慢性支气管炎时,大支气管内黏液腺增生,小气道壁炎性充血水肿、炎症细胞浸润、上皮细胞与纤维母细胞增生、细胞间质增多,均可引起气道管壁增厚狭窄;气道高反应性和炎症介质可引起支气管痉挛;炎症累及小气道周围组织,引起组织增生和纤维化可压迫小气道;气道炎症使表面活性物质减少,表面张力增加,使小气道缩小而加重阻塞。由于小气道的阻塞,病人在用力呼气时,气体通过阻塞部位形成的压差较大,使阻塞部位以后的气道压低于正常,在用力呼气时小气道外的压力大于小气道内的压力,使气道阻塞加重,甚至使小气道闭合。

3. 肺泡通气不足时的血气变化

总肺泡通气量不足会使肺泡气氧分压下降和肺泡气二氧化碳分压升高,因而流经肺泡毛细血管的血液不能被充分动脉化,导致 PaO_2 降低和 $PaCO_2$ 升高,最终出现Ⅱ型呼吸衰竭。

(二)肺换气功能障碍

肺换气功能障碍包括弥散障碍、肺泡通气与血流比例失调以及解剖分流增加。

1. 弥散障碍

弥散障碍指由肺泡膜面积减少或肺泡膜异常增厚和弥散时间缩短引起的气体交换障碍。肺泡气与肺泡毛细血管血液之间的气体交换是一个物理弥散过程。气体弥散速度取决于肺泡膜两侧的气体分压差、气体的分子量和溶解度、肺泡膜的面积和厚度。气体弥散量还取决于血液与肺泡接触的时间。

(1)常见原因

1)肺泡膜面积减少:正常成人肺泡总面积约为 $80 m^2$。由于储备量大,只有当肺泡膜面积减少一半以上时,才会发生换气功能障碍。肺泡膜面积减少见于肺实变、肺不张、肺叶切除等。

2)肺泡膜厚度增加:肺泡膜的薄部为气体交换的部位,它是由肺泡上皮、毛细血管内皮及两者共有的基底膜所构成,其厚度不到 $1 \mu m$,是气体交换的部位。虽然气体从肺泡腔到达红细胞内还需经过肺泡表面的液体层、血管内血浆和红细胞膜,但总厚度不到 $5 \mu m$,故正常气体交换很快。当肺水肿、肺泡透明膜形成、肺纤维化及肺泡毛细血管扩张导致血浆层变厚时,可因弥散距离增宽使弥散速度减慢。

(2)血气变化 肺泡膜病变病人在静息时一般不出现血气异常。因为正常静息时,血液流经肺泡毛细血管的时间约为 $0.75 s$,而血液氧分压只需 $0.25 s$ 就可升至肺泡气氧分压水平。在体力负荷增加等使心输出量增加和肺血流加快时,血液和肺泡接触时间过于缩短,导致低氧血症。肺泡膜病变加上肺血流增快只会引起 PaO_2 降低,不会使 $PaCO_2$ 增高。因为 CO_2 在水中的溶解度比 O_2 大,故弥散速度比 O_2 快,能较快地弥散入肺泡。

2. 肺泡通气与血流比例失调

血液流经肺泡时能否获得足够的氧和充分地排出 CO_2,使血液动脉化,还取决于肺泡通气量与血流量的比例。如肺的总通气量和总血流量正常,但肺通气或(和)血流不均匀,造成部分肺泡通气与血流比例失调,也可引起气体交换障碍,导致呼吸衰竭。这是肺部疾患引起呼吸衰竭最常见和最重要的机制。正常成人在静息状态下,肺泡每分通气量约为 $4 L$,每分钟肺血流量约为 $5 L$,两者的比值约为 0.8。当肺发生病变时,由于肺病变轻重程度与分布的不均匀,使各部分肺的通气与血流比例不一,若造成严重的肺泡通气与血流比例失调,可导致换气功能障碍。

(1)部分肺泡通气不足 支气管哮喘、慢性支气管炎、阻塞性肺气肿等引起的气道阻塞,以及肺纤维化、肺水肿等引起的限制性通气障碍的分布往往是不均匀的,可导致肺泡通气的严重不均。病变重的部分肺泡通气明显减少,而血流未相应减少,甚至还可因炎性充血等使血流增多(如大叶性肺炎早期),肺泡通气与血流比例显著降低,以致流经这部分肺泡的静脉血未经充分动脉化便掺入动脉血内,这种情况类似动-静脉短路,故称功能性分流,又称静脉血掺杂(图 13-15)。

部分肺泡通气不足时动脉血的血气改变:部分肺泡通气不足时,病变肺区的肺泡通气与血流比例可达 $1:10$ 以下,流经此处的静脉血不能充分动脉化,其氧分压与氧含量降低。

(2)部分肺泡血流不足 肺动脉栓塞、弥散性血管内凝血、肺动脉炎、肺血管收缩等都可使部分肺泡血流减少,肺泡通气与血流比例可显著大于正常,患部肺泡血流少而通气多,肺泡通气不能充分被利用,称为死腔样通气(图 13-15)。

部分肺泡血流不足时动脉血的血气改变:部分肺泡血流不足时,肺泡通气与血流比例高达 $10:1$ 以上,流经的血液 PaO_2 显著升高,但其氧含量却增加很少;而健康肺区却因血流量增加而

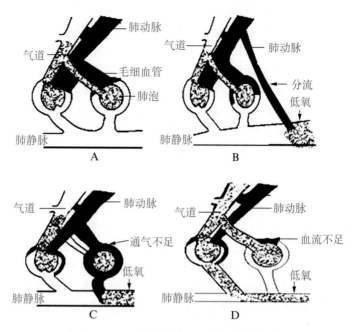

图 13 - 15　肺泡通气与血流关系的模式图

注　A. 正常；B. 解剖分流（真性静脉血掺杂）；C. 功能分流；D. 死腔样通气。

使肺泡通气与血流比例低于正常，这部分血液不能充分动脉化，其氧分压与氧含量均显著降低。最终混合而成的动脉血 PaO_2 降低。

总之，无论是部分肺泡通气不足引起的功能性分流增加，还是部分肺泡血流不足引起的功能性死腔增加，均可导致 PaO_2 降低。

3. 解剖分流增加

生理情况下，肺内也存在解剖分流，即一部分静脉血经支气管静脉和极少的肺内动-静脉交通支直接流入肺静脉。这些解剖分流的血流量正常占心排出量的 2%～3%。支气管扩张症可伴有支气管血管扩张和肺内动-静脉短路开放，使解剖分流量增加，静脉血掺杂异常增多而导致呼吸衰竭。解剖分流的血液完全未经气体交换过程，故称为真性分流。在肺实变和肺不张时，病变肺泡完全失去通气功能，但仍有血流，流经的血液完全未进行气体交换而掺入动脉血，类似解剖分流。

在呼吸衰竭的发病机制中，单纯通气不足、单纯弥散障碍、单纯肺内分流增加或单纯死腔增加的情况较少见，往往是几个因素同时存在或相继发生作用。例如在休克肺（即急性呼吸窘迫综合征）时，既有由肺不张引起的肺内分流，有微血栓形成和肺血管收缩引起的死腔样通气，还有由肺水肿引起的气体弥散功能障碍等。

二、呼吸衰竭时主要功能和代谢变化

呼吸衰竭时发生的低氧血症和高碳酸血症可影响全身各系统的代谢和功能，首先是引起一系列代偿适应性反应，以改善组织的供氧，调节酸碱平衡和改变组织器官的功能、代谢以适应新的内环境。呼吸衰竭严重时，如机体代偿不全，则可出现严重的代谢功能紊乱。

（一）酸碱平衡及电解质紊乱

Ⅰ型和Ⅱ型呼吸衰竭均有低氧血症，因此均可引起代谢性酸中毒，Ⅱ型呼吸衰竭时低氧血症和高碳酸血症并存,因此,可有代谢性酸中毒和呼吸性酸中毒。一般而言,呼吸衰竭时常发生混合性酸碱平衡紊乱。

(1) 代谢性酸中毒 严重缺氧时无氧代谢加强,乳酸等酸性产物增多,可引起代谢性酸中毒。此外,呼吸衰竭时可能出现功能性肾功能不全,肾小管排酸保碱功能降低,以及引起呼吸衰竭的原发疾病或病理过程,如感染、休克等均可导致代谢性酸中毒。

(2) 呼吸性酸中毒 Ⅱ型呼吸衰竭时,大量二氧化碳潴留可引起呼吸性酸中毒,此时可有高血钾和低血氯。造成低血氯的主要原因是:高碳酸血症使红细胞中 HCO_3^- 生成增多,后者与细胞外 Cl^- 交换使 Cl^- 转移入细胞。当呼吸性酸中毒合并代谢性酸中毒时,血 Cl^- 可正常。

(二) 呼吸系统变化

PaO_2 降低作用于颈动脉体与主动脉体化学感受器,反射性增强呼吸运动,此反应要在 PaO_2 低于 60 mmHg 才明显,PaO_2 为 30 mmHg 时肺通气最大。严重缺氧对呼吸中枢有直接抑制作用,当 PaO_2 低于 30 mmHg 时,此作用可大于反射性兴奋作用而使呼吸抑制。$PaCO_2$ 升高主要作用于中枢化学感受器,使呼吸中枢兴奋,引起呼吸加深加快。但当 $PaCO_2$ 超过80 mmHg,则抑制呼吸中枢,此时呼吸运动主要靠脉血低氧分压对血管化学感受器的刺激得以维持。在这种情况下,氧疗只能吸入 30% 的氧,以免缺氧完全纠正后反而呼吸抑制,加重高碳酸血症而使病情更加恶化。

(三) 循环系统变化

一定程度的 PaO_2 降低和 $PaCO_2$ 升高可兴奋心血管运动中枢,使心率加快、心收缩力增强、外周血管收缩,加上呼吸运动增强使静脉回流增加,导致心输出量增加。但缺氧和二氧化碳潴留对心血管的直接作用是抑制心脏活动,并使血管扩张(肺血管例外)。一般器官的血管运动通常主要受神经调节,但脑血管与冠状动脉在呼吸衰竭时则主要受局部代谢产物,如腺苷等的调节,从而导致血流分布的改变,有利于保证心、脑的血液供应。

严重缺氧和 CO_2 潴留可直接抑制心血管中枢和心脏活动,扩张血管,导致血压下降、心收缩力下降,心律失常等严重后果。

呼吸衰竭可累及心脏,主要引起右心肥大与衰竭,即肺源性心脏病。肺源性心脏病的发病机制较复杂:①肺泡缺氧和 CO_2 潴留所致血液 H^+ 浓度过高,可引起肺小动脉收缩(CO_2 本身对肺血管起扩张作用),使肺动脉压升高,从而增加了右心后负荷;②肺小动脉长期收缩、缺氧均可引起无肌型肺微动脉肌化,肺血管平滑肌细胞和成纤维细胞肥大增生,胶原蛋白与弹性蛋白合成增加,导致肺血管壁增厚和硬化,管腔变窄,由此形成持久而稳定的慢性肺动脉高压;③长期缺氧引起的代偿性红细胞增多症可使血液的黏度增高,也会增加肺血流阻力和加重右心的负荷;④有些肺部病变如肺小动脉炎、肺毛细血管床的大量破坏、肺栓塞等也能成为肺动脉高压的原因;⑤缺氧和酸中毒降低心肌舒、缩功能;⑥呼吸困难时,用力呼气则使胸内压异常增高,心脏受压,影响心脏的舒张功能,用力吸气则胸内压异常降低,即心脏外面的负压增大,可增加右心收缩的负荷,促使右心衰竭。

(四) 中枢神经系统变化

中枢神经系统对缺氧最敏感,当 PaO_2 降至 60 mmHg 时,可出现智力和视力轻度减退。如 PaO_2 迅速降至 50 mmHg 以下,就会引起一系列神经精神症状,如头痛、不安、定向与记忆障碍、精神错乱、嗜睡,以致惊厥和昏迷。CO_2 潴留使 $PaCO_2$ 超过 80 mmHg 时,可引起头痛、头晕、烦躁不安、言语不清、扑翼样震颤、精神错乱、嗜睡、抽搐、呼吸抑制等，称 CO_2 麻醉。

由呼吸衰竭引起的脑功能障碍称为肺性脑病。Ⅱ型呼吸衰竭病人肺性脑病的发病机制如下所述：

（1）酸中毒和缺氧对脑血管的作用　酸中毒使脑血管扩张。$PaCO_2$ 升高 10 mmHg 约可使脑血流量增加 5%。缺氧也使脑血管扩张。缺氧和酸中毒还能损伤血管内皮使其通透性增高，导致脑间质水肿。缺氧使细胞 ATP 生成减少，影响钠泵功能，引起细胞内 Na^+ 及水增多，形成脑细胞水肿。脑充血、水肿使颅内压增高，压迫脑血管，更加重脑缺氧，由此形成恶性循环，严重时可导致脑疝形成。

（2）酸中毒和缺氧对脑细胞的作用　正常脑脊液的缓冲作用较血液弱，其 pH 值也较低，PCO_2 比动脉血高。因血液中的 HCO_3^- 及 H^+ 不易通过血-脑屏障进入脑脊液，故脑脊液的酸碱调节需时较长。呼吸衰竭时脑脊液的 pH 变化比血液更为明显。脑脊液 pH 值低于 7.25 时，脑电波变慢，pH 值低于 6.8 时脑电活动完全停止。

部分肺性脑病病人表现为神经兴奋、躁动，可能因发生代谢性碱中毒所致。然而酸中毒的病人也有 1/3 表现为神经兴奋，其机制尚不清楚。

（五）肾功能变化

呼吸衰竭时肾可受损，轻者尿中出现蛋白、红细胞、白细胞及管型等，严重时可发生急性肾功能衰竭，出现少尿、氮质血症和代谢性酸中毒。此时肾结构往往并无明显改变，为功能性肾功能衰竭。肾功能衰竭的发生是由于缺氧与高碳酸血症反射性地通过交感神经使肾血管收缩，肾血流量严重减少所致。

（六）胃肠变化

严重缺氧可使胃壁血管收缩，因而能降低胃黏膜的屏障作用，CO_2 潴留可增强胃壁细胞碳酸酐酶活性，使胃酸分泌增多，加之有的病人还可合并弥散性血管内凝血、休克等，故呼吸衰竭时可出现胃肠黏膜糜烂、坏死、出血与溃疡形成等病变。

三、呼吸衰竭防治的病理生理基础

（一）防止与去除呼吸衰竭的原因

如慢性阻塞性肺疾患的病人若发生感冒与急性支气管炎，可诱发呼吸衰竭和右心衰竭，故应注意预防，一旦发生呼吸道感染应积极进行抗感染治疗。

（二）提高 PaO_2

呼吸衰竭者必有乏氧性缺氧，应尽快将 PaO_2 提高到 50 mmHg 以上。Ⅰ型呼衰只有缺氧而无 CO_2 潴留，可吸入较高浓度的氧（一般不超过 50%）。Ⅱ型呼衰病人的吸氧浓度不宜超过 30%，并控制流速，使 PaO_2 上升到 50～60 mmHg 即可。

（三）降低 $PaCO_2$

$PaCO_2$ 增高是由肺总通气量减少所致，应通过增加肺泡通气量以降 $PaCO_2$。增加肺通气的方法包括：

（1）解除呼吸道阻塞　如用抗生素治疗气道炎症，用平喘药扩张气管，体位引流，必要时行气管插管以清除分泌物。

（2）增强呼吸动力　如用呼吸中枢兴奋剂尼可刹米等,对原发于呼吸中枢抑制所致限制性通气障碍是适用的,但对一般慢性呼衰病人用中枢兴奋剂,在增加肺通气的同时也增加呼吸肌耗氧和加重呼吸肌疲劳,反而得不偿失。

（3）人工辅助通气　用人工呼吸维持必需的肺通气量,同时也使呼吸肌得以休息,有利于呼吸肌功能的恢复,这也是治疗呼吸肌疲劳的主要方法。

（4）补充营养　慢性呼衰病人由于呼吸困难影响进食量和胃肠消化及吸收功能差,常有营养不良,导致体重和膈肌重量减轻,膈肌萎缩也可使其收缩无力,更易发生呼吸肌疲劳,故除呼吸肌休息外,还应补充营养。

（四）改善内环境及重要器官的功能

如纠正酸碱平衡及电解质紊乱,预防与治疗肺源性心脏病与肺性脑病等。

第十四章

消化系统疾病

掌握 慢性萎缩性胃炎的病变特点;消化性溃疡的病理变化、结局及合并症;病毒性肝炎的基本病理变化、病变特点及临床病理联系;门脉性肝硬化的病理变化及临床病理联系国;肝性脑病、假性神经递质的概念;肝性脑病的诱因。

熟悉 病毒性肝炎的病因、传染途径及发病机制;肝硬化的分类、病因及发病机制;消化系恶性肿瘤的病理变化和临床病理联系。

了解 慢性胃炎的病因及发病机制;消化性溃疡的病因及发病机制;肝性脑病的病因、分类和防治、护理原则。

消化系统由消化管和消化腺两部分组成。消化管是一条长而迂曲的管道,包括口腔、咽、食管、胃、小肠(十二指肠、空肠和回肠)和大肠(盲肠、结肠、直肠和肛管)。消化腺是分泌消化液的器官,包括口腔腺、肝、胰及消化管壁内的小腺体(如胃腺和肠腺等),它们都开口于消化管。消化系统的主要功能是摄取、消化食物,吸收营养物质和排出食物残渣。

消化系统作为整体的一部分,与神经、内分泌、循环、呼吸和泌尿等系统是相互联系、相互影响的。在致病因素的作用下,消化系统能否发生疾病,取决于整体及系统的防御代偿能力,例如:唾液、胃酸的杀菌作用;消化管的运动及复杂的动作(呕吐、腹泻)排除有害因子。致病因子只有突破消化系统的防御屏障才可能导致疾病。实验研究及临床观察证明消化系统具有强大的储备代偿能力。消化管的黏膜上皮和肝脏具有很强的再生能力,如切除部分胃、肠管和肝脏一般不会对消化系统的功能造成破坏。

很多消化系统疾病如胃炎、溃疡病、阑尾炎和胆道疾病等,都是一些常见病和多发病。

第一节 胃 炎

胃炎是指任何病因引起的胃黏膜炎症,常伴有上皮损失和细胞再生。胃炎是最常见的消化系统疾病之一。按临床发病的缓急和病程的长短,一般将胃炎分为急性胃炎和慢性胃炎。

一、急性胃炎

急性胃炎系由不同病因引起的胃黏膜急性炎症。病变严重者可累及黏膜下层与肌层,甚至深达浆膜层。临床上按病因及病理变化的不同,分为急性单纯性胃炎、急性糜烂性胃炎、急性腐蚀性胃炎、急性化脓性胃炎,其中临床上以急性单纯性胃炎最为常见,而由于抗生素广泛应用,急性化脓性胃炎已罕见。临床上进食细菌或其毒素污染的食物,是导致急性胃炎最常见的一个病因。症状是轻者仅有腹痛、恶心、呕吐、消化不良;严重者可有呕血、黑粪、甚至缺水、中毒及休克等。

(一)病因和发病机制

(1)物理因素 过冷、过热的食物和饮料、浓茶、咖啡、烈酒、刺激性调味品、过于粗糙的食物、药物(特别是非甾体类消炎药如阿司匹林、吲哚美辛等),均可刺激胃黏膜,破坏黏膜屏障。

(2)化学因素 阿司匹林等药物还能干扰胃黏膜上皮细胞合成硫糖蛋白,使胃内黏液减少,脂蛋白膜的保护作用削弱,引起胃内氢离子逆向扩散,促使黏膜固有层肥大细胞释放组胺,血管壁通透性增加,导致胃黏膜充血、水肿、糜烂和出血;同时,由于前列腺素合成受抑制,胃黏膜的修复亦受到影响。

(3)生物因素 细菌及其毒素。常见致病菌为沙门菌、嗜盐菌、致病性大肠埃希菌等,常见毒素为金黄色葡萄球菌或毒素杆菌毒素,尤其是前者较为常见。进食污染细菌或毒素的食物数小时后即可发生胃炎或同时合并肠炎。葡萄球菌及其毒素摄入后发病更快。近年因病毒感染而引起本病者也不在少数。

(4)精神、神经因素失调 各种急重症的危急状态,以及机体的变态(过敏)反应均可引起胃黏膜的急性炎症损害。

(5)胃内异物或胃石、胃区放射治疗 均可作为外源性刺激,导致本病。情绪波动、应激状态及体内各种因素引起的变态反应可作为内源性刺激而致病。

(二)病理变化

病变可为弥漫性,或仅限于胃窦部黏膜的卡他性炎症。黏膜充血水肿,表面有渗出物及黏液覆盖,可有点状出血和不同程度的糜烂。固有膜有淋巴细胞、中性粒细胞、浆细胞及少数嗜酸性粒细胞浸润、水肿、黏膜血管充血,偶有小的间质性出血,严重者黏膜下层充血、水肿。

(三)临床病理联系

家庭生活中一般在暴饮暴食或食用了污染食物、服对胃有刺激的药后数小时至 24 h 发病。

(1)上腹痛 正中偏左或脐周压痛,呈阵发性加重或持续性钝痛,伴腹部饱胀、不适。少数病人出现剧痛。

(2)恶心、呕吐 呕吐物为未消化的食物,吐后感觉舒服,也有的病人直至呕吐出黄色胆汁或胃酸。

(3)腹泻 伴发肠炎者出现腹泻,随胃部症状好转而停止,可为稀便和水样便。

(4)脱水 由于反复呕吐和腹泻,失水过多引起,病人皮肤弹性差,眼球下陷,有口渴、尿少等症状,严重者血压下降,四肢发凉。

(5)呕血与便血 少数病人呕吐物中带血丝或呈咖啡色,大便发黑或大便隐血试验阳性。

二、慢性胃炎

慢性胃炎是由各种病因引起的胃黏膜慢性炎症。临床上表现为上腹痛或上腹不适、嗳气、恶心等消化不良的症状。

(一)病因和发病机制

目前尚未完全明了,大致有以下四类:

(1)幽门螺杆菌感染　幽门螺杆菌具有产氨作用,可分泌空泡毒素等物质引起细胞损害;其细胞毒素相关基因蛋白能引起强烈的炎症反应;其菌体胞壁还可以诱导免疫反应。这些因素长期存在导致胃黏膜的慢性炎症。

(2)饮食和环境因素　长期慢性刺激,如急性胃炎的多次发作、喜烫食或浓碱食、长期饮酒吸烟或滥用水杨酸类药物等也可引起慢性胃炎。

(3)自身免疫损伤　部分病人血中含抗壁细胞抗体和抗内因子抗体。抗壁细胞抗体攻击壁细胞,使壁细胞总数减少,导致胃酸分泌减少或丧失;而抗内因子抗体引起维生素 B_{12} 吸收不良,病人可伴有恶性贫血。

(4)其他因素　胰液和十二指肠液反流对胃黏膜有损害作用。

(二)类型和病理变化

(1)慢性浅表性胃炎　又称慢性单纯性胃炎,为胃黏膜最常见的病变,胃窦部最多见。病变部胃镜可见黏膜充血、水肿、深红色,表面有灰白色或灰黄色分泌物,伴有点状出血或糜烂;镜下见炎性病变位于黏膜浅层,主要为淋巴细胞和浆细胞浸润,黏膜浅层水肿、点状出血和上皮坏死脱落。本型胃炎大多可治愈,少数可以转变为慢性萎缩性胃炎。

(2)慢性萎缩性胃炎　本病以固有腺体萎缩伴有肠上皮化生为特征。临床上有消化不良、上腹部不适或钝痛、贫血等症状,分为 A、B 两型。A 型发病与免疫因素关系密切,多伴有恶性贫血,病变主要在胃体和胃底;B 型发病与自身免疫无关。我国病人大多属于 B 型,病因可能与吸烟、酗酒或滥用水杨酸类药物等有关,其病变部位在胃窦部。

两型的胃黏膜病变基本相同。胃黏膜薄而平滑,皱襞变浅,有的几乎消失。黏膜表面呈细颗粒状。胃镜检查可见萎缩的胃黏膜明显变薄,正常胃黏膜的橘红色色泽消失,代之以灰色;黏膜下血管分支清晰可见,与周围的正常胃黏膜界限明显。镜下:腺上皮萎缩,腺体变小并可有囊性扩张,常出现上皮化生(假幽门腺化生及肠上皮化生);在黏膜固有层有不同程度的淋巴细胞和浆细胞浸润(图 14-1)。

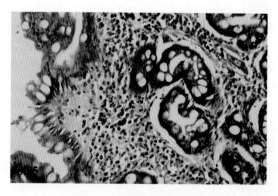

图 14-1　慢性萎缩性胃炎

注　黏膜及腺体萎缩,或呈囊性扩张;固有层内淋巴细胞、
浆细胞浸润和淋巴滤泡形成;假幽门腺和(或)肠上皮化生。

（3）肥厚性胃炎　又称巨大肥厚性胃炎，Menetrier病。病变常发生于胃底和胃体，黏膜肥厚，皱襞加深变宽似脑回状。镜下观，腺体肥大增生，腺管延长。黏膜固有层炎性细胞浸润不显著。病人常有胃酸低下及因丢失大量含蛋白的胃液引起低蛋白血症。

（4）疣状胃炎　病变处胃黏膜发生一些大小不等的糜烂，其周围黏膜隆起，因而形成中心凹陷的病灶，形如痘疹。病灶主要分布在胃窦部幽门侧。

（三）临床病理联系

由幽门螺杆菌引起的慢性胃炎，病人多数无症状。有症状者表现为上腹痛或上腹不适、腹胀、嗳气、恶心等消化不良的症状。自身免疫性胃炎病人可伴有贫血和维生素 B_{12} 缺乏等临床症状。

第二节　消化性溃疡

消化性溃疡主要是指发生在胃和十二指肠的慢性溃疡。多见于成人，是一种常见病。病人有周期性的上腹部疼痛、反酸、嗳气等症状，易反复发作，呈慢性经过。主要发生于胃和十二指肠球部。本病呈慢性过程，易反复发作。

一、病因和发病机制

1. 幽门螺杆菌（H. pylori, Hp）的感染

大量研究表明，Hp在溃疡病的发病机制中具有重要的作用。在胃镜检查中，在慢性胃炎、胃溃疡及十二指肠溃疡中 Hp 的检出率均较高。实验证明，Hp 感染可释放一种细菌型血小板激活因子，促进表面毛细血管内血栓形成而导致血管阻塞、黏膜缺血等，从而破坏胃十二指肠黏膜防御屏障；Hp 能分泌催化游离氨生成的尿素酶和裂解胃黏膜糖蛋白的蛋白酶，还可产生能破坏黏膜表面上皮脂质膜的磷酸酯酶，以及有生物活性的白细胞三烯和二十烷等，有利于胃酸直接接触上皮并进入黏膜内；并能促进胃黏膜 G 细胞增生，导致胃酸分泌增加；Hp 还具有趋化中性粒细胞的作用，后者释放髓过氧化物酶而产生次氯酸，这时在氨的存在下就会合成一氯化氨，次氯酸和一氯化氨均能破坏黏膜上皮细胞，诱发消化性溃疡。体外实验发现 Hp 易于黏附到表达 O 型血抗原的细胞上，这是否与下述 O 型血人群胃溃疡病发病率较高有关尚待进一步确认。

2. 黏膜抗消化能力降低

多年研究证明溃疡病是胃液消化作用引起的。局部溃疡形成是胃壁（或十二指肠壁）组织被胃酸和胃蛋白酶消化的结果。正常的胃和十二指肠黏膜通过胃黏膜分泌的黏液和黏膜上皮的脂蛋白保护，黏膜不易被胃液所消化。引起黏膜屏障功能降低和胃液消化功能增强的因素有幽门螺杆菌感染、长期服用非类固醇类抗炎药、吸烟、长期精神紧张、胆汁反流、烈性酒、前列腺素减少等。当黏膜防御功能受到损害时，胃酸的氢离子逆向弥散入黏膜，损伤黏膜毛细血管、促使黏膜中的肥大细胞释放组胺，引起局部血液循环障碍，黏膜组织受损伤；氢离子逆向弥散入黏膜，还能触发胆碱能神经反射，刺激胃蛋白酶分泌，引起自身消化，导致溃疡形成。氢离子逆向弥散能力以十二指肠最强（是胃窦的 2～3 倍），其次是胃窦（是胃底的 15 倍），再次是胃底，溃疡的好发部位可能与此有关。

3. 神经、内分泌功能失调

长期精神紧张、忧郁、过度脑力劳动等会导致大脑皮质及皮质下中枢功能紊乱，自主神经功能失调。迷走神经功能亢进可促使胃酸分泌增多，这与十二指肠溃疡的发生有关；而迷走神经兴奋性降低，胃蠕动减弱，胃内食物潴留，胃窦直接受刺激，使促胃液素分泌亢进，酸性胃液的分泌

量增加,促使胃黏膜的溃疡形成。

4. 其他因素

消化性溃疡有家族多发趋势,说明该病与遗传有关;O 型血溃疡病发病率是其他血型的 1.5～2 倍,说明该病与血型有关。

二、基本病理变化

胃溃疡多位于胃小弯侧,越近幽门越多见,胃窦部尤为多见,罕见于胃大弯、胃底、胃前壁或胃后壁。溃疡通常只有一个,圆形或椭圆形,直径多在 2.5 cm 以内,溃疡边缘整齐,黏膜皱襞从溃疡向周围呈放射状(图 14-2),溃疡底部通常穿越黏膜下层,深达肌层甚至浆膜层。溃疡处的黏膜至肌层可被完全破坏,由肉芽组织或瘢痕取代。镜下观,溃疡底大致由 4 层组织组成。最表层有一薄层纤维素渗出物和坏死的细胞碎片覆盖(坏死层);其下层是以中性粒细胞为主的炎细胞浸润(炎症层);再下则是新鲜的肉芽组织(肉芽组织层);再下则是新鲜的肉芽组织变成的纤维瘢痕组织(瘢痕层)。瘢痕组织中的小动脉管壁因增殖性动脉内膜炎,使小动脉管壁增厚,管腔狭窄或有血栓形成,这种血管改变可防止血管破溃、出血,但是不利于组织再生和溃疡的修复。在溃疡边缘常可看到黏膜肌层与肌层粘连。溃疡底部的神经节细胞和神经纤维变性和断裂。有时神经纤维断端呈小球状增生,这可能与疼痛症状有关。

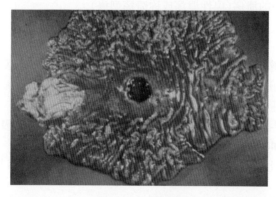

图 14-2　胃溃疡

注　胃小弯近幽门侧圆形溃疡,直径为 2 cm,边缘整齐,底部平坦洁净,黏膜皱襞呈放射状,较深。

十二指肠溃疡形态与胃溃疡相似,多发生在十二指肠球部,溃疡一般较胃溃疡小,直径多在 1 cm 以内(图 14-3)。

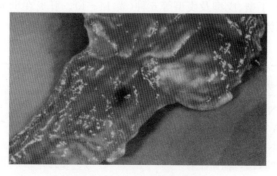

图 14-3　十二指肠溃疡

注　十二指肠球部,溃疡较小较深。

三、结局及合并症

(一) 愈合

渗出物和坏死组织逐渐被吸收、排出,溃疡由肉芽组织增生填满,然后由周围的黏膜上皮再生、覆盖溃疡面而愈合。

(二) 并发症

(1) 出血　主要的合并症,有10%～30%的病人发生出血,轻者因溃疡底部的毛细血管破裂,病人大便可查出隐血。如溃疡底大血管被腐蚀破裂发生大出血,表现为黑便、呕血,则可威胁病人生命。

(2) 穿孔　约见于5%的病人,穿孔后胃内容物漏入腹腔而引起腹膜炎。最易发生于较薄的十二指肠溃疡。

(3) 幽门梗阻　约有3%的病人发生,主要因瘢痕收缩引起幽门狭窄,使胃内容物通过困难,继发胃扩张,病人反复呕吐,常引起水电解质失衡、营养不良。

(4) 癌变　十二指肠溃疡一般不恶变,胃溃疡病人中发生癌变者<1%。在诊断胃溃疡癌变时,需排除一开始就是癌的溃疡(癌性溃疡或称溃疡型癌)。

四、临床病理联系

(1) 上腹部周期性疼痛　胃溃疡的疼痛多在餐后30 min或1 h内发生,下次餐前消失。而十二指肠溃疡的疼痛则出现在午夜或饥饿时,进餐后减轻或消失。溃疡病发作常有季节性,多在秋冬或冬春之交发病,可因精神情绪不良或过劳而诱发。

(2) 反酸、呕吐　溃疡病发作时,因胃酸刺激,引起幽门括约肌痉挛及胃的逆向蠕动,酸性胃内容物反流,引起返酸和呕吐。

(3) 嗳气　由于消化不良,使胃排空困难而发酵,引起上腹部饱胀感及嗳气。

第三节　病毒性肝炎

病毒性肝炎是一组由肝炎病毒引起的以肝实质细胞变性坏死为主要病变的传染病。现已知肝炎有甲型、乙型、丙型、丁型、戊型及庚型等6种(表14-1)。肝炎在世界各地均有发病和流行,且发病率有不断升高趋势。其发病无性别差异,各年龄均可患病。

表14-1　各型肝炎病毒及其相应肝炎的特点

病毒类型	病毒性质	传染途径	潜伏(周)	慢性化	暴发	恶变
HAV	单链RNA	消化道	2～6	无	0.1%～0.4%	无
HBV	DNA	密切接触	4～26	5%～10%	<1%	有
HCV	单链RNA	输血注射	2～26	>50%	极少	有
HDV	缺陷RNA	输血注射	4～7	<5%	3%～4%	有
HEV	单链RNA	消化道	2～8	无	20%妊娠	不详
HGV	单链RNA	输血注射	不详	无	—	不详

一、病因及发病机制

肝炎病毒引起肝损害的机制还不十分清楚。迄今对乙型肝炎的发病机制研究较多。有些人肝细胞内虽长期含有大量 HBsAg,但肝细胞却很少受损害,许多研究表明 HBV 主要是通过细胞免疫反应引起病变的。Dudley(1972 年)认为 HBV 抗原在肝细胞内复制后,其中一部分结合于肝细胞膜,致敏的 T 淋巴细胞与肝细胞表面的抗原结合,发挥淋巴细胞毒作用,溶解、破坏肝细胞膜及与其结合的病毒抗原。据此理论,病人的细胞免疫反应强弱是决定肝炎病情轻重的重要因素。如病毒毒力一样,免疫反应过强的人则发生重型肝炎,免疫反应正常的人发生普通型肝炎,缺乏细胞免疫功能的人往往成为不显症状的病毒携带者。上述现象仅见于乙型肝炎,而甲型肝炎及丁型肝炎病毒可能直接损害肝细胞,后者已得到证明。

二、基本病理变化

各型肝炎病变基本相同,都是以肝细胞的变性、坏死为主,同时伴有不同程度的炎性细胞浸润、肝细胞再生和纤维组织增生。

(一)肝细胞变性、坏死

(1)胞质疏松化和气球样变性 为常见的变性病变,是由于肝细胞受损后细胞水分增多造成。开始时肝细胞肿大、胞质疏松呈网状、半透明,称胞质疏松化。进一步发展,肝细胞胀大呈球形,胞质几乎完全透明,称为气球样变性。电镜下,可见内质网扩张、囊泡变、核蛋白颗粒脱失、线粒体肿胀、嵴消失等。

(2)嗜酸性变及嗜酸性坏死 嗜酸性变多累及单个或几个肝细胞,散在于小叶内。肝细胞胞质水分脱失浓缩,嗜酸性染色增强,胞质颗粒消失。如进一步发展,除胞质更加浓缩之外,胞核也浓缩以至消失。最后剩下深红色均一浓染的圆形小体,即所谓嗜酸性小体(acidophilic body 或 councillman body),为单个细胞坏死,属细胞凋亡。

(3)点状坏死 肝小叶内散在的灶状肝细胞坏死。每个坏死灶仅累及 1 个至几个肝细胞。同时在该处伴有炎细胞浸润。

(4)溶解性坏死 最多见,常由高度气球样变发展而来。此时胞核固缩、溶解、消失,最后细胞解体。重型肝炎时肝细胞的变性往往不明显,很快就发生此种坏死。

(5)碎片状坏死 坏死的肝细胞呈碎片状,常见于肝小叶周边的肝细胞界板,该处肝细胞坏死、崩解,伴有炎性细胞浸润,称为碎片状坏死,常见于慢性肝炎。

(6)桥接坏死 为肝细胞之带状融合性坏死,坏死常出现于小叶中央静脉与汇管区之间或两个小叶中央静脉之间及两个汇管区之间。坏死处伴有肝细胞不规则再生及纤维组织增生,后期则形成纤维间隔而分割小叶。常见于中、重度慢性肝炎。

(二)炎细胞浸润

肝炎时在汇管区或肝小叶内常有程度不等的炎细胞浸润。浸润的炎细胞主要是淋巴细胞、单核细胞,有时也可见少量浆细胞及中性粒细胞等。

(三)间质反应性增生及肝细胞再生

(1)Kupffer 细胞增生肥大 这是肝内单核吞噬细胞系统的炎性反应。增生的细胞呈梭形或多角形,胞质丰富,突出于窦壁或自壁上脱入窦内成为游走的吞噬细胞。

（2）间叶细胞及成纤维细胞的增生　间叶细胞具有多向分化的潜能,存在于肝间质内,肝炎时可分化为组织细胞参与炎细胞浸润。在反复发生严重坏死的病例,由于大量成纤维细胞增生,可发展成肝纤维化及肝硬化。

（3）肝细胞再生　肝细胞坏死时,邻近的肝细胞可通过直接或间接分裂而再生修复。在肝炎恢复期或慢性阶段则更为明显。再生的肝细胞体积较大,核大而染色较深,有的可有双核。慢性病例在汇管区尚可见细小胆管的增生。

上述肝炎基本病变中,肝细胞疏松化、气球样变、点状坏死及嗜酸性小体形成对于诊断普通型肝炎具有相对的特征性;而肝细胞的大片坏死、崩解则是重型肝炎的主要病变特征。

三、临床病理类型

各型肝炎病毒引起的肝炎其临床表现及病理变化基本相同。现在常用的分类是在甲、乙、丙、丁、戊、庚6型病毒病因分类之外,把病毒性肝炎从临床病理角度分为普通型和重型两大类。在普通型中又分为急性和慢性两类。急性有急性无黄疸型及黄疸型;慢性有轻、中、重三类。重型中又分为急性和亚急性两种。

(一) 急性(普通型)肝炎

急性(普通型)肝炎最常见。临床上又分为黄疸型和无黄疸型两种。我国以无黄疸型肝炎居多,其中多为乙型肝炎,一部分为丙型。黄疸型肝炎的病变略重,病程较短,多见于甲型、丁型、戊型肝炎。两者病变基本相同,病变主要位于小叶内,可见广泛的肝细胞变性,以胞质疏松化和气球样变(图14-4)最普遍。坏死轻微,肝小叶内可有散在的点状坏死,嗜酸性小体少见。由于点状坏死灶内的肝细胞索网状纤维支架保持完整而不塌陷,所以该处通过再生的肝细胞可完全恢复原来的结构和功能。汇管区及肝小叶内有轻度的炎细胞浸润。黄疸型者坏死的稍多、稍重,毛细胆管管腔中有胆栓形成。

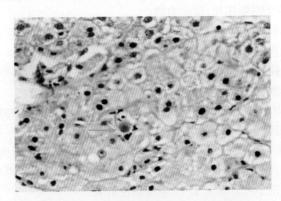

图14-4　肝细胞气球样变和嗜酸性改变

注　肝细胞胞质疏松化和气球样变,中央可见嗜酸性小体。

由于肝细胞弥漫的变性肿胀,使肝体积增大,被膜紧张,为临床上肝大,肝区疼痛和压痛的原因。由于肝细胞坏死,释出细胞内的酶类入血,故血清谷丙转氨酶(sGPT)等升高,同时还可引起肝功能异常。肝细胞坏死较多时,胆红素的摄取、结合和分泌发生障碍,加之毛细胆管受压或栓塞形成等可引起黄疸。

急性肝炎大多在半年内逐渐恢复。点状坏死的肝细胞可完全再生恢复。一部分病例(多为乙型、丙型肝炎)恢复较慢,需半年到1年,有的病例可发展为慢性肝炎。其中乙型肝炎有5%~

10%,丙型肝炎有50%可转变为慢性肝炎。

(二)慢性(普通型)肝炎

病毒性肝炎病程持续在半年以上者即为慢性肝炎。其中乙型肝炎占绝大多数(80%)。根据病理变化慢性肝炎分为轻、中、重度三类,各有不同程度的炎症变化、坏死及纤维化。

(1)轻度 有点灶状坏死,偶见轻度碎片状坏死,汇管区周围纤维增生,肝小叶结构完整。

(2)中度 肝细胞坏死明显,除灶状、带状坏死外,有中度碎片状坏死及特征性桥接坏死。肝小叶内有纤维间隔形成,但小叶结构大部分保存。

(3)重度 肝细胞坏死重且广泛,有重度的碎片状坏死及大范围桥接坏死。坏死区出现肝细胞不规则再生。小叶周边与小叶内肝细胞坏死区间形成纤维条索联结。纤维间隔分割肝小叶结构。

晚期可致小叶结构紊乱形成假小叶,此时肝表面不平滑,呈颗粒状,质地较硬(早期肝硬化)。此类慢性肝炎有时在原有病变的基础上出现肝细胞坏死变为重型肝炎。

毛玻璃样肝细胞多见于HBsAg携带者及慢性肝炎病人的肝组织。光镜下,HE染色切片上,此等肝细胞胞质内充满嗜酸性细颗粒状物质,不透明似毛玻璃样,故称毛玻璃样肝细胞。这些细胞内含大量HBsAg,电镜下为线状或小管状积存在内质网池内。用免疫酶标法或免疫荧光法可呈HBsAg阳性反应。

(三)重型肝炎

本型病情严重。根据起病急缓及病变程度,可分为急性重型和亚急性重型二种。

1. 急性重型肝炎

急性重型肝炎少见。起病急,病情发展迅猛,病死率高。临床上又称暴发性或电击型肝炎。

本型病变可见肝细胞坏死严重而广泛,肝索解离,肝细胞溶解,出现弥漫性的大片坏死。坏死多自小叶中央开始,向四周扩延,仅小叶周边部残留少数变性的肝细胞。肝窦明显扩张充血并出血,Kupffer细胞增生肥大,并吞噬细胞碎屑及色素。小叶内及汇管区有以淋巴细胞和巨噬细胞为主的炎细胞浸润,残留的肝细胞再生现象不明显。肉眼观,肝体积显著缩小,尤以左叶为甚,重量减至600~800 g,质地柔软,被膜皱缩。切面呈黄色或红褐色,又称急性黄色肝萎缩或急性红色肝萎缩。

由于大量肝细胞的迅速溶解坏死,可导致:①胆红素大量入血而引起黄疸(肝细胞性黄疸);②凝血因子合成障碍导致出血倾向;③肝功能衰竭,对各种代谢产物的解毒功能发生障碍。此外,由于胆红素代谢障碍及血循环障碍等,还可导致肾功能衰竭(肝肾综合征)。急性重型肝炎的死因主要为肝功能衰竭(肝昏迷),其次为消化道大出血或急性肾功能衰竭等。弥散性血管内凝血(DIC)也较常见,是引起严重出血、致死的另一个因素。本型肝炎如能通过急性期,部分病例可发展为亚急性重型。

2. 亚急性重型肝炎

多数是由急性重型肝炎迁徙而来或一开始病变就比较缓和呈亚急性经过。少数病例可能由普通型肝炎恶化而来。本型病程可达一至数月。

本型病变既有大片的肝细胞坏死,又有肝细胞结节状再生。由于坏死区网状纤维支架塌陷和胶原纤维化,致使再生的肝细胞失去原有的依托呈不规则的结节状,失去原有小叶的结构。小叶内外有明显的炎细胞浸润。小叶周边部小胆管增生并可有胆汁淤积形成胆栓。

肉眼观,肝不同程度缩小,被膜皱缩,呈黄绿色(亚急性黄色肝萎缩)。病程长者可出现坏死后性肝硬化之改变。

第四节　肝　硬　化

肝硬化是一种常见的慢性疾病,可由多种原因引起,是各种肝病晚期不可逆的形态改变。肝细胞弥漫性变性坏死,继而出现纤维组织增生和肝细胞结节状再生,这三种改变反复交错运行,使肝小叶结构和血液循环途径逐渐被改建,使肝变形、变硬而形成肝硬化。本病早期可无明显症状,后期则出现一系列不同程度的门脉高压和肝功能障碍。

肝硬化按病因分类为病毒性、酒精性、胆汁性和隐源性肝硬化。按形态分类为小结节型、大结节型、大小结节混合型、不全分隔型肝硬化(为肝内小叶结构尚未完全改建的早期硬化)。按病因及病变结合分类为门脉性、坏死后性、胆汁性、淤血性、寄生虫性、色素性肝硬化等。以上除坏死后性相当于大结节及大小结节混合型外,其他均相当于小结节型。其中门脉性肝硬化最常见,其次为坏死后性肝硬化,其他少见。

一、门脉性肝硬化

(一) 病因和发病机制

(1) 病毒性肝炎　这是我国肝硬化的主要原因,尤以乙型和丙型病毒性肝炎多见。肝硬化病人 HBsAg 阳率高达 76.7%。

(2) 慢性酒精中毒　长期酗酒是引起肝硬化的另一个重要原因。在欧美国家 60%～70% 的门脉性肝硬化由酒精性肝病引起。

(3) 营养缺乏　如食物中长期缺乏蛋氨酸或胆碱类物质,使肝脏合成磷脂、脂蛋白障碍而经过脂肪肝逐渐发展为肝硬化。

(4) 毒物中毒　某些化学毒物对肝有破坏作用,如四氯化碳、辛可芬、氯仿、黄磷等,长期作用可引起肝硬化。

上述各种因素均可引起肝细胞弥漫性损害,如长期作用、反复发生,可导致肝内广泛的胶原纤维增生。初期增生的纤维组织虽形成小的条索,但尚未互相连接形成间隔而改建肝小叶结构,称为肝纤维化,为可复性病变。如果病因消除,纤维化尚被逐渐吸收。如果继续进展,小叶中央区和汇管区等处的纤维间隔互相连接,分隔肝小叶;同时肝小叶内网状支架塌陷后,使再生的肝细胞不能沿原有支架排列,而形成不规则的再生肝细胞结节;最终形成弥漫性全肝的假小叶,并导致肝小叶结构和血液循环被改建而形成肝硬化。

(二) 病理变化

(1) 肉眼观　早、中期肝体积正常或略增大,质地正常或稍硬。后期肝体积缩小,重量减轻,由正常的 1 500 g 减至 1 000 g 以下,质地硬,表面呈颗粒性或小结节状(图 14 - 5),大小相近,最大结节直径不超过 1.0 cm。切面见小结节周围为纤维组织条索包绕。结节呈黄褐色(脂肪变)或黄绿色(淤胆)弥漫分布于全肝。

(2) 镜下观　正常肝小叶结构被破坏,由广泛增生的纤维组织将肝小叶分割包绕成大小不等、圆形或椭圆形肝细胞团(图 14 - 6),即假小叶。假小叶内肝细胞索排列紊乱,可有变性、坏死

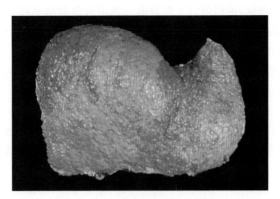

图 14-5 门脉性肝硬化(肉眼观)

注 体积缩小,变形变硬;表面呈颗粒状或结节状。

及再生的肝细胞。假小叶中央静脉常缺如、偏位或出现两个以上,有时包绕有汇管区。假小叶周围增生的纤维组织中有多少不一的炎细胞浸润。小胆管受压、破坏及淤胆。此外,在增生的纤维组织中还可见到新生的小胆管。

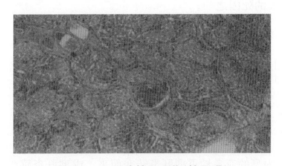

图 14-6 门脉性肝硬化(镜下观)

注 正常肝小叶结构消失,由广泛增生的结缔组织将肝小叶分割包绕成大小不等的肝细胞团。

(三)临床病理联系

1. 门脉高压症

由肝内血管系统在肝硬化时被破坏改建引起:①由于假小叶形成及肝实质纤维化压迫了小叶下静脉、中央静脉及肝静脉窦,致门静脉的回流受阻;②肝动脉与门静脉间形成异常吻合支,动脉血流入门静脉,使后者压力增高,病人常出现一系列的症状和体征。主要表现如下:

(1)脾大 肝硬化病人中有70%~85%出现脾大,是由长期慢性淤血所致,常有脾功能亢进的表现。

(2)胃肠淤血 门静脉压力升高,胃肠静脉血液回流受阻,导致胃肠壁淤血水肿。胃黏膜水肿导致病人食欲不振,消化不良。

(3)腹水 其形成的原因主要为门静脉高压使门静脉系统的毛细血管流体静压升高,血管壁通透性增高;肝脏合成蛋白功能减退导致的低蛋白血症,使血浆胶体渗透压降低;肝灭活功能降低,血中醛固酮、血管升压素(抗利尿激素)水平升高,引起水、钠潴留。

(4)侧支循环形成 门静脉压力升高,使部分门静脉通过侧支不经肝脏而直接回流到体静脉循环。侧支循环形成主要包括:①食管下段静脉丛曲张:这种侧支循环是门静脉血经胃冠状静脉、食管静脉丛注入奇静脉,再回流到上腔静脉。如果食管静脉丛曲张破裂可引起上消化道大出血,这是肝硬化病人常见的死亡原因之一。②直肠静脉丛曲张:分流途径为肝静脉血经肠系膜下静脉、痔静脉、髂内静脉回流到下腔静脉。直肠静脉丛曲张破裂发生便血,长期便血可引起病人贫血。③脐周腹壁静脉曲张:分流途径为门静脉血经脐静脉、脐旁静脉、腹壁上、下静脉。脐周静脉网曲张,并向上及向下腹壁延伸,表现为"海蛇头"现象。

2. 肝功能不全

肝功能不全主要是肝实质长期反复受破坏的结果。由此而引起的临床表现如下所述。

(1)蛋白质合成障碍　肝细胞受损后,合成清蛋白的能力降低,使血浆清蛋白减少,导致血浆胶体渗透压降低。

(2)对激素的灭活作用减弱　出现男子乳房发育、睾丸萎缩、蜘蛛痣。蜘蛛痣是由小动脉末梢扩张形成的,好发于颈、面部、前臂及手掌等处。一般认为这是肝脏对雌激素的灭活作用减弱的结果。

(3)出血倾向　病人有牙龈出血、黏膜、浆膜出血及皮下瘀斑等。主要原因是肝合成凝血因子减少及脾肿大、功能亢进,加强了对血小板的破坏。

(4)黄疸　后期病人可能有黄疸,多因肝内胆管的不同程度阻塞及肝细胞坏死引起。

(5)肝性脑病　这是肝功能衰竭的结果,主要是由于肠内含氮物质不能在肝内解毒而引起氨中毒。常为肝硬化病人的死因之一。

二、坏死后性肝硬化

坏死后性肝硬化,相当于大结节型肝硬化和大小结节混合型肝硬化。多在肝实质大片坏死的基础上形成。

(一)病因

1. 肝炎病毒感染

现知大部分由乙型、丙型的亚急性重型肝炎转变而来。戊型肝炎感染在孕妇多形成重型暴发型肝炎,其后也可发生。亚急性重型肝炎病程迁延数月至1年以上,则逐渐形成坏死后性肝硬化。

2. 某些药物及化学物质中毒

略。

(二)病理变化

肉眼观,肝体积缩小,重量减轻,质地变硬。表面有较大且大小不等的结节,最大结节直径可达6 cm。切面纤维结缔组织间隔宽,且厚薄不均。

镜下观,肝小叶呈灶状、带状甚至整个小叶坏死,代之以纤维组织增生,形成间隔,将原来的肝小叶分割为大小不等的假小叶。假小叶内肝细胞常有不同程度的变性和胆色素沉着。假小叶间的纤维间隔宽阔且宽窄不一,其内有大量炎细胞浸润及小胆管增生。

坏死后性肝硬化肝功能障碍比较明显,癌变率较门脉性肝硬化高,预后较差。

三、胆汁性肝硬化

胆汁性肝硬化是由于胆道阻塞,胆汁淤积引起的肝硬化,较少见。根据病因不同,分原发性和继发性两种。原发性在我国少见,原因不明。

1. 继发性胆汁性肝硬化

继发性胆汁性肝硬化常见的原因为胆管系统阻塞,如结石、肿瘤(胰头癌、Vater 壶腹癌)等对肝外胆道的压迫,引起狭窄及闭锁。在儿童病人多因肝外胆道先天闭锁,其次是胆总管的囊肿、囊性纤维化等。胆道系统完全闭塞 6 个月以上可引起此型肝硬化,病理变化如下。

(1) 肉眼观 肝脏增大,表面平滑或呈细颗粒状或明显结节,硬度中等。肝外观常被胆汁染成深绿或绿褐色,切面结节较小,结节间纤维间隙亦细。

(2) 镜下观 继发性胆汁性肝硬化坏死肝细胞肿大,胞质疏松呈网状、核消失,称为网状或羽毛状坏死。毛细胆管淤胆、胆栓形成。胆汁外溢充满坏死区,形成"胆汁湖"。汇管区胆管扩张及小胆管增生。纤维组织增生及小叶的改建较门脉性及坏死后性肝硬化为轻。伴有胆管感染时,汇管区有多量中性粒细胞浸润甚至微脓肿形成。

2. 原发性胆汁性肝硬化

本病又称慢性非化脓性破坏性胆管炎。很少见,多发生于中年以上妇女。临床表现为长期梗阻性黄疸、肝大和因胆汁刺激引起的皮肤瘙痒等。本病还常伴有高脂血症和皮肤黄色瘤,肝内外的大胆管均无明显病变。病变早期汇管区小叶间胆管上皮空泡变性及坏死并有淋巴细胞浸润,其后则有胆小管破坏及纤维组织增生并出现淤胆现象。汇管区增生的纤维组织侵入肝小叶内,形成间隔,分割小叶最终发展为肝硬化。此病原因不明,可能与自身免疫有关。

四、其他类型肝硬化

(1) 淤血性肝硬化 本病见于慢性充血性心力衰竭。长期淤血缺氧,使肝小叶中央区肝细胞萎陷、坏死。如淤血持续存在,可形成纤维条索分割肝小叶导致肝硬化。

(2) 色素性肝硬化 多见于血色病病人,由于肝细胞内有过多的含铁血黄素沉着而发生坏死,继而有纤维组织增生而形成肝硬化。

(3) 寄生虫性肝硬化 主要见于慢性血吸虫病。

第五节 消化系统常见恶性肿瘤

一、食管癌

食管癌(carcinoma of esophagus)是由食管黏膜上皮或腺体发生,占食管肿瘤的绝大多数。发病年龄多在 40 岁以上,尤其以 60 岁以上者居多,男性多于女性。在我国华北及河南地区多发,高发区集中在太行山区附近。临床上主要表现为不同程度的吞咽困难,中医称本病为"噎膈"。

(一) 病因

(1) 饮食习惯 长期食用过热、过硬及粗糙的食物及饮酒吸烟等,还有某些地区的居民喜欢食用含有较多亚硝酸盐的食物,如自制的酸菜或咸肉等。

(2) 环境因素 流行病学调查发现食管癌的高发区土壤中缺乏钼等微量元素。

(3) 遗传因素 食管癌家族中有连续 3 代以上患病的现象,即使移至低发区,食管癌的发病率仍相对较高。

(二) 病理变化

食管癌好发于 3 个生理性狭窄部,以中段最多见,下段次之,上段最少。

1. 早期癌

此型临床上尚无明显症状。多为原位癌或黏膜内癌,也有一部分病例癌组织可侵犯黏膜下层,但未侵犯肌层,无淋巴结转移。如及时手术,5年存活率在90%以上,预后较好。本型发现困难,因症状不明显常被忽略。有可疑症状出现时,可通过食管拉网脱落细胞学检查,以检出癌细胞确诊。

(1)肉眼观 癌变处黏膜轻度糜烂或表面呈细颗粒状、微小乳头状,X线钡餐检查仅见管壁轻度局限性僵硬或正常。

(2)镜下观 绝大部分为鳞状细胞癌。

2.中晚期癌

此型病人已出现典型临床症状,如吞咽困难等。

肉眼观:形态可分为4型:

(1)髓质型 最多见,癌组织在食管壁内浸润性生长,使食管壁均匀增厚,管腔变窄。切面癌组织质地较软,似脑髓,色灰白。癌组织表面常有溃疡。

(2)蕈伞型 癌呈扁圆形肿块,突入食管腔内。表面有浅溃疡,外缘外翻。肿瘤组织侵犯食管管周的部分或大部(图14-7)。

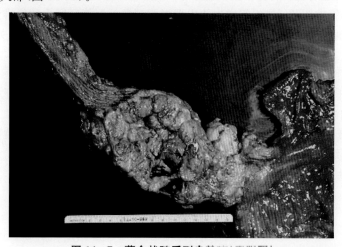

图14-7 蕈伞状髓质型食管癌(肉眼观)

(3)溃疡型 肿瘤表面形成较深的溃疡,深达肌层。底部凹凸不平。多浸润食管管周的一部分。

(4)缩窄型 癌组织质硬。癌组织内有明显结缔组织增生并在食管壁内浸润生长,累及食管全周,形成明显的环形狭窄,近端食管腔明显扩张。

镜下观:约90%以上为鳞状细胞癌,腺癌次之。大部分腺癌来自贲门,少数来自食管黏膜下腺体。偶有小细胞癌和腺棘皮癌等类型。

Barrett食管腺癌:由Barrett食管恶变而来,近年来,白种人发病呈明显上升趋势。

(三)扩散途径

1.直接蔓延

癌组织穿透食管壁直接侵入邻近器官。依所发生的部位不同,其累计的范围和器官不同,影响亦不同。例如,食管上段癌可侵入喉部、气管和颈部软组织;中段癌多侵入支气管、肺;下段癌常侵入贲门、膈、心包等处。

2.淋巴道转移

转移沿食管淋巴引流途径进行。上段癌常转移到颈部及上纵隔淋巴结;中段癌多转移到食管旁及肺门淋巴结;下段癌常转移到食管旁、贲门及腹腔淋巴结。

3. 血道转移

主要见于晚期病人,以转移到肝及肺为最常见。

(四)临床病理联系

早期癌组织无明显浸润,无肿块形成,故症状不明显,部分病人出现轻微的胸骨后疼痛、烧灼感、噎梗感。中晚期由于癌肿不断浸润生长,使管壁狭窄,病人出现吞咽困难,甚至不能进食。当肿瘤侵犯膈神经时,出现打嗝;侵犯喉返神经则声音嘶哑;侵犯气管、支气管时出现咳嗽;腐蚀大血管会引起呕血。

二、胃癌

胃癌(carcinoma of stomach)是胃黏膜上皮和腺上皮发生的恶性肿瘤。好发年龄在40~60岁,男女发病率之比为2:1,好发于胃窦部小弯侧。

(一)病因

1. 地域环境及饮食生活因素

胃癌发病有明显的地域性差别,在我国的西北与东部沿海地区胃癌发病率比南方地区明显为高。长期食用熏烤、盐腌食品的人群中胃远端癌发病率高,与食品中亚硝酸盐、真菌毒素、多环芳烃化合物等致癌物或前致癌物含量高有关;吸烟者的胃癌发病危险较不吸烟者高50%。

2. 幽门螺杆菌感染

我国胃癌高发区成人幽门螺杆菌(Hp)感染率在60%以上。幽门螺杆菌能促使硝酸盐转化成亚硝酸盐及亚硝胺而致癌;幽门螺杆菌感染引起胃黏膜慢性炎症加上环境致病因素加速黏膜上皮细胞的过度增殖,导致畸变致癌;幽门螺杆菌的毒性产物CagA、VacA可能具有促癌作用,胃癌病人中抗CagA抗体检出率较一般人群明显为高。

3. 遗传和基因

遗传与分子生物学研究表明,胃癌病人有血缘关系的亲属其胃癌发病率较对照组高4倍。胃癌的癌变是一个多因素、多步骤、多阶段发展过程,涉及癌基因、抑癌基因、凋亡相关基因与转移相关基因等的改变,而基因改变的形式也是多种多样的。

另外,某些长期未治愈的慢性胃疾病(如慢性萎缩性胃炎、胃息肉、胃溃疡病伴有异性增生胃黏膜大肠型肠上皮化生)是胃癌发生的病理基础。

(二)病理变化

1. 早期胃癌

早期胃癌是指癌组织浸润仅限于黏膜层及黏膜下层者,而不论有无淋巴结转移。早期胃癌中,若直径<0.5 cm者称为微小癌。直径在0.6~1.0 cm者称为小胃癌。内镜检查时,在该癌变处钳取活检确诊为癌,但手术切除标本经节段性连续切片均未发现癌,称为一点癌。早期胃癌肉眼形态可分为隆起型、表浅型和凹陷型。组织学类型以原位癌及高分化管状腺癌多见,其次为乳头状腺癌,未分化型癌最少。

2. 中晚期胃癌(进展期胃癌)

癌组织浸润到黏膜下层以下者均属进展期胃癌或称之为中晚期胃癌。癌组织侵袭越深,预后越差。

(1)肉眼观　形态可分为以下3种类型:

1)息肉型或蕈伞型:癌组织向黏膜表面生长,呈息肉状或蕈伞状,突入胃腔内。

2) 溃疡型：癌组织坏死脱落形成溃疡，溃疡一般比较大，边界不清，多呈皿状。也可隆起如火山口状，边缘清楚，底部凹凸不平。

3) 浸润型：癌组织向胃壁内局限性或弥漫性浸润型，与正常组织分界不清楚。其表面胃黏膜皱襞大部分消失，有事可见浅表溃疡。如为弥漫性浸润，可导致整个胃壁普遍增厚，变硬，胃腔变小，状如皮革，因而有"革囊胃"之称。

胶样癌：当癌细胞分泌大量黏液的时候，癌组织肉眼上呈半透明胶冻状故得名。其肉眼形态可表现为上述 3 种类型中的任何一种。

(2) 镜下观　组织学类型主要为腺癌，常见类型有管状腺癌与黏液癌。少数病例也可为腺棘皮癌或鳞状细胞癌，常见于发生在贲门部的胃癌。需要指出的是，在同一胃癌标本中，常见 2 种以上的组织类型同时出现。

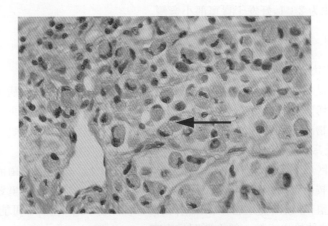

图 14-8　胃黏液癌(镜下观)

注　黏液聚积在癌细胞内将核挤向一侧，使该细胞呈印戒状。

(三) 扩散途径

1. 直接蔓延

癌组织向胃壁各层浸润，当穿透浆膜后，癌组织可连续不断地向周围组织和邻近器官广泛蔓延生长，如向肝脏、大网膜等部位浸润蔓延。

2. 转移

(1) 淋巴道转移　为胃癌转移的主要途径。癌组织首先转移到幽门下及胃小弯的胃冠状静脉旁淋巴结，进一步转移到腹主动脉旁淋巴结、肝门或肠系膜根部淋巴结。晚期可经胸导管转移至左锁骨上淋巴结(Virchow 淋巴结)。

(2) 血道转移　多发生于胃癌晚期，常经门静脉转移肝，也可转移到肺、脑、骨等器官。

(3) 种植性转移　胃癌特别是胃黏液癌细胞浸润在胃浆膜表面是可脱落至腹腔，种植于腹腔及盆腔器官的浆膜上。女性常在双侧卵巢形成转移性黏液癌，称为克鲁根勃(Krukenberg)瘤。

(四) 临床病理联系

早期胃癌病人临床表现多不明显，随着瘤体的增大及继发性坏死和出血，可出现上腹部不适、疼痛、呕血、便血、消瘦、贫血及上腹部肿块等临床表现；癌细胞种植于腹壁时可出现血性腹水；癌肿侵蚀大血管可引起上消化道大出血，位于贲门、幽门等部位的肿块可引起梗阻症状，如咽下困难、呕吐等；晚期可出现恶病质。

近年由于胃镜活检的推广应用，早期胃癌的发现和诊断率有了明显提高，手术后 5 年存活率高达 80%～90%，而进展期胃癌手术后 5 年存活率仅有 20%，说明早期诊断和早期治疗的重要性。

三、大肠癌

大肠癌(carcinoma of large intestine)是大肠黏膜上皮和腺体发生的恶性肿瘤，包括结肠癌和直肠癌，大肠癌是全世界第三大常见肿瘤，常见于欧洲和北美等地。其发病与生活方式、遗传、大肠腺瘤等关系密切。发病年龄趋老年化，男女之比为 1.65：1。

(一) 病因

1. 饮食习惯

高营养而少纤维的饮食与本病的发生有关。

2. 遗传因素

遗传性大肠癌主要有两种：①家族性腺瘤性息肉病癌变，其发生是由于 APC 基因的突变；②遗传性非息肉病性大肠癌，其发生是由于错配修复基因的突变，如 hMSH2，hMSH1 等。

3. 某些伴有肠黏膜增生的慢性肠疾病

如肠息肉状腺瘤、增生性息肉病、幼年性息肉病、绒毛状腺瘤、慢性血吸虫病及慢性溃疡性结肠炎等由于黏膜上皮过度增生而发展为癌。

(二) 病理变化

好发部位以直肠最多见(50%)，其余依次为乙状结肠、盲肠及升结肠、横结肠、降结肠。

1. 肉眼观

大体形态分为以下 4 型：

(1) 隆起型　癌组织呈息肉状或盘状向肠腔内突出，可伴浅表溃疡，多为分化较高的腺癌。

(2) 溃疡型　癌组织表面形成明显的较深溃疡或呈火山口状，本型较多见。

(3) 浸润型　癌组织向肠壁深层弥漫浸润，常累及肠管全周，使局部肠壁增厚，有时肿瘤伴纤维组织增生，可使肠管管腔周径缩小，形成环状狭窄，亦称环状型。

(4) 胶样型　癌组织表面及切面均呈半透明胶冻状。镜下为黏液腺癌或弥漫浸润的印戒细胞癌。此型肿瘤预后较差。

大肠癌的肉眼形态在左、右侧大肠有明显的不同。左侧多为浸润型，引起肠壁环形狭窄，早期出现梗阻症状。右侧多为隆起息肉型，一般无梗阻症状。

2. 镜下观

组织学类型有：

(1) 乳头状腺癌　细乳头状，乳头内间质很少，多为高分化型。

(2) 管状腺癌　癌细胞排列成腺管状，根据分化程度可分为 3 级。

(3) 黏液腺癌或印戒细胞癌　表现为大片黏液湖形成为特点。

(4) 未分化癌　癌细胞常较小，形态较一致，细胞弥漫成片或成团。

(5) 腺鳞癌　肿瘤组织具有腺癌及鳞癌两种结构。

(6) 鳞状细胞癌　多发生在直肠肛门附近的被覆鳞状上皮，为数较少。

(三) 分期和预后(Dukes 分期)

其分期依据是大肠癌癌变扩散范围以及有无局部淋巴结与远隔脏器转移而定。

A 期:癌组织直接侵入黏膜下层或肌层,但未穿透肌层,也未累及淋巴结。

B 期:癌组织已超过肌层,扩延到肠周组织,但仍未累及淋巴结。

C 期:除有上述改变外,癌已发生淋巴结转移。

(四) 扩散途径

1. 直接蔓延

当癌组织浸润肌层达浆膜层后,可直接蔓延至邻近器官,如前列腺、膀胱及腹膜等处。

2. 转移

(1) 淋巴道转移　癌组织一旦穿破肌层,容易发生淋巴道转移。一般先转移至癌所在部位的局部淋巴结,再沿淋巴引流方向到达远隔淋巴结,偶尔可侵入胸导管而达锁骨上淋巴结。

(2) 血道转移　晚期大肠癌可经血行转移到肝、肺、骨等处。肝转移时,转移癌的部位与原发部位有关。一般右侧结肠癌多转移到肝右叶,左侧结肠癌则左、右肝叶均可转移。

(3) 种植性转移　癌组织穿破肠壁浆膜后,到达肠壁表面,癌细胞脱落,播散到腹腔内形成种植性转移。

(五) 临床病理联系

大肠癌早期无症状,或症状不明显,仅感不适、消化不良、大便隐血等。随着癌肿发展,症状逐渐出现,表现为大便习惯改变、腹痛、便血、腹部包块、肠梗阻等,伴或不伴贫血、发热和消瘦等全身症状。肿瘤因转移、浸润可引起受累器官的改变。大肠癌因其发部位不同而表现出不同的临床症状及体征。

右半结肠的主要临床症状为食欲不振、恶心、呕吐、贫血、疲劳、腹痛。右半结肠癌导致缺铁性贫血,表现疲劳、乏力、气短等症状。右半结肠因肠腔宽大,肿瘤生长至一定体积才会出现腹部症状,这也是肿瘤确诊时,分期较晚的主要原因之一。左半结肠肠腔较右半结肠肠腔窄,左半结肠癌更容易引起完全或部分性肠梗阻。肠阻塞导致大便习惯改变,出现便秘、便血、腹泻、腹痛、腹部痉挛、腹胀等。带有新鲜出血的大便表明肿瘤位于左半结肠末端或直肠。病期的确诊常早于右半结肠癌。

大肠癌可产生癌胚抗原(carcinoembryonic antigen,CEA),并可在病人血清中检出。但胃、肝、胰等发生的癌肿也可产生 CEA,故不能作为确诊大肠癌的依据。但检测病人血中 CEA 水平的动态变化可作为大肠癌手术后提示肿瘤复发或转移的指标之一。

四、原发性肝癌

原发性肝癌(primary carcinoma of liver)是由肝细胞或肝内胆管上皮细胞发生的恶性肿瘤,简称肝癌。本癌在我国发病率较高,为我国常见肿瘤之一,多在中年后发病,男性多于女性。近年来,我国在防治肝癌上取得了显著的成绩。一些直径在 1 cm 以下的早期肝癌(小肝癌)已被发现并取得满意的疗效,并通过应用甲胎蛋白(AFP)、影像学检查,使早期癌能及时发现和治疗。

(一) 病因

尚不清楚,相关原因如下:

1. 病毒性肝炎与肝癌

流行病学资料表明乙型肝炎病毒与肝癌关系密切,其次为丙型肝炎。有报道肝癌高发地区高达 60％～90％肝癌病人有 HBV 感染。

2. 肝硬化和肝癌的关系

两者关系密切,在我国尤为明显,约 84.6％肝癌中合并有肝硬化,大多数为坏死后肝硬化。据统计,一般经 7 年左右肝硬化可发展为肝癌。

3. 霉菌及其毒素

黄曲霉菌、青霉菌等可以引起实验性肝癌,尤其是黄曲霉素 B_1 与肝细胞肝癌的密切关系受到人们的高度重视。

(二)病理变化

1. 早期肝癌(小肝癌)

早期肝癌(小肝癌)是指癌结节最大直径在 3 cm 以下,或两个癌结节合计最大直径不超过 3 cm 的原发性肝癌。多呈球形,边界清楚,切面均匀一致,无出血及坏死。

2. 晚期肝癌

肝脏体积明显增大,重量显著增加(常达 2 000～3 000 g 以上)。

(1)**肉眼观**　可分以下 3 型:

1)巨块型:肿瘤为一实体巨块,有的可达儿头大,圆形,多位于肝右叶内甚至占据整个右叶。切面中心部常有出血、坏死。瘤体周围常有多少不一的卫星状癌结节。本型不合并或仅合并轻度肝硬化。

2)多结节型:最多见,瘤结节多个散在,圆形或椭圆形,大小不等,直径由数毫米至数厘米,有的相互融合形成较大的结节。

3)弥漫型:癌组织在肝内弥漫分布,无明显的结节或形成极小结节。常发生在肝硬化基础上,形态上与肝硬化易混淆。此型较少见。

(2)**镜下观**　有以下 3 种组织学类型:

1)肝细胞癌:最多见,常发生于肝细胞。分化差异较大。分化较高者癌细胞类似于肝细胞,分泌胆汁,癌细胞排列呈巢状,血管多(似肝血窦),间质少。分化低者异型性明显。癌细胞大小不一,形态各异。

2)胆管细胞癌:较少见,由肝内胆管上皮发生。癌细胞呈腺管状排列,可分泌黏液,癌组织间质较多。一般不发生肝硬化。

3)混合细胞型肝癌:具有肝细胞癌及胆管细胞癌两种成分,最少见。

(三)扩散途径

癌组织首先在肝内直接蔓延,也可在肝内沿门静脉分支播散、转移,使肝内出现多处转移结节。肝外转移常通过淋巴道,可转移至肝门淋巴结、上腹部淋巴结和腹膜后淋巴结。晚期通过肝静脉转移至肺、脑、肾上腺等处。侵入到肝表面的癌细胞脱落后可形成种植性转移。

(四)临床病理联系

早期肝癌常症状无特异性,中晚期肝癌的症状则较多,常见的临床表现有肝区疼痛、腹胀、纳差、乏力、消瘦,进行性肝大或上腹部包块等;部分病人有低热、黄疸、腹泻、上消化道出血;肝癌破裂后出现急腹症表现等。也有症状不明显或仅表现为转移灶的症状。

第六节 肝性脑病

肝性脑病(hepatic encephalopathy)是继发于急性肝衰竭或严重慢性肝病的一种神经精神综合征。肝性脑病的临床表现主要是从轻微的精神异常到昏迷等一系列神经精神症状,因原有肝病的类型、肝细胞损害的程度、起病的缓急以及诱因的不同而有不同。从轻微的精神异常到昏迷可人为的将肝性脑病分为4期:一期有轻微的性格改变和行为异常,临床表现为欣快感或沉默少言、淡漠、注意力不集中、易怒、烦躁等;二期以精神错乱、睡眠障碍、行为失常为主,出现哭笑无常、睡眠昼夜颠倒、定向力障碍、理解能力减退,并可出现腱反射亢进、运动不协调、两手扑翼样震颤等神经体征;三期以昏睡和精神错乱为主,可出现木僵、嗜睡等;四期病人完全丧失神智,不能唤醒,进入昏迷状态。肝昏迷可视为肝性脑病的最终表现。

一、病因和发病机制

多数肝性脑病病人脑组织没有明显的特异性形态学改变,因此,一般认为肝性脑病主要是急性或慢性肝细胞功能衰竭,肝脏功能失代偿,毒性代谢产物在血循环中堆积而致脑细胞的代谢和功能障碍。通过多年的实验和临床研究,提出了数种肝性脑病发病机制的学说,分述如下。

(一) 氨中毒学说

氨中毒能引起昏迷很早就被人们发现。在肝性脑病发作时,许多病人血液和脑脊液中氨的水平都高于正常,给予肝硬化的病人高蛋白饮食或铵盐导致血氨升高后病人病情恶化,而限制蛋白质饮食后病情好转。动物实验也证明给予大量铵盐引起高血氨后可诱发可逆性昏迷。说明肝性脑病的发生与血氨升高有明显的关系。

正常人体内氨的生成和清除保持着动态平衡,严重肝脏疾病时,由于氨的生成、吸收增加和(或)清除不足,引起血氨增加及氨中毒。

1. 氨的生成与吸收增加

氨的来源:①肠道含氮物质的分解代谢(外源性);②体内蛋白质的分解代谢(内源性)。肝衰竭时,外源性与内源性产氨均可增加,而以前者为主。

(1) 外源性产氨增加 肠道蛋白质的分解产生氨基酸,部分经肠道细菌的氨基酸氧化酶分解产生氨;另外,血液中的尿素有15%~30%经肠黏膜血管弥散到肠腔内,经细菌尿素酶的作用而形成氨,后者再经门静脉重新吸收,是为尿素的肠肝循环。外源性氨主要产生于右半结肠,少量产生于小肠。肝衰竭时,肠道菌丛紊乱且繁殖旺盛,分泌的氨基酸氧化酶及尿素酶增加;同时由于胃肠蠕动和分泌减少,消化和吸收功能低下,使肠内氨的生成显著增多;肝功能衰竭病人常有上消化道出血,血液蛋白质在肠道细菌的作用下可产生大量的氨。肝硬化晚期可因合并肾功能障碍而发生氮质血症,使弥散至胃肠道的尿素量增加,经肠道内细菌尿素酶的作用,产氨剧增。

(2) 内源性产氨增加 肝功能衰竭时,蛋白质分解代谢占优势,加之焦虑、烦躁、躁动等情况,肌肉及脑活动均增强,产氨量相应增加。有报道肝病病人由肌肉产生的氨可使动脉血氨含量增高60%。

2. 氨的清除不足

氨主要经肝脏内鸟氨酸循环合成尿素而被清除,其次在外周组织(如脑、肌肉)先后与α-酮戊二酸、谷氨酸结合生成谷氨酰胺,再经肾脏作用重新释放出氨,由尿排出。肝功能衰竭时,主要是肝脏清除氨的作用减退,其次为肌肉代谢氨减少,另外肾脏排出的氨亦减少。

(1) 肝脏清除氨的功能减弱　肝内鸟氨酸循环合成尿素是机体清除氨的主要代谢途经。肝实质严重损害和(或)血流动力学异常时,肝脏清除氨的功能减退,主要原因:①线粒体摄取氨的能力降低,同时 ATP 生成减少和储备不足,鸟氨酸循环缺乏能量供应;②催化鸟氨酸循环的有关酶如鸟氨酸氨基甲酰转移酶、氨基甲酰磷酸合成酶等的活力降低;③肠腔内的氨经门-体分流直接进入体循环而不经过鸟氨酸循环。

(2) 肾脏排氨减少　肝功能不全伴有碱中毒时,肾小管上皮细胞分泌 H^+ 减少,NH_3 在肾小管腔内形成 NH_4^+ 也减少,与 Cl^- 形成铵盐(NH_4Cl)排出减少,以致 NH_3 排泄减少,使 NH_3 在体内蓄积,成为高血氨的原因之一。

(3) 氨经肌肉代谢减少　肝功能受损和(或)存在门-体静脉分流时,肌肉即成为重要的氨代谢器官。有研究表明,正常人 50% 动脉血氨经肌肉代谢。慢性肝病病人肌肉组织常大量消耗,可导致高氨血症。

3. 血氨增多引起肝性脑病的机制

(1) 干扰脑的能量代谢　氨干扰脑组织尤其是脑干的能量代谢,影响糖的生物氧化。血氨增高使大量 α-酮戊二酸转变为谷氨酸,而后者又能转变为谷氨酰胺,故致三羧酸循环中 α-酮戊二酸耗竭,加之血中的 α-酮戊二酸又不能通过血-脑屏障进入脑组织,因而脑内 α-酮戊二酸含量减少,三羧酸循环速度下降,高能磷酸盐和氧耗减低;同时在此过程中消耗大量的 ATP 和还原辅酶 I (NADH),后者减少致呼吸链递氢过程受到阻碍,使 ATP 的生成亦减少;另外,氨还可通过促进磷酸果糖激酶的活性增加,使脑组织内糖酵解过程增强,并直接抑制丙酮酸脱羧酶与有氧代谢,从而增加乳酸的生成,减少 ATP 的产生。上述种种生化反应使脑组织中的 ATP 生成减少,脑组织生理活动受到影响并出现脑病。

(2) 对神经细胞膜的抑制作用　氨干扰神经细胞膜上的 Na^+ - K^+ - ATP 酶的活性,影响 Na^+、K^+ 在神经细胞膜内外的正常分布,干扰神经细胞功能活动。

(3) 对神经递质的影响　氨使脑内的正常生化反应发生改变,致脑内一些神经递质含量发生变化,干扰神经递质间的平衡,因而导致中枢神经系统的功能紊乱。氨抑制丙酮酸脱氢酶活性,影响乙酰辅酶 A 的生成,减少神经递质乙酰胆碱的生成。氨与 α-酮戊二酸结合形成谷氨酸,谷氨酸与更多的氨结合生成谷氨酰胺。因此,氨增多使兴奋性神经递质乙酰胆碱和谷氨酸的含量减少,而抑制性神经递质谷氨酰胺增多。实验表明肝性脑病鼠血浆和脑匀浆谷氨酰胺含量显著高于对照组,脑电图出现明显的慢波,肝性脑病的程度与脑脊液中谷氨酰胺的浓度也呈正相关。

虽然氨中毒学说得到普遍认可,但临床上有部分肝昏迷的病人血氨是正常的,有的病人血氨很高,但不发生昏迷。有的病人经处理后血氨降至正常但昏迷程度无相应的好转等,用氨中毒学说不能解释。

(二)假性神经递质学说

假性神经递质学说认为肝性脑病的发生是由于假性神经递质在网状结构的神经突触部位堆积,使神经突触部位冲动的传递发生障碍,从而引起神经系统的功能障碍而导致昏迷。网状结构对于维持大脑皮质的兴奋性和觉醒有特殊作用。上行激动系统在网状结构中多次更换神经元,通过很多的突触,突触在传递信息时需要神经递质。中枢神经系统的神经递质有乙酰胆碱、单胺类(包括去甲肾上腺素、多巴胺和 5-羟色胺)和氨基酸类(γ-氨基丁酸、谷氨酸和天冬氨酸),按递质的作用效果可分为兴奋性和抑制性两类。肝功能障碍时,网状结构中的正常神经递质被假性神经递质取代,使神经冲动的传递发生障碍,严重时发生昏迷。

正常情况下,蛋白质在肠中分解成氨基酸,再经肠道细菌的作用形成胺类,其中芳香族氨基酸如苯丙氨酸和酪氨酸转变成苯乙胺和酪胺,这些胺类经门静脉运送到肝,经单胺氧化酶的作用被分解清除。当肝功能障碍或有门-体侧支循环时,这些胺类可通过体循环进入中枢神经系统,在脑细胞非特异性 β-羟化酶作用下被羟化,形成苯乙醇胺和羟苯乙醇胺。苯乙醇胺和羟苯乙醇胺在结构上与多巴胺、去甲肾上腺素类似,但生理效应却仅为神经递质的 1/10,故称为假性神经递质。脑干网状结构中假性神经递质增多,竞争性取代正常神经递质,从而造成网状上行激动系统功能失常,中枢神经功能抑制。

(三)血浆氨基酸失衡学说

这一学说实际上是假性神经递质学说的补充和发展。肝功能衰竭时血中支链氨基酸(branched chain aminoacid,BCAA)减少,胰岛素增加及芳香族氨基酸(aromatic aminoacid,AAA)增加,后者进入脑组织,以致 5-羟色胺、苯乙醇胺、羟苯乙醇胺等假性神经递质形成增多,导致肝性脑病。

血浆氨基酸测定发现,某些晚期慢性肝病与肝性脑病病人,AAA(包括酪氨酸、苯丙氨酸、色氨酸)增高,BCAA(包括亮氨酸、异亮氨酸、缬氨酸)减少,致血浆氨基酸比值异常。正常人 BCAA/AAA 比值在 3 以上,而在一些门-体型肝性脑病病人,这一比值下降到 1 以下,有人认为这对判断是否出现肝昏迷有一定参考意义。

对血浆氨基酸失衡的解释是在严重肝脏疾病时,肝脏对许多激素包括胰岛素的灭活作用减弱,使血中胰岛素的水平升高。正常时 BCAA 不被肝脏代谢,主要被肌肉摄取利用,胰岛素有增加肌肉组织摄取和分解利用 BCAA 的作用。所以当血中的胰岛素水平增加时,促使 BCAA 大量进入肌肉组织,故血中 BCAA 浓度减少。AAA 如酪氨酸、苯丙氨酸由肝脏清除,故肝功能严重受损时,血浆中 AAA 浓度升高。AAA 和 BCAA 彼此竞争血-脑屏障的同一载体而转运至脑组织内。正常时,血中 BCAA 浓度高,竞争力强,从而抑制 AAA 进入脑内的速度。肝功能衰竭时,由于血浆 BCAA 减少,高浓度的 AAA 迅速通过血-脑屏障进入脑组织,故脑内 AAA 量明显增加。

(四)γ-氨基丁酸学说

有学者根据肝性脑病时血中 γ-氨基丁酸(γ-amino butyric acid,GABA)浓度升高,通过血-脑屏障增加,以及神经元细胞膜表面 GABA 受体的变化,提出了肝性脑病的 γ-氨基丁酸学说。

中枢神经活动有兴奋性介质和抑制性介质,两者协调保证人的清醒和睡眠。GABA 是主要的抑制性神经介质,正常情况下,GABA 由突触前神经元内的谷氨酸盐经谷氨酸脱氢酶作用生成,并储存于神经末梢的囊泡中。当 GABA 释放时,即结合到突触后神经元细胞膜上的特异性 GABA 受体上,引起突触后神经元对 Cl^- 通透性增加,Cl^- 流入细胞内致突触后神经元呈超极化状态,从而抑制神经功能。

肝性脑病时肝脏不能有效清除 GABA,使血中 GABA 增加,在毒性物质损伤血-脑屏障后 GABA 入脑增多,导致脑神经突触后膜 GABA 受体数量增多,活性增强,与 GABA 结合。

(五)其他因素

1. 硫醇、酚及短链脂肪酸对脑神经细胞的毒性

含硫氨基酸(蛋氨酸、胱氨酸等)在肠道经脱氨基及脱羧基而生成甲硫醇($HS-CH_3$)、乙硫醇($HS-CH_2CH_3$)及二甲基硫化物(CH_3-S-CH_3)。肝实质损害不能代谢这些硫醇时,血中硫醇

浓度增加,影响大脑功能,诱发肝性脑病。酚是酪氨酸和酪胺在肠道经大肠埃希菌的腐败作用生成的有毒产物之一。正常情况下,酚经门静脉入肝,结合转化成无毒产物。肝功能严重障碍时,血和脑脊液中的酚增多,而且与肝性脑病的严重程度明显相关。短链脂肪酸指 8 个碳原子以下的脂肪酸。肝实质损害时,外周脂肪组织动用增加,肝脏不能加以利用和摄取,致血中短链脂肪酸浓度增加。短链脂肪酸阻碍脑组织的氧化磷酸化偶联,干扰脑的能量代谢,影响神经膜的电生理效应及突触部位神经递质传导,诱发肝性脑病。

神经细胞膜上的 Na^+-K^+-ATP 酶含量丰富、活性强,在神经细胞兴奋的传递和突触末梢介质的传递中起着重要作用,任何原因致脑神经细胞膜 Na^+-K^+-ATP 酶活性降低都可影响神经功能。硫醇、酚、短链脂肪酸等在血液里积聚都对 Na^+-K^+-ATP 酶有抑制,实验证实抑制程度与肝性脑病的严重程度密切相关。有人报道硫醇,尤其甲基硫醇能抑制肝细胞线粒体的氧化作用,抑制脑微粒体的 Na^+-K^+-ATP 酶活性,而肝性脑病时有 93% 的病人甲基硫醇升高,可见该物质与 Na^+-K^+-ATP 酶活性下降密切相关。

2. 毒物的协同作用

肝性脑病的发生与发展,可能是多种物质和生化代谢紊乱综合作用的结果。

(1) 氨、硫醇和短链脂肪酸的协同作用 氨、硫醇与脂肪酸三者间能互相增强毒性。例如使用小于致昏迷的氨量,动物不发生昏迷,若同时加用硫醇或脂肪酸,则可引起昏迷。

(2) 氨与 GABA 的协同作用 氨对 GABA 转氨酶有抑制作用,使 GABA 不能转变成琥珀酸半醛并进而变为琥珀酸进入三羧酸循环,因此使脑组织中 GABA 蓄积,导致神经中枢抑制加深。但也有报道在肝性脑病发作期间,GABA 不是增多而是减少。这种矛盾的结果可能与测试时脑组织中的 pH 值不同有关;当脑组织偏碱性时,GABA 的量减少,偏酸性时则增多。有人指出,氨中毒时脑内 GABA 的含量先减少后增多:在肝性脑病初期,氨在脑组织解毒过程中消耗了大量谷氨酸,致使 GABA 生成减少,因而临床上出现躁动、精神错乱、抽搐等精神神经症状;至肝性脑病后期,由于氨抑制了 GABA 转氨酶,因而 GABA 在脑组织内蓄积,从而引起脑功能抑制。

(3) 氨与氨基酸比例失衡 高血氨可刺激胰高血糖素分泌,胰高血糖素促使氨基酸糖原异生,血糖升高再刺激胰岛素分泌,从而进一步增强肌肉摄取 BCAA,促 BCAA/AAA 比例失衡,以致血浆 AAA 浓度升高,大量 AAA 进入脑内,引起脑功能障碍或昏迷。

虽然上述各假说和因素在实验动物或病人体内也被不同程度地证实在肝性脑病发生发展中分别或协同起作用,但各个学说均有学者提出不同意见。肝性脑病的发生机制尚待进一步研究。

二、分类

肝性脑病根据其发生、发展及病情的轻重缓急分为急性和慢性复发型。急性肝性脑病是暴发性或亚暴发性肝炎或中毒性肝炎引起广泛的肝细胞坏死所致,由于大量肝细胞坏死,代谢失衡或代谢毒物不能有效地被清除,导致中枢神经系统功能紊乱,病人很快出现躁动、谵妄等症状,随后出现嗜睡和昏迷。慢性复发型肝性脑病多见于严重慢性肝病(如肝硬化、原发性肝癌等)及(或)门-体分流术后,从肠道吸收入血的毒性物质,通过分流绕过肝脏,未经解毒处理即直接进入体循环,引起中枢神经系统功能紊乱,又称门体脑病。慢性复发型肝性脑病大多起病较缓慢,病程较长,在某些诱因的作用下,可反复发作。慢性复发型肝性脑病中有一种肝脑变性型肝性脑病,是因病人中枢神经系统经常暴露在毒性物质之下,逐渐出现与肝豆状核变性相似的临床经过和病理改变,表现抑郁、健忘、语无伦次以及共济失调等锥体外系症状,称为肝脑变性型肝性脑病或获得性肝脑变性综合征,以示有别于肝豆状核变性。

三、影响因素与诱发因素

（一）影响因素

肝性脑病的发生与代谢毒物或(及)代谢失衡有关,但都是在一定的基础上才发生。肝性脑病的影响因素主要有血-脑屏障通透性改变、氮平衡改变和酸碱失衡,其中血-脑屏障通透性改变最为重要。

血-脑屏障是阻止毒性物质进入脑的重要屏障,在防止毒性物质干扰脑神经功能方面起着重要作用。血-脑屏障除有机械性的屏障作用外,还通过酶系统的屏障作用,以及一些其他特殊转运方式,共同组成中枢神经系统的屏障,保持中枢神经系统的内环境稳定,其中任何一个环节被破坏,都会导致血-脑屏障通透性的改变,毒性物质得以进入脑内,中枢神经系统内环境失衡,成为肝性脑病的重要发病基础。血-脑屏障受损伤的机制有:

（1）内毒素、低氧血症,脑血流量降低等 可使脑毛细血管内皮细胞肿胀,通透性增加,星形胶质细胞肿胀。

（2）肝功能不全时 血中胆酸增加,如甘氨胆酸、脱氧胆酸为表面活性剂,能损伤内皮细胞膜。

（3）能量代谢障碍 血中 $Na^+ - K^+ - ATP$ 酶的抑制物能抑制脑中毛细血管内皮细胞膜的 $Na^+ - K^+ - ATP$ 酶。

（4）其他 如血中氨、硫醇、酚酸(Phenolic acids)等毒性物质积聚,能损害脑毛细血管内皮细胞、星形胶质细胞,氨对毛细血管内皮细胞膜的 $Na^+ - K^+ - ATP$ 酶有直接毒性作用,影响血-脑屏障的通透性。

机体氮平衡的改变能影响病人代谢,尤其是血浆氨基酸的平衡。正氮平衡时,输入的氨基酸趋向进入细胞内,合成蛋白质,AAA 的利用增加,从而可降低血中 AAA 的水平。负氮平衡时,即使外源性 AAA 摄入量很少,血和脑中的酪氨酸、苯丙氨酸和色氨酸水平也比正氮平衡高。负氮平衡时,内源性氨生成增加。

酸碱失衡如低氧与低血流量酸中毒,可使血-脑屏障通透性改变。碱中毒时,肾小管上皮细胞分泌 H^+ 减少,NH_3 在肾小管腔内形成 NH_4^+ 与 Cl^- 形成铵盐排出减少,以致 NH_3 排泄减少,使 NH_3 在体内蓄积。

（二）诱发因素

（1）上消化道出血 是肝硬化病人的常见并发症,也是慢性肝性脑病最常见的诱因,尤其是食管静脉及胃底静脉曲张破裂出血。曲张的静脉一旦破裂,大量血液进入消化道,血中的蛋白质经肠道细菌的作用可产生大量的氨。出血还可引起低血容量、缺氧和休克等,给脑、肝、肾等器官功能带来进一步的损伤。

（2）某些药物(如止痛、镇静、麻醉药)的使用不当 因为这些药物均可增加肝脏负担,加重肝脏损伤,加上长期使用这些药物会导致体内不同程度的药物蓄积,使中枢神经对药物的敏感性增强,故可诱发脑病。如过度利尿时,可引起血容量降低及肾前性肾衰竭,产生低钾性碱中毒,使pH 值升高,有利于氨通过血-脑屏障。

（3）放腹水、电解质和酸碱平衡紊乱 如肝硬化腹水病人进行腹腔穿刺放腹水过多过快,使腹压骤然下降,门静脉系统血管扩张,血管床增加,回流肝的血液减少,致使肝细胞缺血损伤加重,加之大量放腹水还可发生电解质和酸碱平衡紊乱,从而诱发肝性脑病。

四、防治原则和护理原则

肝性脑病的发病机制复杂,是多因素作用的结果,因此,肝性脑病的治疗应采取综合治疗措施。主要包括以下几个方面。

(一)基础治疗,保持热量平衡,水、电解质及酸碱平衡

限制蛋白质摄入量,减少氨、假性神经递质及其他毒性含氮代谢产物的来源。但长期禁食蛋白质饮食,不利于疾病的恢复,故神志清醒后,即应逐渐恢复蛋白质饮食,维持正氮平衡,蛋白质饮食以植物蛋白质为主,辅以奶类制品。供给热量一般用高糖溶液(15%～20%),无额外液体丧失的情况下,给液体量一般为前日尿量加 500～700 ml。液体过多可造成低钠血症,而且可促使脑水肿形成。低钾低氯性碱中毒是常见并发症,可予氯化钾补充钾和氯,盐酸精氨酸盐降低 pH值,输注大量维生素 C 也有一定程度的预防和治疗碱中毒的作用。但在肾功能衰竭,尿量减少时,又应警惕高血钾。

(二)净化肠道,抑制毒物的生成与吸收

清洁肠道,减少肠内毒性代谢产物,可用轻泻剂;对胃肠道积血,可用胃管抽吸或灌肠;用抗生素如新霉素等抑制肠道菌丛。用乳果糖可控制肠道产氨,因该药不被小肠吸收,在结肠分解形成乳酸、醋酸和甲酸,使肠道 pH 值下降。实验证明,肠道 pH 值下降能抑制 NH_4^+ 转变为氨,减少氨的吸收,而且还可吸引血中的氨向肠道扩散,以利氨的排出。

(三)纠正血浆氨基酸失衡

可给予高 BCAA、低 AAA 的混合氨基酸以恢复血浆氨基酸的平衡。支链氨基酸口服在小肠吸收,能促进蛋白质合成,不仅不增加肠道氨的生成,且有一定的降氨作用,也对纠正血浆中的BCAA/AAA 比例失衡有作用。

(四)清除血中和脑内的毒性物质,促进肝功能的恢复及肝细胞的再生

人工肝支持系统:让病人的血液通过透析装置或灌流装置后,其中的毒性物质被吸附和清除,用以延长病人生存时间,让残存的肝细胞再生。用肝细胞生长因子能促进肝细胞再生。肝移植、肝细胞移植或输注,也在探索阶段。

(五)对症治疗

用左旋多巴可能有使病人苏醒的作用。防治并发症,尤其是脑水肿、消化道出血与感染。

(六)加强护理,密切观察

密切观察病人脑功能,定时检查意识、呼吸、运动和反射,定时检测脑电图和血氨;昏迷病人注意保持呼吸道通畅,必要时呼吸机给氧,但应绝对避免通气过度;精神错乱病人应设法让病人安静,严密控制镇静药物的使用;严格控制病人蛋白质摄入量,静滴高渗葡萄糖及小剂量胰岛素以减少蛋白质降解;注意维护水、电解质和酸碱平衡。

第十五章

泌尿系统疾病

▶▶▶▶ 学习目标 ◀◀◀◀

掌握 肾小球肾炎的病因、临床病理联系;急、慢性肾盂肾炎的病因、病理变化和临床病理联系;急、慢性肾功能衰竭的病因、临床病理联系。

熟悉 肾小球肾炎的发病机制、病理变化;急、慢性肾盂肾炎的发病机制、病理变化;急、慢性肾功能衰竭的发病机制。

了解 肾细胞癌、膀胱癌的病理变化及临床病理联系。

泌尿系统由肾脏、输尿管、膀胱和尿道四部分组成。肾脏是泌尿系统中最为重要的脏器,其主要功能包括:①排泄体内代谢产物;②调节机体水和电解质含量;③维持酸碱平衡;④具有内分泌作用,分泌促红细胞生成素、肾素和前列腺素等。肾单位是肾脏的基本单位。每个肾脏约有100万个肾单位,肾单位是由肾小体和肾小管构成,肾小体又是由肾小球和肾小囊所组成。肾小球结构和功能的改变在肾脏疾病中具有重要意义。

泌尿系统的疾病包括肾和尿路的病变,病变类型包括:①炎症,包括变态反应性炎如肾小球肾炎,泌尿系统感染如肾结核、肾盂肾炎、膀胱炎、尿道炎等;②代谢性疾病如糖尿病性肾硬化等;③血管疾病如高血压性肾硬化;④中毒性疾病如汞中毒、磺胺药物等中毒引起的急性肾小管坏死等;⑤尿路阻塞如泌尿道结石和肾盂积水等;⑥先天性畸形如多囊肾、马蹄肾、输尿管瓣膜等;⑦遗传性疾病如遗传性肾炎;⑧肿瘤如肾细胞癌、肾母细胞瘤、膀胱乳头状瘤和肾盂膀胱的移行细胞癌等。本章主要介绍肾小球肾炎、肾盂肾炎、泌尿系统肿瘤及肾功能衰竭。

第一节 肾小球肾炎

肾小球肾炎是以肾小球病变为主的变态反应性炎症,简称肾炎。肾炎可分为原发性和继发性两类。原发性肾炎是指原发于肾的独立性疾病。继发性肾炎是指继发于其他疾病或是全身性疾病(如系统性红斑狼疮)的一部分。肾炎按病变范围可分为弥漫性和局灶性两种。弥漫性肾炎表现为两侧肾的绝大多数肾小球发生炎症病变,而局灶性肾炎病变仅累及少数或部分肾小球。一般所指的肾炎,即原发性肾小球肾炎。肾炎是一种常见的疾病,临床主要表现为血尿、蛋白尿、管型尿、尿量改变(少尿或多尿)、水肿及高血压等。晚期可导致肾功能衰竭。

一、病因和发病机制

肾小球肾炎的病因和发病机制尚未完全明了。大量实验和临床科研证明大多数肾炎都是由免疫因素引起的,主要机制为抗原抗体反应引起的变态反应,细胞免疫可能在某些肾炎的发病过程中一定的作用。

引起肾炎的抗原物质种类很多,可分为内源性和外源性两类:①内源性抗原是肾小球本身的成分,肾小球基底膜抗原、足突细胞的足突抗原、肾小球毛细血管内皮细胞抗原,内皮细胞膜抗原,系膜细胞膜抗原等。非肾小球成分包括核抗原,DNA,免疫球蛋白,免疫复合物,肿瘤抗原,甲状腺球蛋白抗原等。②外源性抗原主要为生物性病原体感染的产物,细菌如链球菌、葡萄球菌、肺炎球菌、脑膜炎球菌、伤寒杆菌等;病毒如乙型肝炎病毒、麻疹病毒、EB病毒等;霉菌如白念珠菌和寄生虫如疟疾、Manson血吸虫、丝虫等;药物:如青霉胺、金和汞制剂等以及异种血清,类霉素等。

各种不同的抗原物质引起的抗体反应和形成免疫复合物的方式和部位不同,与肾小球肾炎的发病和病变类型有密切关系。免疫复合物引起炎症的基本机制有如下两种。

（一）原位免疫复合物形成

原位免疫复合物性肾炎由抗体直接与肾小球本身的抗原成分或经血液循环植入于肾小球的抗原反应,导致肾小球内原位免疫复合物形成,并引起肾小球的病变。

近年来的研究证明,在发病中起主要作用的是原位免疫复合物在肾小球形成。由于抗原性质不同所引起的抗体反应不同,可引起不同类型的肾小球肾炎。

（1）肾小球基底膜抗原　肾小球基底膜抗原在感染或某些因素的作用下,其结构发生改变而具有抗原性,可刺激机体产生抗自身基底膜抗体而引起肾炎,称为抗肾小球基底膜性肾炎。用免疫荧光法可见免疫复合物沿肾小球毛细血管基底膜沉积呈连续的线形荧光(图15-1)。此型肾炎是一种自身免疫性疾病,较少见。

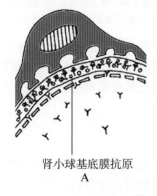 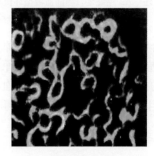

肾小球基底膜抗原　　　　　　　连续线形荧光
A　　　　　　　　　　　　　　B

图15-1　基底膜抗原

注　A. 抗体直接与基底膜上的抗原结合,形成免疫复合物引起肾炎;
B. 免疫荧光检查可见沿肾小球毛细血管基底膜出现连续的线型荧光。

（2）肾小球其他抗原　如膜性肾炎的发病可能是由于肾小球囊脏层上皮细胞足突抗原与肾小管刷状缘抗体发生交叉免疫反应。免疫荧光法显示免疫复合物呈不连续的颗粒状荧光。

（3）植入性抗原　非肾小球抗原可与肾小球内的某些成分结合,形成植入性抗原而产生相应抗体。后者与肾小球内的植入抗原在原位结合形成免疫复合物引起肾炎。免疫荧光法显示断续性颗粒性荧光。

(二) 循环免疫复合物沉积

循环免疫复合物中的抗原是非肾小球性的。抗原可以是内源性的,如系统性红斑狼疮的自身抗原;也可以是外源性的,如细菌、病毒和寄生虫等的抗原成分。非肾小球性的内源性或外源性可溶性抗原在机体内产生相应抗体,这些抗体对肾小球的成分无免疫特异性。抗原抗体在血液循环内结合,形成抗原抗体复合物随血液流经肾小球时沉积于局部,继而引发免疫损伤。

循环免疫复合物据其大小和带电情况可沉积于不同的部位,如内皮细胞下(毛细血管基底膜与内皮细胞之间)、毛细血管基底膜内、上皮细胞下(毛细血管基底膜与脏层细胞之间)及肾小球系膜区等处。研究发现,小分子免疫复合物易通过肾小球滤出,大分子免疫复合物可被吞噬细胞吞噬而清除,只有中等大小的免疫复合物可在肾小球内沉积,进而引起肾小球损伤。带大量阳离子的免疫复合物可穿过基底膜沉积于上皮细胞下;带大量阴离子的免疫复合物不易通过基底膜而沉积于内皮细胞下;电荷中性的免疫复合物易沉积于肾小球系膜区。免疫荧光检查显示沿肾小球基底膜或系膜区出现不连续的颗粒状荧光(图 15 - 2)。

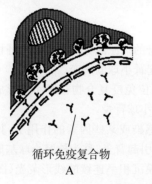
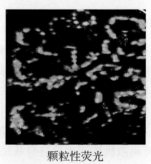

循环免疫复合物　　　　　　　　　　　颗粒性荧光
A　　　　　　　　　　　　　　　　　　　B

图 15 - 2　循环免疫复合物

注　A. 免疫复合物随血液循环流经肾脏时,可沉积于肾小球引起肾小球的损伤;
　　B. 免疫荧光检查显示沿肾小球基底膜或系膜区出现不连续的颗粒状荧光。

除免疫复合物外,针对肾小球细胞抗原的抗体可直接引起细胞损伤,即抗体依赖的细胞毒反应(Ⅱ型变态反应)。例如,抗系膜细胞抗原的抗体可引起系膜溶解,随之出现系膜细胞增生;抗内皮细胞抗原的抗体引起内皮细胞损伤、血栓形成。一些肾炎病例的病变组织中未发现免疫复合物,病变的发生可能和抗体依赖的细胞毒反应有关。

二、病理类型

常见原发性肾小球肾炎的分类方法很多,尚无一致意见。其临床分类目前多分为急性肾小球肾炎、快速进行性肾炎、慢性肾炎、肾病综合征和隐匿性肾小球肾炎。病理分类目前多采用世界卫生组织的分类法,原发性肾小球肾炎的常见病理类型:急性弥漫性增生性肾小球肾炎、快速进行性肾小球肾炎、膜性肾小球肾炎、膜性增生性肾小球肾炎、系膜增生性肾小球肾炎、轻微病变性肾小球肾炎、局灶性节段性肾小球硬化、IgA 肾病和慢性肾小球肾炎。

三、临床病理联系

(一) 弥漫性毛细血管内增生性肾小球肾炎

弥漫性毛细血管内增生性肾小球肾炎较为常见,其病变特点以肾小球内细胞增生为主,伴有不同程度的变质和渗出性改变。多见于学龄儿童,成人较少见。临床多起病急骤,常有血尿、蛋白尿、少尿、水肿、高血压等称急性肾炎综合征。本型预后良好。

本病病因主要与 A 组乙型溶血性链球菌感染引起的变态反应有关。发病前1～3周常有扁桃体炎、咽喉炎、皮肤化脓性感染史,发病后,血、尿和肾组织中无病菌,血中抗链球菌溶血素"O"滴定度增高,补体量降低。这些均支持本病为循环中的抗原抗体复合物沉积于肾小球所致。少数病例则与其他细菌感染或病毒有关。

1. 病理变化

(1) 肉眼观 两侧肾呈对称性轻、中度肿大,包膜紧张,肾表面光滑,色较红,故称大红肾。有时肾的表面和切面有散在的出血点,如跳蚤咬过,称蚤咬肾。切面皮质增厚,纹理模糊,皮质与髓质分界尚清楚。

(2) 镜下观 病变弥漫性累及双侧肾的大多数肾小球。可见肾小球毛细血管内皮细胞和系膜细胞明显肿胀增生,导致毛细血管管腔明显狭窄,加上较多的中性粒细胞和少量单核细胞浸润,使肾小球内细胞数量明显增多(图 15-3),因肾小球血管受压阻塞而引起肾小球缺血。肾小球囊内还有红细胞、浆液及纤维素渗出物。上述病变使肾小球体积增大。部分病例的病变性质有所不同,如有的以渗出为主,称为渗出性肾炎;有的伴有大量出血,称为出血性肾炎;若病变严重,肾小球毛细血管内可有微血栓形成,毛细血管壁发生纤维素性坏死,称为坏死性肾炎。本病电镜下可见上皮细胞下有驼峰状或小丘状致密物质沉积,邻近上皮细胞足突消失。免疫荧光法检查可见毛细血管基底膜表面有大小不等的颗粒状荧光,内含 IgG 和 C3。

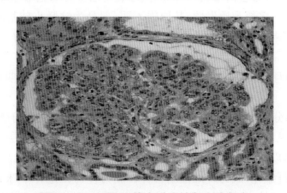

图 15-3 毛细血管内增生性肾小球肾炎
注 肾小球毛细血管内皮细胞和系膜细胞明显增生,并有较多的中性粒细胞和单核细胞浸润。

肾小球的病变能引起所属肾小管缺血,导致小管上皮细胞发生变性。肾小管内含有滤出的蛋白、各种细胞(如红细胞、白细胞)和脱落的上皮细胞,这些成分量多时可在管腔内凝聚成各种管型,如红细胞管型、白细胞管型、颗粒管型和蛋白管型等。

肾间质常出现充血、水肿和少量中性粒细胞、淋巴细胞浸润。

2. 临床病理联系

这种肾炎的主要临床症状为尿的变化、水肿和高血压。

(1) 尿的变化 由于肾小球毛细血管损伤,通透性增加,故常有血尿、蛋白尿、管型尿等。

1) 血尿:常可反映肾小球毛细血管损伤的情况,为最早出现的症状。轻度血尿需用显微镜才能发现。严重的血尿,肉眼可见尿呈鲜红色。

2) 蛋白尿:一般不很严重,但少数病人尿中可有大量蛋白质。

3) 管型尿:在肾小管内凝集形成的管型随尿液排出,尿液内可出现各种管型,称为管型尿。

4）少尿：由于肾小球细胞增生肿胀,压迫毛细血管,致管腔狭窄,肾血流受阻,肾小球率过滤降低;而肾小管重吸收功能无明显变化,可引起少尿,导致钠水在体内潴留。严重者可有含氮代谢产物潴留,引起氮质血症。

（2）水肿 病人常有轻度或中度水肿,往往首先出现于组织疏松的部位如眼睑。水肿的原因主要是由于肾小球滤过减少,而肾小管重吸收功能相对正常,引起钠水潴留。此外,也可能与变态反应所引起的全身毛细血管痉挛和通透性增加有关。

（3）高血压 病人常有轻度或中度高血压。高血压的主要原因可能与钠水潴留引起的血容量增加有关。严重的高血压可导致心力衰竭及高血压性脑病。

3. 预后

本型肾炎的预后大多数良好,尤以儿童链球菌感染后的肾炎预后更好,95％以上病例常在数周或数月内痊愈。部分病人的病变消退缓慢,常有轻度蛋白尿和镜下血尿,有时持续1～2年可恢复正常。少数病人（1％～2％）,其中多为成人,由于病变持续发展而转为慢性。极少数（<1％）病人的病变严重,出现持续少尿、无尿,可在短期内发生肾功能衰竭,或因血压过高并发高血压脑病和心力衰竭,或发展为新月体性肾炎,故预后不佳。

（二）新月体性肾小球肾炎

新月体性肾小球肾炎起病急、进展快、病情重,又称快速进行性肾炎。主要病变为肾小球毛细血管基底膜损伤,导致纤维蛋白渗出,进而刺激球囊壁层上皮细胞增生形成大量新月体。本型较为少见,多见于青壮年,多数为原发性,其原因不明,部分为抗肾小球基底膜型肾炎,少数可由其他肾小球疾病转变而来。临床表现为快速进行性肾炎综合征。

1. 病理变化

（1）肉眼观 双侧肾弥漫性肿大,苍白色,肾皮质常有点状出血,晚期肾脏轻度缩小,表面可见细颗粒。

（2）镜下观 大部分肾小球内有新月体形成。新月体主要由增生的壁层上皮细胞和渗出的单核细胞构成,有时可见淋巴细胞（图15-4）。这些成分附着于球囊壁层,在毛细血管球外侧形成新月体。早期新月体以细胞成分为主,称为细胞性新月体。以后纤维增多,转变为纤维-细胞性新月体,最终新月体纤维化,成为纤维性新月体。新月体可压迫肾小球毛细血管丛,致使管腔塌陷与闭塞而引起肾小球缺血,又可导致肾小球囊腔阻塞,影响原尿生产,导致少尿或无尿。最后,毛细血管丛萎缩、纤维化,以致整个肾小球纤维化和透明变。电镜下可见肾小球基底膜呈不规则增厚,常有裂孔或缺损。免疫荧光法显示肾小球内有颗粒状荧光和线形荧光。

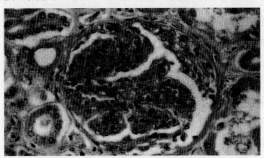

图15-4 新月体性肾小球肾炎

注 肾球囊内有较多的红细胞和纤维素以及少量中性粒细胞、单核细胞渗出,
球囊的壁层上皮细胞显著增生,在毛细血管丛周围形成半月形结构称为新月体。

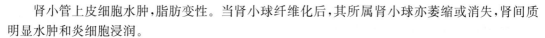

肾小管上皮细胞水肿,脂肪变性。当肾小球纤维化后,其所属肾小球亦萎缩或消失,肾间质明显水肿和炎细胞浸润。

2. 临床病理联系

快速进行性肾小球肾炎病人临床上多表现为严重的血尿、蛋白尿、迅速出现的少尿、甚至无尿,持续性的高血压及迅速增高氮质血症。由于这种肾炎常发生在坏死性肾小球肾炎的基础上,病变进展快,肾小球毛细血管坏死,基底膜缺损和球囊内出血,因此血尿常较蛋白尿更为明显,水肿较轻。大量新月体形成后,阻塞肾球囊腔,血浆不能排出,在体内潴留引起氮质血症。大量肾单位纤维化,玻璃样变,肾组织缺血,通过肾素-血管紧张素的作用,可发生高血压。由于病变广泛,大量代谢产物在体内堆积,水、电解质和酸碱平衡紊乱,在短时期内可导致肾功能衰竭。

3. 预后

快速进行性肾小球肾炎,由于病变广泛,发展迅速,预后较差,如不及时采取措施,病人往往数周至数月内死于尿毒症。预后一般与病变的广泛程度和新月体的数量有关。肾内80%以上肾小球皆有新月体形成者往往不能恢复,预后极差。50%~80%有新月体形成,且病变程度较轻者,进展较慢,存留的肾小球可保留部分功能,预后稍好。近年来应用中西医结合治疗,肾移植等对快速进行性肾炎的治疗取得一定的效果。

(三)弥漫性膜性肾小球肾炎

弥漫性膜性肾小球肾炎病变特点为肾小球毛细血管基底膜弥漫性显著增厚,毛细血管通透性升高,滤出大量蛋白,而肾小球内炎症现象不明显,故又称膜性肾病。多见于青年和中年,起病缓慢,病程较长,临床多出现肾病综合征表现。

1. 病理变化

(1)肉眼观 早期双侧肾肿大,苍白色,称为大白肾。切面肾皮质增厚,晚期肾体积缩小,表面呈细颗粒状。

(2)镜下观 早期病变较轻,随病变加重,肾小球毛细血管壁呈均匀一致性增厚,肾小球内无明显增生和渗出现象。用银染法可见毛细血管基底膜外侧有许多向外凸起的钉状突起,状如梳齿。在钉状突起之间和基底膜上有免疫复合物沉积,以后钉状突起伸长将沉积物包埋在基底膜内,使基底膜明显增厚。沉积物溶解可使基底膜呈虫蚀状缺损,以后缺损被基底膜物质充填。由于基底膜明显增厚,以致阻塞毛细血管腔,后期肾小球因缺血而纤维化、玻璃样变。肾近曲小管上皮细胞水肿、脂肪变性,晚期因肾小球纤维化,肾小管也萎缩消失。

2. 临床病理联系

膜性肾小球肾炎是引起肾病综合征最常见的原因之一。肾病综合征是指某些类型的肾小球肾炎时病人出现的以高度蛋白尿、高度水肿、高胆固醇血症和低蛋白血症为特点的这样一组临床症状。膜性肾小球肾炎时,肾小球基底膜严重损伤,通透性显著增加,大量蛋白包括大分子球蛋白都可由肾小球滤过引起严重的非选择性蛋白尿。由于大量蛋白由尿中排出,血浆蛋白降低,引起低蛋白血症,血浆胶体渗透压降低,血管内液体渗入组织间隙,引起水肿。水肿往往为全身性,以眼睑和身体下垂部位最明显,严重者可有胸腔积液和腹水。高脂血症的原因还不清楚,可能由于低蛋白血症刺激肝脏合成各种血浆蛋白包括脂蛋白增多,因此,病人有高脂血症和高胆固醇血症。由于血脂过高,血浆内的脂蛋白也可由肾小球滤过,引起脂尿症。

膜性肾小球肾炎时,肾小球内无明显增生和炎症现象。早期,毛细血管不狭窄,血流通畅,故血尿不多见,血压不高,无明显氮质血症。晚期,毛细血管阻塞,肾小球硬化,可引起高血压和氮质血症。

3. 预后

膜性肾小球肾炎起病缓慢,病程较长。病变轻者,症状可消退或部分缓解,多数病情反复发作,对皮质激素治疗效果不显著。发展到晚期,大量肾单位纤维化,可导致肾功能衰竭和尿毒症。

(四) 慢性肾小球肾炎

慢性肾小球肾炎亦称慢性硬化性肾小球肾炎,是各种类型肾炎发展到晚期的病理类型。病变以大量肾小球纤维化及玻璃样变为特点。多见于成人,有 25%～30%病人起病隐匿,无肾炎病史,仅在尿检查中被发现,但已达晚期。临床出现慢性肾炎表现,有轻重不一的蛋白尿、血尿、水肿及高血压,肾功能逐渐减退,晚期出现贫血及尿毒症,预后不佳。

1. 病理变化

(1) 肉眼观 两侧肾对称性缩小,苍白色,质地变硬,表面呈粗颗粒状,称为颗粒性固缩肾(图15-5)。颗粒大小较一致,颗粒为代偿性肥大的肾单位,颗粒间凹陷部分为萎缩及纤维化的肾单位。切面皮质明显萎缩变薄,纹理模糊,皮质与髓质分界不清。

(2) 镜下观 大量肾小球纤维化和玻璃样变,其所属肾小管萎缩消失,或纤维化。残留的肾单位常发生代偿性肥大,表现为肾小球体积增大,肾小管扩张,部分肾小管高度扩张呈小囊状,扩张的管腔内有多种管型。肾间质纤维组织增生,并有多数淋巴细胞浸润。肾细小动脉硬化。

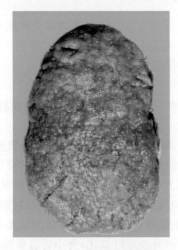

图 15-5 颗粒性固缩肾
注 两肾体积对称性缩小,颜色苍白,质地变硬,表面呈弥漫性细颗粒状。

2. 临床病理联系

病人常有贫血,持续性高血压和肾功能不全,而尿常规检查往往变化不明显。由于大量肾单位被破坏,功能丧失,存留的肾单位相对比较正常,血浆蛋白漏出不多,因而蛋白尿、血尿、管型尿都不如早期那样明显,水肿也很轻微。大量肾单位丧失后,血流只能通过残存的肾单位,血流通过肾小管的速度加快。但肾小管的重吸收功能有一定限度,所以大量水分不能再吸收,肾的尿浓缩功能降低,从而出现多尿、夜尿、尿比重降低,常固定在1.010左右。

晚期,大量肾单位纤维化,肾组织严重缺血,肾素分泌增加,病人往往有明显的高血压,高血压可促使动脉硬化,进一步加重肾缺血,使血压持续在较高水平。长期高血压可引起左心室肥大,严重时可导致心力衰竭。

此外,由于肾组织大量破坏,促红细胞生成素减少,长期肾功能不全引起的氮质血症造成自身中毒,抑制骨髓的造血功能,故病人常有贫血。

3. 预后

有些病人病变发展缓慢,病程长短不一,病程长者可达数年至数十年之久。早期进行合理治疗控制疾病发展,可取得较好的效果。病变发展到晚期,大量肾单位被破坏,如不采取措施可导致肾功能衰竭和心功能衰竭,应注意预防和早期治疗。慢性肾小球肾炎的预后很差,如不能及时进行血液透析或肾移植,病人最终多因尿毒症或高血压引起的心力衰竭和脑出血而死亡。

第二节　肾盂肾炎

肾盂肾炎是由细菌引起的肾盂黏膜和肾间质的化脓性炎症。任何年龄均可发病,但以20～40岁的女性多见,其发病率约为男性的10倍。按病变特点和病程可分为急性和慢性两类。急性期临床表现有高热、寒战、腰区酸痛、菌尿和脓尿等。慢性晚期可出现高血压和肾功能衰竭。

一、病因和发病机制

肾盂肾炎主要由细菌感染引起,肾组织和尿液中都可培养出致病菌。引起肾盂肾炎的致病菌主要为革兰阴性菌,多数为大肠埃希菌,占60%～80%;其次为变形杆菌、产气杆菌和葡萄球菌等。也可由其他细菌或霉菌引起。急性肾盂肾炎常为单一的细菌感染,慢性肾盂肾炎多为两种以上的细菌混合感染。

肾盂肾炎的感染途径主要有两种:

(1) 血源性感染　细菌由体内某处感染灶侵入血流,随血流到达肾。这种肾盂肾炎可以是全身脓毒血症的一部分。病原菌以葡萄球菌多见,两侧肾可同时受累。

(2) 上行性感染　下泌尿道的炎症,如尿道炎或膀胱炎时,细菌可沿输尿管或输尿管周围的淋巴管上行到肾盂,引起肾盂和肾组织的炎症。病原菌以大肠埃希菌为主。病变可累及一侧或两侧肾,大多数肾盂肾炎为上行性感染,血源性感染较少见。一般多发生于输尿管阻塞,体质虚弱和免疫力低下的病人。

尿路的完全和不完全阻塞尿流不畅引起尿液潴留,有利于细菌感染、繁殖,对肾盂肾炎的发生有重要作用。正常时,机体具有一定的防御功能,包括膀胱内不断有尿液流动,可将进入膀胱的少量细菌稀释冲刷,使之不易在膀胱停留生长。此外,膀胱黏膜能产生局部分泌性抗体IgA,有抗菌作用。膀胱黏膜内的白细胞也可吞噬杀灭细菌。因此少量细菌进入膀胱后不能生长,膀胱内的尿液无菌。但尿液又是良好的培养基,当某些因素使机体的防御功能削弱时,细菌得以侵入和生长繁殖,引起肾盂肾炎。泌尿道结石、前列腺增生、妊娠子宫和肿瘤的压迫、尿道炎症和损伤后的瘢痕狭窄,以及肾盂输尿管畸形或发育不全等引起尿路阻塞时,容易发生肾盂肾炎。导尿、膀胱镜检查和其他尿道手术、机械操作等有时可将细菌带入膀胱,并易损伤尿道黏膜引起感染,诱发肾盂肾炎。尤其是留置导尿管,是诱发肾盂肾炎的重要因素,在护理工作中应注意严格灭菌和掌握好使用指征。

二、类型和病理变化

(一) 急性肾盂肾炎

1. 病理变化

(1) 肉眼观　肾脏肿大充血,表面有大小不等的黄色斑点,其周围有充血或出血带。切面见肾盂黏膜充血、水肿,表面覆盖脓性渗出物,常见多数由髓质向皮质延伸的黄色条纹状病灶及融合成大小不等的脓肿灶。重者,肾组织可遭受严重破坏,肾实质和肾盂内充满脓液。

(2)镜下观　上行性感染时,炎症始发于肾盂,其黏膜有充血、水肿大量中性粒细胞浸润。随后炎症沿肾小管及其周围组织扩散,引起肾间质化脓性炎症伴有脓肿形成,脓肿破入肾小管,使管腔内充满脓细胞和细菌。病变严重时,肾小球也可遭破坏。血源性感染时,化脓性变首先累及肾皮质内肾小球或肾小管周围的肾间质,继而炎症扩散到邻近组织,并破入肾小管、蔓延至肾盂。肾内有多数散在的小脓肿。

2.临床病理联系

急性肾盂肾炎起病急,突然出现发热、寒战、白细胞增多等全身症状。肾肿大和化脓性病变常引起腰部酸痛和尿的变化,如脓尿、蛋白尿、管型尿、菌尿,有时还有血尿。由膀胱和尿道急性炎症的刺激可出现尿频、尿急、尿痛等症状,称膀胱刺激征。早期肾小球往往无明显病变或病变较轻,故一般肾功能无明显变化,无氮质血症和高血压。

3.结局

急性肾盂肾炎如能及时彻底治疗,大多数可以痊愈;如治疗不彻底或尿路阻塞未消除,则易反复发作而转为慢性。如有严重尿路阻塞,可引起肾盂积水或积脓。

(二)慢性肾盂肾炎

慢性肾盂肾炎可由急性肾盂肾炎未及时彻底治疗转变而来,或因尿路梗阻未解除,或由于膀胱输尿管反流,病变迁延,反复发作而转为慢性。有些慢性肾盂肾炎病人,多次尿培养皆为阴性,但肾病变反复发作,迁延不愈,可能与免疫反应有关。

1.病理变化

(1)肉眼观　病变累及一侧或双侧肾。由于病变分布不均匀,两侧肾大小不等,肾体积缩小,变硬,表面有不规则凹陷性瘢痕(图15-6)并与肾被膜粘连。切面皮、髓质界限不清,肾乳头萎缩,肾盂、肾盏因瘢痕收缩而变形。肾盂黏膜粗糙、增厚。

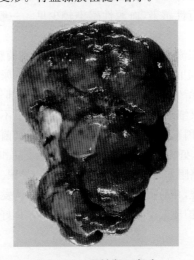

图15-6　慢性肾盂肾炎
注　肾脏表面颗粒状,有不规则凹陷性瘢痕。

(2)镜下观　肾内有不规则分布的片状病灶,夹杂在相对正常的肾组织间,以肾间质和肾小管病变较重。病变处多数肾小管和肾小球萎缩、坏死和纤维化,部分肾小管代偿性扩张,腔内充满均质红染的蛋白管型,上皮细胞因受压呈扁平颇似甲状腺滤泡结构;肾间质有较多淋巴细胞、浆细胞和单核细胞浸润,纤维组织增生和血管内膜增厚、管腔狭窄。肾小球的特征性改变是肾球囊周围纤维化和囊壁呈同心层状纤维化。病灶间的肾组织中部分肾小球正常,部分代偿性肥大。肾盂黏膜可见慢性炎细胞浸润和纤维组织增生而使黏膜增生,上皮坏死脱落。

2. 临床病理联系

慢性肾盂肾炎常反复急性发作。发作时症状与急性肾盂肾炎相似,尿中有多量白细胞、蛋白质和管型。由于肾小球损害发生较晚,肾小管病变比较严重,发生也较早,故肾小管功能障碍出现较早,也较明显。肾小管浓缩功能较低,可出现多尿和夜尿。电解质如钠、钾等和碳酸氢盐丧失过多,可导致低钠、低钾和酸中毒。较晚期由于肾组织纤维化和小血管硬化,肾组织缺血,肾素分泌增加,通过肾素-血管紧张素的作用引起高血压。肾乳头萎缩,肾盂肾盏因瘢痕收缩而变形,可通过肾盂造影检出,对临床诊断有一定意义。晚期大量肾组织破坏,可引起氮质血症和尿毒症。

3. 结局

慢性肾盂肾炎病程较长,及时治疗,可控制病变发展,肾功能可得到代偿,不致引起严重后果。若病变广泛并累及双肾者,晚期可引起高血压和肾功能衰竭等严重后果,因此去除诱因和早期彻底治疗非常重要。

第三节　泌尿系统常见肿瘤

一、肾细胞癌

肾细胞癌,简称肾癌,是肾脏最常见的恶性肿瘤,多发生于 40 岁以后,约占成人所有肾脏恶性肿瘤的 90%。男性发病多于女性。流行病学调查显示肥胖、吸烟和接触工业化学物质(如石棉、石油产物和重金属等)是肾细胞癌的危险因素。吸烟者肾癌的发生率约为非吸烟者的 2 倍。此外,遗传因素在肾细胞癌的发生中有一定的作用。

(一)病理变化

(1)肉眼观　肾细胞癌多发生于一侧肾的上下两极,上极更为多见(图 15-7)。常表现为单个圆形肿物,直径为 3～15 cm。在瘤体周围常形成纤维性假包膜而边界清楚。切面呈淡黄色或灰白色,往往因出血、坏死或钙化而呈现红、黄、灰白等多彩外观,质软而脆。肿瘤较大时,常有肿瘤小突起伸向周围肾实质,并可沿髓质小管、集合管而蔓延到肾盏、肾盂以及输尿管,引起阻塞,导致肾盂、肾盏扩张和肾盂积水。肿瘤还常侵犯肾静脉,形成实心柱状的瘤栓,有时可以延长到下腔静脉,甚至到达右心。肿瘤还可穿破肾被膜,侵入邻近器官或软组织。

(2)镜下观　癌组织结构多样,癌细胞排列成条索状、团块状、腺状或乳头状。癌组织主要由透明细胞和颗粒细胞构成。透明细胞呈圆形或多边形,胞膜清晰,胞质丰富且清亮透明,是由于胞质内丰富的糖原和脂类在制作组织切片过程中被溶解,致使胞质变透明。细胞核小而深染,位于细胞中央。颗粒细胞与肾近曲小管上皮细胞十分相似,胞质内含有嗜酸性细小颗粒,核小、圆形、规则,细胞大小较为一致。同一肿瘤组织可由两种细胞构成。以透明细胞为主时,称为透明细胞癌,为最常见的肾细胞癌类型;以颗粒细胞为主者,称颗粒细胞癌。可见核分裂象、畸形核或瘤巨细胞。癌组织中间质很少,但血管极其丰富,易发生血道转移。

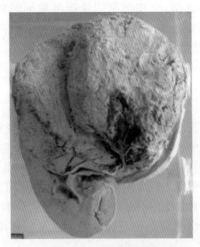

图 15-7　肾细胞癌

注　癌组织位于肾的上极,周围形成纤维性假包膜,边界清楚,切面呈淡黄色。

(二) 临床病理联系

肾细胞癌早期常无症状,或仅有发热、乏力、体重减轻等非典型症状,因此并不能引起病人注意,当肿瘤长大到一定体积出现血尿时才被发现。肾细胞癌典型的临床表现为血尿、腰痛和肾区肿块三联征,三者同时出现的概率小,待诊断明确时常进入晚期。

(1) 血尿　无痛性血尿是肾癌的主要症状,但常为间歇性,早期可能是镜下血尿。这是由于肿块浸润肾盏、肾盂或破坏肾盂血管引起出血所致。

(2) 腰痛　因肿块肿大及继发肾盂积水等使肾被膜紧张所致;也可由于癌侵犯肾周围神经而引起;癌组织出血,血凝块随输尿管排出,也可引起剧烈的肾绞痛。

(3) 肾区肿块　一般由癌本身形成,但有时肾盂积水及肿瘤组织坏死、出血也可称为肿块形成的原因。肾细胞癌可产生异位激素和激素样物质,病人可出现多种副肿瘤综合征,如红细胞增多症、高钙血症、库欣综合征和高血压等。

肾细胞癌除直接蔓延外,因肾细胞癌中血管非常丰富,血道转移出现较早。血道转移常见于肺,其次为骨、肝、肾上腺、脑等。有的肾细胞癌可转移到对侧肾脏,或逆行转移到阴道壁。淋巴道转移多发生在肾门和主动脉旁淋巴结。早期病人手术后预后较好,若癌细胞侵入肾静脉或晚期癌组织浸润肾周围组织,则预后较差。

二、膀胱癌

膀胱癌肿瘤中约95%来源于膀胱上皮,少数来源于间叶组织,如纤维组织和肌组织等。膀胱上皮恶性肿瘤有移行细胞癌、鳞状细胞癌和腺癌。膀胱癌是常见的泌尿道肿瘤,大多数病人发病在50岁以上,男性发病率是女性的2~3倍。其发生与苯胺染料等化学物质、病毒感染、吸烟及膀胱黏膜慢性炎症的慢性刺激有关。

(一) 病理变化

膀胱癌多发生于膀胱三角区及输尿管开口附近的膀胱黏膜,易阻塞输尿管口引起肾盂积水和肾盂肾炎。肿瘤可为单发性和多发性,大小不等,直径从数毫米至数厘米。外观呈乳头状或扁平。分化好的乳头状癌在膀胱黏膜表面形成乳头状突出于黏膜表面,有蒂与膀胱黏膜相连,有时呈息肉状或菜花状(图15-8)。分化不好、恶性程度较高的肿瘤多无蒂,基底宽,呈扁平状突出于黏膜表面,并不同程度浸润到膀胱壁内。移行细胞癌约占膀胱癌的90%,分化程度不同。其中约70%为分化良好的乳头状癌,25%～30%为浸润性癌,根据肿瘤细胞分化程度将膀胱移行细胞癌分为Ⅰ～Ⅲ级。

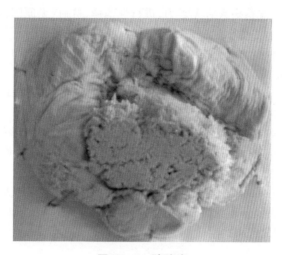

图15-8　膀胱癌

注　发生于膀胱三角区,外观呈乳头状,突出于黏膜表面。

膀胱内还可出现移行细胞乳头状瘤,细胞分化好,但手术切除后容易复发。有的病例可多次复发,并且细胞分化程度逐渐降低,甚至出现浸润性生长的特征并发展为乳头状癌,故常将膀胱移行细胞乳头状瘤视为低度恶性的肿瘤,有的将其视为移行细胞乳头状癌0级。

移行细胞癌Ⅰ～Ⅲ级的病理特点如下述。

(1)Ⅰ级移行细胞癌　肿瘤大多呈有蒂的乳头状,乳头粗而不规则生长。光镜下可见癌细胞排列呈乳头状,乳头由纤维、血管构成的轴心和乳头表面被覆的移行上皮组成。轴心纤细,被覆的肿瘤细胞与正常的膀胱移行上皮细胞相似,细胞层次增多,但极性紊乱不明显。肿瘤细胞异型性小,核分裂象少见。通常无向周围黏膜浸润的现象。

(2)Ⅱ级移行细胞癌　肿瘤呈乳头状、菜花状,扁平无蒂,表面常有坏死和溃疡形成。镜下细胞仍具有移行上皮的特征,但异型性和多形性较明显。核分裂象多见,并有瘤巨细胞形成。细胞层次明显增多,极性丧失。瘤细胞可浸润至上皮下固有膜结缔组织,甚至可达肌层。

(3)Ⅲ级移行细胞癌　部分为菜花状,底宽无蒂,或为扁平的斑块,表面常有坏死和溃疡形成。镜下肿瘤细胞分化差,失去移行上皮特征,异型性明显,极性紊乱,大小不一,可见瘤巨细胞,核分裂象,并有病理性核分裂象,有的病例可伴有鳞状化生。肿瘤常浸润至肌层,并可侵及邻近的前列腺、精囊或子宫、阴道等脏器。

(二)临床病理联系

膀胱癌主要症状有尿频、无痛性血尿、下腹肿块等。乳头状癌的乳头断裂、肿瘤表面坏死、溃疡形成以及膀胱炎等皆可引起血尿。肿瘤侵犯膀胱壁,刺激膀胱黏膜及并发感染时可引起尿频、尿急和尿痛等膀胱刺激症状,多见于Ⅱ级和Ⅲ级膀胱癌。肿瘤如阻塞输尿管开口可引起肾盂肾炎、肾盂积水甚至积脓。

膀胱癌主要经淋巴道转移到局部淋巴结,并常侵犯子宫旁、髂动脉旁和主动脉旁淋巴结。晚期可发生血道转移,常转移到肝、肺、骨髓、肾、肾上腺等处。晚期病人往往死于广泛转移和输尿管阻塞引起的感染。

三、防治和护理原则

(1)病情观察 注意观察病人有无乏力、进行性消瘦、贫血、无原因血尿、腰部疼痛及尿频、尿急、尿痛等膀胱刺激症状;超声检查有无肾区肿块、膀胱肿物等表现。

(2)对症护理 按肿瘤治疗原则给予相应护理,如手术后护理、化疗护理、放疗护理。除此之外还要给予止血、止痛、抗感染、增强免疫力等基础护理。

(3)饮食护理 向病人说明增加营养、提高抵抗力的重要性,并采取各种措施增进病人食欲,增加病人营养物质的摄入,以提高机体的抵抗力。

(4)心理护理 积极与病人沟通,进行有效的心理疏导,如讲解一些战胜肿瘤的生动事例及引导同病种病人之间互相鼓励,减轻焦虑、恐惧和绝望心理,增强战胜肿瘤的信心,使病人积极配合诊治。

(5)健康教育 向病人讲解引起泌尿系统肿瘤的常见原因;教育病人认识吸烟、解除工业化学物质、病毒感染、膀胱黏膜慢性炎症等的危害性;讲解定期身体检查、早发现、早诊断、早治疗肿瘤的重要性;帮助病人建立健康的生活方式。

第四节 肾功能衰竭

肾的主要功能是通过泌尿作用排出体内代谢终末产物和毒性物质,维持水、电解质和酸碱平衡,维持机体内环境稳定;其次,肾还具有重要的内分泌功能,可分泌肾素、前列腺素、促红细胞生成素、1,25-二羟基维生素 D_3 等物质;并使某些激素,如促胃液素、甲状旁腺激素在肾内灭活,因此与机体的许多功能代谢活动密切相关。

肾功能衰竭是指各种疾病引起肾泌尿功能严重障碍,代谢产物不能充分排出而蓄积在体内,并伴有水、电解质和酸碱平衡紊乱以及肾内分泌功能障碍的病理过程。

根据发病的急缓和病程的长短,可将肾功能衰竭分为急性和慢性两类。急、慢性肾功能衰竭发展到最严重阶段,临床上出现明显的自体中毒症状,称为尿毒症。因此,尿毒症可看作是肾衰竭的表现。

一、急性肾功能衰竭

急性肾功能衰竭(acute renal failure,ARF)是指各种原因引起肾脏泌尿功能在短时间内急剧降低,以致机体内环境出现严重紊乱的全身性病理过程。急性肾功能衰竭是临床上常见的一种危重病症,主要表现为少尿或无尿、氮质血症、水中毒、高钾血症和代谢性酸中毒等。部分病人尿量无明显减少,称为非少尿性急性肾功能衰竭。

(一)病因与分类

根据不同的发病原因,将急性肾功能衰竭分为肾前性、肾性和肾后性3类。

1. 肾前性急性肾功能衰竭

肾前性急性肾功能衰竭是由于有效循环血量减少、心输出量下降以及肾血管收缩,使肾灌流量急剧减少,肾小球滤过率降低所致。早期肾无器质性病变,一旦肾灌流量恢复,肾功能可恢复正常,故又称为功能性肾衰。但如不及时治疗,持续的肾缺血可导致肾实质性损伤而发展成为肾性急性肾功能衰竭。常见于大量失血、失液、烧伤、创伤、感染等引起的各型休克的早期及急性心力衰竭。

2. 肾性急性肾功能衰竭

肾性急性肾功能衰竭包括肾本身的一些器质性病变和肾毒物引起的急性肾小管坏死。

(1) 急性肾小管坏死 临床上常见于急性肾缺血和急性肾中毒。①急性肾缺血和再灌注损伤,肾前性肾功能衰竭在早期未得到及时的治疗,肾持续缺血,肾小管上皮细胞发生缺血性坏死,转变为器质性肾衰。此外,休克纠正后的再灌注损伤也是引起肾小管坏死的主要原因之一。②急性肾中毒,重金属中毒(砷、汞、铋、铅等);有机化合物中毒(四氯化碳、氯仿、甲醇等);药物中毒(新霉素、卡那霉素、多黏菌素、磺胺类药物等);生物性毒素(蛇毒等)等均可直接损害肾小管,引起肾小管上皮细胞变性坏死。

(2) 肾脏本身疾患 如急性肾小球肾炎、急性肾盂肾炎等。

(3) 血红蛋白和肌红蛋白对肾小管的阻塞 见于异型输血等。

3. 肾后性急性肾功能衰竭

肾后性急性肾功能衰竭由从肾盂到尿道的尿路梗阻所致。常见于尿路结石、盆腔肿瘤压迫输尿管和前列腺增生引起的急性尿路梗阻等。早期肾实质并无器质性损坏,如不及时治疗可发展成为器质性肾功能衰竭。

(二) 发病机制

1. 肾小球滤过率降低

肾脏泌尿功能与肾小球滤过率直接相关。肾血流减少、肾小球病变均可使肾小球滤过率(GFR)降低,导致少尿或无尿。

(1) 肾血流减少

1) 肾血管收缩:肾血管收缩是休克、中毒等引起 ARF 初期的主要发病机制。其主要原因是:①交感-肾上腺髓质系统兴奋,血中儿茶酚胺增多;②肾素-血管紧张素系统的激活(管-球反馈机制),导致肾小动脉收缩,肾血流减少,肾血管收缩主要发生在肾皮质;③激肽和前列腺素合成减少;④内皮素合成增加。这些导致入球小动脉收缩,使有效滤过压和 GFR 降低。

2) 肾血管内皮细胞肿胀:肾缺血时肾血管内皮细胞因缺血缺氧导致"钠泵"失灵,发生肿胀,使管腔变窄,肾血流减少。休克纠正后的肾缺血-再灌注,可产生大量氧自由基,损伤血管内皮细胞,也可造成内皮肿胀,管腔狭窄。

3) 肾血管内凝血:部分急性肾小管坏死的病人及肾移植后发生急性排斥反应时,其肾小球毛细血管内可有血栓形成,从而堵塞血管,使肾血流减少。

(2) 肾小球病变 部分病人肾小球滤过膜受损,滤过面积减少,导致肾小管滤过率降低。

2. 肾小管阻塞

肾缺血、肾中毒引起肾小管上皮细胞坏死脱落的碎片、异型输血和挤压综合征时的血红蛋白、肌红蛋白等,均可在肾小管内形成各种管型,阻塞肾小管管腔,使原尿不易通过,导致少尿。同时,由于管腔内压升高,引起有效滤过压降低,从而使肾小球滤过率降低。

3. 原尿回漏入肾间质

在持续的肾缺血和肾毒物作用下,肾小管上皮细胞变性、坏死、脱落,原尿即可经受损的肾小管壁反漏入周围间质,一方面直接造成尿量减少;另一方面又引起肾间质水肿,压迫肾小管,阻碍原尿在肾小管内通过,并造成囊内压升高,使肾小球滤过率进一步减少,出现少尿。

总之,ARF 的发病机制较复杂,可能是多种因素共同或先后作用的结果。多数情况下,肾血流量减少,肾小球滤过率降低可能是主要的发病机制,而在某些病例,肾小管坏死可能起重要作用。

(三)ARF 时机体的功能代谢变化

传统上,少尿或无尿被认为是 ARF 的基本特征。临床上根据尿量变化把 ARF 分为少尿型和非少尿型两种。

少尿型 ARF 的发生发展过程一般可分为少尿期、多尿期和恢复期 3 个阶段。

1. 少尿期

少尿期是病情最危重的阶段,尿量明显减少,并伴有严重的内环境紊乱,少尿期可持续几天至几周,一般为 8～16 d,一般到第 21 天进入多尿期。少尿期越长,病情越严重,预后较差。

(1)尿量和尿质的改变

1)少尿或无尿:病人尿量迅速减少,多数出现少尿(尿量＜400 ml/24 h)或无尿(尿量＜100 ml/24 h),其发生机制与肾血流量减少、肾小球滤过率降低、肾小管阻塞及原尿回漏等因素有关。

2)低比重尿:尿比重低,常固定于 1.010～1.020,其原因是原尿浓缩稀释功能障碍。

3)尿钠高:肾小管对钠的重吸收障碍,使尿钠含量增高(＞40 mmol/L)。

4)血尿、蛋白尿、管型尿:由于肾小球滤过障碍和肾小管损伤尿中可出现红细胞、白细胞、蛋白质等,尿沉渣检查可见透明管型、颗粒管型和细胞管型。

功能性 ARF 由于肾小管功能未受损,其少尿的发生主要是由于肾小球滤过率显著降低所致;而器质性 ARF 则由肾小球和肾小管结构和功能的损伤。鉴别功能性和器质性 ARF,对于临床上指导治疗和判断预后都有重要意义。

(2)水、电解质和酸碱平衡紊乱

1)水中毒和低钠血症:ARF 时,由于少尿或无尿及体内分解代谢加强,内生水增多,可导致体内大量水潴留并引起水中毒(稀释性低钠血症),严重时可出现心力衰竭、肺水肿、脑水肿等,常为 ARF 的重要死亡原因之一。

2)高钾血症:是 ARF 少尿期的常见致死原因。导致高钾血症的原因是:①少尿或无尿,钾随尿排出减少;②酸中毒,细胞内钾离子外移;③组织损伤和分解代谢增强,使钾大量释放到细胞外。高钾血症可引起心脏传导阻滞和心律失常,严重时可导致心肌纤颤或心搏骤停。

3)代谢性酸中毒:发病机制:肾小球滤过率降低,使酸性代谢产物排出减少而在体内蓄积;肾小管损伤,分泌 H^+ 和 NH_3 能力降低,HCO_3^- 重吸收减少;分解代谢增强,体内固定酸产生增多。酸中毒可抑制心血管系统和中枢神经系统,影响体内多种酶的活性并促进高钾血症发生。

(3)氮质血症 血中尿素、肌酐、尿酸等非蛋白氮含量显著升高,称氮质血症。发生机制是肾脏不能充分排出体内蛋白质分解产物,以及蛋白质分解代谢增强,非蛋白氮在体内含量增高。少尿期病人氮质血症可进行性加重,严重者可出现尿毒症。

(4)出血倾向 由于血小板质量下降,多种凝血因子减少、毛细血管脆性增加,病人常有皮下、口腔黏膜、牙龈以及胃肠道出血。消化道出血更加速血钾和尿素氮的升高,有时可发生 DIC。

2. 多尿期

ARF 病人如经过正确及时的治疗能安全度过少尿期,尿量逐渐增多,当尿量增多到＞400 ml/24 h,标志着病人已进入多尿期。尿量进行性增多是肾功能逐渐恢复的信号。典型的尿量每天增加一倍,到第 3 天可达 1 L/d,再过几天可达 3～5 L/d。

多尿发生的机制是：①新生的肾小管上皮细胞的浓缩功能尚未恢复;②肾血流量和肾小球滤过功能逐渐恢复正常;③肾小管阻塞由于肾间质水肿消退而解除;④少尿期中潴留在血中的尿素等代谢产物开始经肾小球大量滤出,肾小管腔内渗透压升高,减少了水的重吸收(渗透性利尿)。

多尿的出现虽是病情趋向好转的标志,但是此期肾功能尚未彻底恢复,肾小球滤过率仍低于正常,肾小管上皮细胞的浓缩功能尚未恢复,对水、电解质平衡的调节能力差,所以氮质血症、高钾血症和酸中毒不能立即得到改善,同时由于大量水、电解质排出,易发生脱水、低钾血症和低钠血症。且特别易发生感染,仍有一定的危险性,应引起重视。

3. 恢复期

一般在发病后 1 个月左右进入恢复期,此时尿量和尿液成分逐渐恢复正常,水、电解质和酸碱平衡紊乱得到纠正,但肾功能完全恢复正常需要数月或更长时间。少数病人由于肾小管上皮细胞破坏严重可转变为慢性肾功能衰竭。

非少尿型急性肾衰竭可能由于肾内病变较轻,因而临床症状较轻,病程相对较短,并发症较少,预后较好。但由于尿量减少不明显,容易被临床忽视而漏诊,其主要特点是①尿量较多,可在400～1 000 ml/d;②尿比重低而固定,尿钠含量较低。尿沉渣检查细胞和管型较少;③仍存在氮质血症。其发生机制可能是肾小球滤过率下降,下降程度不严重,肾小管损坏较轻,其部分功能还存在,但尿浓缩功能有障碍引起。少尿型和非少尿型可相互转化。近年来,非少尿型 ARF 发病率呈升高趋势。

(四) ARF 的防治和护理原则

1. 预防原则

积极治疗原发病,消除导致或加重 ARF 的因素是防治 ARF 的重要原则。其中快速准确的补充血容量,维持足够的有效循环血量是防治 ARF 的病理生理基础。

2. 治疗原则

采取综合性治疗措施。根据病程的不同时期,采取不同的处理原则。ARF 一旦确诊,有透析指征者,应尽快予以早期透析治疗,不但可减少并发症,而且有利于原发病的恢复和治疗。

(1) 少尿期 以维持内环境的相对平衡为总原则。①要坚持"量出为入"的原则,即根据尿量来计算补液量,严格控制水钠的摄入;②处理高钾血症;③纠正酸中毒;④控制氮质血症,限制蛋白质摄入量,滴注葡萄糖,以减少蛋白质分解;⑤透析疗法,包括腹膜透析和血液透析;⑥预防和治疗感染。

(2) 多尿期 保持水、电解质平衡,增进营养,增加蛋白质的补充,增强体质,预防和治疗感染,注意合并症的发生。

(3) 恢复期 加强营养,增强活动,以逐渐恢复劳动力。

3. 护理原则

1) 严密观察病人尿量、血钾、血肌酐、尿素氮等指标变化。

2) 少尿期病人严格控制进水量,防治水中毒,一般根据每日排尿量和机体代谢消耗的水量补充液体;多尿期应注意补液,失多少补多少,注意补充钾、钠等。

3) 做好抢救准备,当出现严重高钾血症和氮质血症时,应积极采取透析疗法等相应的抢救措施。

二、慢性肾功能衰竭

任何疾病(包括肾和某些全身性疾病),如能使肾单位发生进行性破坏,则在数月、数年或更长的时间,由于残存的肾单位不能充分排出代谢废物和维持内环境稳定,机体逐渐出现代谢废物的潴留和水、电解质与酸碱平衡紊乱以及肾内分泌功能障碍,并伴有一系列临床症状的病理过程,称之为慢性肾功能衰竭(CRF)。

(一)病因

凡能引起肾实质渐进性破坏的疾患,均可引起CRF。

(1)肾疾患　如慢性肾小球肾炎、慢性肾盂肾炎、肾结核、多囊肾、肾肿瘤、系统性红斑狼疮等。其中慢性肾小球肾炎引起的CRF最为常见,占50%～60%。

(2)肾血管疾患　如高血压性肾小动脉硬化、结节性动脉周围炎、糖尿病性肾小动脉硬化症等。

(3)尿路慢性梗阻　如尿路结石、肿瘤、前列腺增生等。

(4)全身代谢性疾病　糖尿病、淀粉样变性等。

(5)其他　药物性肾损害、肾外伤等。

上述疾病早期都有各自的临床特征,但到了晚期,其临床表现大致相同,这说明它们有共同的发病机制。因此,慢性肾功能衰竭是各种慢性肾疾病最后的共同结局。

(二)发展过程

由于肾脏具有强大的代偿储备能力,因此引起慢性肾功能衰竭的各种疾病不是突然导致肾衰竭,而是一个缓慢渐进的发展过程。慢性肾功能衰竭的病程是进行性加重的,可分为代偿期和失代偿期。

1. 代偿期

在代偿期,虽然肾内存在多种病变,但是通过动员肾的适应代偿反应,仍能维持机体内环境的相对稳定,而不出现肾功能衰竭的症状。

(1)肾的储备能力　两侧肾共有200万肾单位。实验证明,只要有50万肾单位保持正常,就能维持内环境的稳定。由此可见肾的储备能力之大,只有肾发生广泛而又严重的病损,才会出现肾功能衰竭的表现。

(2)肾单位的功能性代偿与代偿性肥大　当肾受到严重损坏时,残留的肾单位功能加强并发生代偿性肥大。

(3)肾的调节功能　对于肾功能障碍或其他原因造成的代谢紊乱,肾往往通过改变尿量、尿液成分和酸碱度来调节,以保持内环境的稳定。

(4)肾血流量的自我调节　由于肾的这些适应代偿能力,故可在相当长的时间里维持肾功能在临界水平,但这些肾单位不能耐受额外的负担。当发生感染、创伤、失血及滥用肾血管收缩药等,可因组织蛋白分解加强而加重肾负担,或因肾血流量减少,肾小球滤过率进一步降低而诱发肾功能衰竭。

2. 失代偿期

由于肾功能进一步受损,其储备功能和适应代偿功能逐渐下降,健存的肾单位已不能维持机体内环境的稳定,进入失代偿期。失代偿期包括肾功能不全期、肾衰竭期和尿毒症期(表15-1)。

表 15 - 1 慢性肾功能衰竭的发展阶段

		内生肌酐清除率	氮质血症	临床表现
代偿期		>正常值的 30%	无	内环境基本稳定,无临床症状
失代偿期	肾功能不全期	正常值的 25%~30%	轻或中度	多尿、夜尿、酸中毒、轻度贫血与乏力
	肾功能衰竭期	正常值的 20%~25%	较重	夜尿多,严重代谢性酸中毒,严重贫血,低钙,高磷,高氯,低钠血症,尿毒症的部分中毒症状
	尿毒症期	<正常值的 20%	严重	全身性严重中毒症状,明显的水、电解质和酸碱平衡紊乱,继发性甲状旁腺功能亢进

(三) 发病机制

关于 CRF 的发病机制,目前尚不十分清楚,一般采用 Bricker 提出的三种学说来解释。

1. 健存肾单位学说和肾小球过度滤过学说

在慢性肾疾病时,肾单位不断遭受破坏而丧失功能,残存的部分肾单位轻度损伤或仍属正常,称之为健存肾单位。肾功能只能由残存的健存肾单位来承担,这些健存肾单位都发生代偿性肥大,增强其功能加倍地工作来进行代偿。随着疾病的发展,肾单位不断遭受损害,健存肾单位丧失自动调节肾小球血流和压力的能力,并因过度滤过而肥厚,纤维化和硬化,致使健存肾单位日益减少,当健存肾单位少到不足以维持正常的泌尿功能时,机体就会出现内环境的紊乱。

2. 矫枉失衡学说

它是指机体在肾小球滤过率降低的适应过程中发生的新的失衡,这种失衡使机体进一步受到损害。当肾损害引起肾单位进行性减少时,为了排出体内过多的溶质(如血磷过高),机体可通过分泌某些体液因子(如甲状旁腺素,PTH)来影响肾小管上皮细胞对该溶质的重吸收,起"矫正"(代偿)的作用;但是,随病情发展,因健存肾单位过少,不能维持该溶质的排出,使血中该溶质浓度升高,相应体液因子也增多,对机体其他生理功能产生不良影响,例如 PTH 增多可使溶骨活动增强而引起肾性骨营养不良,使内环境进一步紊乱,出现"失衡"(失代偿)。

此外,肾小管-肾间质损害也促进了慢性肾衰竭的发生发展。

(四) CRF 时机体的功能和代谢变化

1. 泌尿功能障碍

(1) 尿量的变化 ①夜尿,正常成人每日尿量约为 1 500 ml,白天尿量约占总尿量的 2/3,夜间尿量只占 1/3。CRF 病人早期,夜间尿量和白天尿量接近,甚至超过白天尿量,这种情况称之为夜尿。其发生机制尚不清楚。②多尿,每 24 h 尿量>2 000 ml 称为多尿。发生机制是残存肾单位血流量增多,原尿形成增加、流速快、原尿中溶质多,肾小管来不及重吸收;此外,慢性肾盂肾炎时,髓襻发生病变,髓质间质不能形成高渗环境,尿液不能浓缩,可导致多尿。③少尿,肾单位极度减少,尽管每一个健存肾单位生成的尿液仍多,但肾小球滤过率显著降低,出现少尿。

(2) 尿比重变化 CRF 早期,由于肾小管浓缩功能减退而稀释功能正常,因而出现低比重尿或低渗尿。随着病情发展,肾小管的浓缩功能和稀释功能均告丧失,终尿的渗透压接近血浆晶体渗透压,尿比重固定在 1.010,称为等渗尿。

(3) 尿液成分的改变 可出现蛋白尿、血尿和脓尿。①蛋白尿,很多肾疾患可使肾小球滤过膜通透性增强,致使肾小球滤出蛋白增多,或肾小球滤过功能正常,但因肾小管上皮细胞受损,使滤过的蛋白重吸收减少,或两者兼有之,均可出现蛋白尿。②血尿和脓尿,尿中混有红细胞时,称为血尿。尿沉渣中含有大量变性白细胞时,称为脓尿。一些慢性肾疾病,如肾小球肾炎,由于基底膜可出现局灶性溶解破坏,通透性增高,血液中的红、白细胞则可从肾小球滤过,随尿排出。

2. 氮质血症

CRF 时,由于肾小球滤过率下降,含氮的代谢终产物如尿素氮、肌酐等在体内蓄积,因而血中非蛋白氮的含量增加[>28.6 mmol/L(40 mg/dl)],称为氮质血症。

CRF 早期,由于健存肾单位的代偿作用,可无或轻度氮质血症;但发展到晚期,由于肾单位大量破坏、肾小球滤过率降低,可发生严重的氮质血症。

氮质血症时,血浆尿素氮和肌酐的浓度均有不同程度的升高。内生肌酐清除率(尿中肌酐浓度×每分钟尿量/血浆肌酐浓度)反映肾小球滤过率,与肾功能密切相关,临床上常采用其来判断病情的严重程度。

3. 水、电解质和酸碱平衡紊乱

(1) 水代谢障碍 CRF 时,水代谢障碍的特点是肾脏对水负荷变化的调节适应能力减退。当水摄入量增多时,可因不能相应的增加排泄而发生水潴留,引起肺水肿、脑水肿和心力衰竭等;当严格限制水摄入时,则又可因不能减少水的排泄而发生脱水,出现血容量减少使病情进一步恶化。

(2) 钠代谢障碍 CRF 时的钠代谢障碍,可继发于水代谢障碍而表现为血钠过高或过低。如过多地限制钠的摄入,则易引起钠随尿丢失过多而导致低钠血症;反之,当钠摄入过多时,因肾小球滤过率已降低,则易造成钠水潴留,从而引起心力衰竭等一系列严重后果。

(3) 钾代谢障碍 CRF 病人,假如尿量不减少,血钾可以长期维持正常。但在下列情况下可发生低钾血症:①厌食而摄入减少;②呕吐、腹泻使钾丢失过多;③长期应用排钾利尿剂,使血钾排出增多。

CRF 病人也可发生高钾血症,原因:①晚期尿量减少,钾随尿排出减少;②长期应用保钾利尿剂;③酸中毒;④感染等使分解代谢增强;⑤溶血;⑥含钾饮食或药物摄入过多。

高钾血症和低钾血症均可影响神经肌肉和心脏活动,严重时可危及生命。

(4) 镁代谢障碍 CRF 晚期出现少尿时,随尿排出减少而出现高镁血症。高镁血症对神经肌肉有抑制作用。

(5) 钙和磷代谢障碍

1) 高血磷:在 CRF 早期,因肾单位破坏和肾小球滤过率降低,肾排磷减少,血磷暂时性升高,由于钙磷乘积为一常数,血磷升高时血钙必然降低,后者刺激甲状旁腺分泌 PTH。PTH 可抑制肾小管重吸收磷,使磷随尿排出增多,血磷恢复正常。因此,CRF 病人在很长一段时间内并不发生血磷升高。但随着病情的发展,健存肾单位极度减少,肾小球滤过率和血磷的排出显著减少;继发性 PTH 分泌增多不仅不能使磷充分排出,而且增强了溶骨活动,使骨磷释放增多,故血磷水平显著升高,形成恶性循环。

2) 低血钙:CRF 时出现低血钙的原因:①血磷升高,CRF 时出现高磷血症,故血钙浓度下降;同时,血磷升高时,磷从肠道排出增多,在肠内与食物中的钙结合成难溶的磷酸钙,妨碍钙的吸收;②维生素 D 代谢障碍,由于肾功能减退,1,25 -二羟维生素 D_3 生成不足,肠道对钙的吸收减少。

(6) 代谢性酸中毒 早期因代偿作用,可不发生酸碱平衡紊乱,晚期可出现代谢性酸中毒,原因为:①肾小球滤过率降低,体内酸性产物排出减少;②肾小管上皮细胞 NH_3 生成障碍,排氢和重吸收碳酸氢盐减少。酸中毒对神经和心血管系统有抑制作用,可影响体内许多代谢酶的活性,并使细胞内钾外溢和骨盐溶解。

4. 其他病理生理变化

(1) 肾性高血压 临床上习惯把因肾实质变引起的高血压称为肾性高血压。CRF 病人在病程中多伴有高血压症状,其发生机制与以下因素有关:①肾素-血管紧张素系统的活动增强,某些肾疾病病人,如慢性肾小球肾炎、肾动脉硬化症等,由于肾相对缺血,激活了肾素-血管紧张素系统而引起高血压,称之为肾素依赖性高血压,其主要机制是血管收缩,使外周阻力增加。②钠水潴留,CRF 时,由于肾脏排钠、水功能降低,钠水在体内潴留,使血容量增加和心输出量增大,导致高血压,此时血管外周阻力可正常甚至低于正常,称之为钠依赖性高血压。③肾脏分泌的抗高血压物质减少,当肾髓质受到破坏时,其间质细胞分泌的前列腺素 A_2 和 E_2 等降压物质减少,也是引起肾性高血压的原因之一。肾性高血压的发生是钠水潴留和外周血管阻力增高共同作用的结果。长期高血压可损害心脏,伴有肺淤血的左心衰竭是晚期 CRF 的常见症状。

(2) 肾性贫血 97% 的 CRF 病人都伴有肾性贫血,且贫血程度与肾功能损坏程度往往一致。其发生机制是:①促红细胞生成素生成减少,导致骨髓红细胞生成障碍;②体内蓄积的毒性物质抑制骨髓的造血功能;③毒性物质使红细胞破坏增加引起溶血;④毒性物质抑制血小板的功能所致的出血;⑤铁的再利用障碍等。

(3) 出血倾向 CRF 病人常伴有出血倾向,临床主要表现为皮下瘀斑和黏膜出血,如胃肠道出血等。出血倾向是多因素所致,主要机制是体内蓄积的毒性物质抑制血小板的功能。

(4) 肾性骨营养不良 见于幼儿的肾性佝偻病、成人的骨软化、骨质疏松和骨硬化。其发病机制是:①钙磷代谢障碍和继发性甲状旁腺功能亢进,CRF 病人由于高血磷导致低血钙,后者刺激甲状旁腺功能亢进,分泌大量 PTH,导致骨质疏松和硬化。②维生素 D 代谢障碍,维生素 D_3 具有促进肠钙吸收和骨盐沉积的作用。CRF 病人维生素 D_3 的合成减少,出现低钙血症和骨质钙化障碍。病变如发生在生长中骨骼,则为幼儿佝偻;病变如发生在成年人,骨的生长已停止者,则为骨软化症。③酸中毒,CRF 多伴有持续的代谢性酸中毒。酸中毒可使骨钙动员加强,促进骨盐溶解;此外,酸中毒还干扰维生素 D_3 的合成,促进肾性佝偻病或骨软化症的发生。

三、尿毒症

尿毒症是急性和慢性肾功能衰竭发展到最严重的阶段,除水、电解质和酸碱平衡发生紊乱以及某些内分泌功能失调外,还出现内源性毒性物质蓄积而引起的一系列自身中毒症状,故称为尿毒症。

(一) 发病机制

肾功能衰竭病人体内蓄积大量代谢产物或毒性物质,其中相当一部分可引起某些尿毒症症状。除积聚的毒性物质以外,尿毒症还可能与水、电解质和酸碱平衡紊乱及某些内分泌功能障碍有关。尿毒症毒素究竟是哪些?目前尚无肯定的结论。下面介绍几种比较公认的尿毒症毒素。

1. 甲状旁腺激素(PTH)

PTH 能引起尿毒症的大部分症状和体征,如肾性骨营养不良、皮肤瘙痒、胃溃疡、周围神经损害、软组织坏死、高脂血症和贫血等。

2. 胍类化合物

胍类化合物是体内精氨酸的代谢产物。正常情况下精氨酸主要通过鸟氨酸循环不断生成尿素、胍乙酸和肌酐。CRF 晚期这些物质发生排泄障碍,精氨酸通过另一途径转变为甲基胍和胍基琥珀酸。

甲基胍是毒性最强的小分子毒素,可引起溶血性贫血、厌食、呕吐、肌肉痉挛、嗜睡等。胍基琥珀酸毒性稍弱,可引起抽搐、心动过速、溶血和血小板减少、出血、脑功能下降等。

3. 尿素

尿素是体内最主要的含氮代谢产物,在尿毒症发病机制中占重要地位。血中尿素增多,可引起厌食、头痛、恶心、呕吐、糖耐量降低和出血倾向等。但血中尿素浓度的升高并不与尿毒症严重程度相一致。近年来研究证实,尿素的毒性作用与其代谢产物——氰酸盐有关。

4. 胺类

胺类包括脂肪族胺、芳香族胺和多按。多胺,包括精胺、尸胺、腐胺等。高浓度多胺可引起厌食、恶心、呕吐和蛋白尿,并能促进红细胞溶解,抑制促红细胞生成素的产生,抑制 Na^+-K^+-ATP 酶的活性,还可增加微血管壁通透性,促进尿毒症时肺水肿和脑水肿的发生。

此外,肌酐、尿酸、酚类以及中分子和大分子毒素等毒性物质的蓄积,均对机体有一定的毒性作用。总之,尿毒症所出现的临床症状和体征甚为复杂,难以用单一毒性物质去解释,很可能是多种毒性物质和代谢障碍等综合作用的结果。

(二)尿毒症对机体的影响

尿毒症时,除泌尿功能障碍、水、电解质和酸碱平衡紊乱、氮质血症以及贫血、出血、高血压等进一步加重外,还出现各系统器官的功能障碍和物质代谢紊乱。

1. 神经系统

神经系统的变化是尿毒症的主要症状,主要表现为两种形式:

(1)尿毒症性脑病 表现为头痛、头昏、烦躁不安、理解力和记忆力减退等,严重时出现心情抑郁、妄想和幻觉、嗜睡甚至昏迷。

(2)周围神经病变 以下肢为重,表现为乏力、足部发麻、腱反射减弱或消失,最后可发生麻痹。

2. 心血管系统

心血管系统主要表现为充血性心力衰竭和心律失常,晚期可出现尿毒症性心包炎。心血管功能障碍是由于高血压、酸中毒、钠水潴留、高钾血症、贫血及毒性物质等多种因素作用的结果。尿毒症性心包炎多为纤维素性心包炎,体检时可闻及心包摩擦音,病人可有心前区疼痛。

3. 呼吸系统

尿毒症时酸中毒使呼吸加深加快,严重时由于呼吸中枢兴奋性降低,可出现潮式呼吸或深而慢的 Kussmaul 呼吸。病人呼出气体有氨味,这是由于尿素经唾液酶分解成氨所致。严重者可出现肺水肿、纤维素性胸膜炎或肺钙化(肺泡隔上出现转移性钙化灶)。

4. 消化系统

消化系统症状是尿毒症病人最早出现和最突出的症状。表现为厌食、恶心、呕吐、腹泻、口腔黏膜溃疡、消化道出血等。其发生可能与消化道排出尿素增多,经尿素酶分解生成氨,刺激胃黏膜产生炎症甚至溃疡。此外,肾实质破坏使促胃液素灭活减弱,PTH 增多刺激促胃液素释放,促胃液素增加,刺激胃酸分泌,促进溃疡形成。

5. 皮肤症状

尿毒症病人因贫血而面色苍白或呈黄褐色。皮肤瘙痒是尿毒症病人常见的症状,可能与继发性甲状旁腺功能亢进所致皮肤钙沉积有关。另外,也可出现皮肤干燥、脱屑等。由于尿素随汗液排出,水分蒸发后,在汗腺开口处有尿素的白色结晶,称为尿素霜。

6. 免疫系统

尿毒症病人常有严重感染,并为其主要死因之一。这可能是免疫功能低下之故,主要表现为细胞免疫反应明显受抑制,而体液免疫反应正常或稍减弱。可能是因为毒性物质对淋巴细胞分化和成熟有抑制作用,或者对淋巴细胞有毒性作用。

7. 代谢障碍

(1)糖代谢障碍　50%～75%的尿毒症病人糖耐量降低,但空腹血糖正常,不出现尿糖。这可能与尿毒症病人血中存在胰岛素拮抗物和尿素、肌酐等毒性物质影响糖代谢酶活性有关。

(2)蛋白质代谢障碍　常出现负氮平衡和低蛋白血症,导致病人消瘦甚至恶病质。原因是:尿毒症毒素使蛋白质合成障碍、分解增强;病人厌食,蛋白质和热量摄入不足;随尿丢失一定量的蛋白质。

(3)脂代谢障碍　病人常有高脂血症,主要是血清三酰甘油增高。这是由于胰岛素拮抗物使肝合成三酰甘油增加,脂蛋白酶活性降低使三酰甘油清除率降低。

(三)慢性肾功能衰竭与尿毒症的防治与护理原则

1. 治疗原发病

应积极治疗引起 CRF 和尿毒症的原发疾病,防治肾实质的继续破坏。

2. 消除增加肾脏负担的因素

控制感染,减轻高血压、心力衰竭和急性应激(创伤、大手术等),避免使用血管收缩药物和肾毒性药物,及时纠正水、电解质和酸碱平衡紊乱。

3. 透析疗法

透析疗法包括腹膜透析和血液透析(人工肾)。尿毒症病人经适当的治疗后,可以延长寿命。近年来,随着血液透析疗法的普及,尿毒症病人的 5 年生存率明显提高。

4. 肾移植

肾移植是治疗慢性肾衰竭和尿毒症根本的方法。但由于排斥反应、供肾来源困难及移植受者感染等问题,肾移植的广泛开展仍受到一定限制。

5. 饮食疗法

采用"两低"(低蛋白、低磷)"两高"(高必需氨基酸、高热量)、"两适当"(适当矿物质、适当微量元素)的饮食。

6. 注意监测病情变化

密切观察病人尿量和尿成分的变化,定期检查病人电解质、尿素氮、肌酐等指标,检查病人血压、皮肤黏膜改变。

第十六章

生殖系统和乳腺疾病

学习目标

掌握 慢性宫颈炎的病理变化和类型;子宫颈上皮非典型增生的分级,原位癌及子宫颈癌的演变;葡萄胎、侵蚀性葡萄胎及绒毛膜癌的临床联系和区别;乳腺癌的发病机制、转移途径。

熟悉 子宫颈癌的扩散转移方式,子宫颈癌的类型和病理变化;葡萄胎、侵蚀性葡萄胎及绒毛膜癌转移途径;乳腺癌的病理变化和分型;前列腺疾病的病理变化和类型。

了解 子宫颈炎的发病原因;葡萄胎、侵蚀性葡萄胎及绒毛膜癌的发病机制、病变特点。

女性生殖系统包括外阴、阴道、子宫、输卵管和卵巢以及女性激素的靶器官乳腺。发生于生殖系统的疾病,除了炎症和肿瘤外,还有内分泌功能紊乱引起的疾病及妊娠相关的疾病。

第一节 子宫颈疾病

一、慢性子宫颈炎

慢性子宫颈炎(chronic cervicitis)是妇科最常见的疾病,常由链球菌、葡萄球菌或肠球菌等引起。多发生于已婚妇女和经产妇,与宫颈受伤、感染有关。临床表现为白带增多,偶为血性分泌物,伴下腹部坠胀、腰骶部酸痛等症状。病理变化和类型如下所述。

1. 子宫颈糜烂

子宫颈糜烂包括真性糜烂和假性糜烂两种。慢性子宫颈炎过程中,子宫颈阴道部鳞状上皮坏死脱落形成表浅缺损,称真性糜烂。以后子宫颈管单层柱状上皮增生,向子宫颈阴道部延伸,将创面覆盖。临床检查可见病变区边缘呈现边界清楚的鲜红色糜烂样改变,好像没有被上皮覆盖一样,称为假性糜烂。

病变早期,子宫颈表面光滑,糜烂处覆盖单层柱状上皮,黏膜固有层充血水肿,伴有以淋巴细胞、浆细胞为主的炎细胞浸润。病程长者,可伴有腺体增生,使糜烂面呈现高低不平、颗粒状或乳头状外观。糜烂修复时,由柱状上皮下储备细胞增生并鳞状上皮化生,取代原有的柱状上皮而愈合。如上皮呈现不典型增生要注意随访。

2. 子宫颈息肉

慢性子宫颈炎时,子宫颈黏膜的腺体和结缔组织呈局限性的增生,并向表面突起,形成带蒂的小肿物(图16-1),称为子宫颈息肉。息肉呈单发或多发,红色,直径1 cm或数厘米。光镜下,息肉由腺体、结缔组织构成,并有充血水肿和慢性炎细胞浸润。由子宫颈管发生的息肉表面被覆柱状上皮,由子宫颈阴道部黏膜发生的息肉表面被覆鳞状上皮。子宫颈息肉为良性病变,极少恶变。

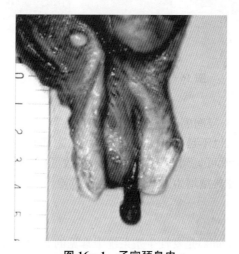

图16-1　子宫颈息肉

注　息肉单发,向黏膜表面突起,形成带蒂的小肿物,突出于子宫颈口。

3. 子宫颈腺囊肿

慢性宫颈炎过程中,增生的结缔组织和上皮压迫及阻塞腺管,导致腺体分泌物潴留,腺腔扩张形成囊肿,称子宫颈腺囊肿(又称纳博特囊肿)。囊肿常多发,一般直径数毫米,灰色,内含透明黏稠分泌物。

4. 子宫颈肥大

长期慢性炎症刺激,子宫颈结缔组织和腺体明显增生致子宫颈肥大。

二、子宫颈上皮非典型增生和原位癌

子宫颈上皮非典型增生(cervical epithelial dysplasia)属癌前病变,是指子宫颈上皮细胞部分被不同程度异型细胞所取代,表现为细胞大小不等、核大、深染、染色质增粗、形状不规则、核分裂象增多、可见病理性核分裂、细胞极性紊乱等。病变由基底部开始逐渐向表层发展,根据非典型增生的程度和范围,分为3级:Ⅰ级,增生的异型细胞局限于上皮层的下1/3区;Ⅱ级,增生的异型细胞占上皮层下部的1/3～2/3;Ⅲ级,增生的异型细胞超过全层的2/3,但还未累及上皮全层(图16-2)。

子宫颈原位癌(carcinoma in situ)异型增生的细胞累及子宫颈黏膜上皮全层,但病变局限于上皮层内,未突破基膜。原位癌的癌细胞可由表面沿基膜通过宫颈腺口蔓延至子宫颈腺体内,取代部分或全部腺上皮,但仍未突破腺体的基膜,称为原位癌累及腺体,仍然属于原位癌的范畴。近年来将子宫上皮非典型增生至原位癌这一系列癌前病变的连续过程称为子宫颈上皮内瘤变(cervical intraepithelial neoplasia,CIN)。

CINⅠ级相当于Ⅰ级非典型增生(轻度非典型增生);CINⅡ级相当于Ⅱ级非典型增生(中度非典型增生);CINⅢ级包括Ⅲ级非典型增生和原位癌(重度非典型增生)。

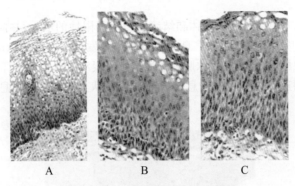

图 16 - 2　子宫颈上皮非典型增生

注　A. Ⅰ级；B. Ⅱ级；C. Ⅲ级。

上皮非典型增生-原位癌-浸润癌是一个逐渐发展的连续过程,但并非所有的子宫颈浸润癌的形成均必须经过这一过程,也不是所有的上皮非典型增生都必然发展为子宫颈癌。轻度非典型增生在子宫颈慢性炎症中常可见到,其恶变率很低,多数可自然消退。中度非典型增生可发展为重度非典型增生,而重度非典型增生则具有高度恶变危险。

三、子宫颈癌

子宫颈癌(cervical carcinoma)是女性生殖系统中常见的恶性肿瘤之一。发病年龄以 40～60 岁最多,平均年龄 54 岁。由于我国近年来广泛开展了防癌普查及早期防治工作,子宫颈癌的预后大为改善,Ⅰ期子宫颈癌的 5 年生存率已达到 95% 以上。

(一)病因

宫颈癌的病因尚无定论,一般认为与早婚、多产、性生活紊乱、宫颈裂伤、包皮垢及感染等因素有关,尤其是与人乳头瘤病毒(HPV)16、18 型,其次 31、33、35 型的感染有关。

(二)类型和病理变化

子宫颈癌的组织发生来源主要有三,即宫颈阴道部或移行带的鳞状上皮、柱状上皮下的储备细胞及子宫颈管黏膜柱状上皮。

子宫颈癌的组织类型主要有鳞状细胞癌及腺癌两种。

1. 子宫颈鳞状细胞癌

在子宫颈癌中最为常见,其发生率占子宫颈恶性肿瘤的 80% 以上。根据癌发展的过程,可分为原位癌、早期浸润癌及浸润癌。

(1) 早期浸润癌或微浸润癌(microinvasive carcinoma)　是指原位癌突破基底膜向下浸润,浸润深度不超过基底膜下 3～5 mm,一般肉眼不能判断,只能在显微镜下证明有早期浸润。早期浸润癌可由原位癌或由正常的鳞状上皮增生直接发展形成。

(2) 浸润癌(invasive carcinoma)　指癌组织突破基底膜,明显浸润到间质内,浸润深度超过基底膜下 5 mm,并伴有临床症状者。肉眼观,主要表现为内生浸润型、溃疡状或外生乳头状、菜花状。镜下,按其分化程度可分为 3 型:①高分化鳞癌,约占 20%,癌细胞主要为多角形,似鳞状上皮的棘细胞,有癌珠形成,核分裂象不多,对放射线不敏感。②中分化鳞癌,约占 60%,多为大细胞型,癌细胞为椭圆形或大梭形,无明显癌珠,核分裂象和细胞异型性较明显,对放射线较敏感。③低分化鳞癌,约占20％,多为小细胞型,细胞呈小棱形,似基底细胞,异型性及核分裂象都很明显,对放射线最敏感,但预后较差。

2. 子宫颈腺癌

子宫颈腺癌少见,发病率占子宫颈癌的10％～20％。肉眼观类型和鳞癌无明显区别;镜下呈腺癌结构。依据腺癌组织结构和细胞分化程度亦可分为高分化、中分化和低分化3型。如果在子宫颈癌中含有腺癌和鳞癌两种成分,即称腺鳞癌。子宫颈腺癌对放疗和化学药物疗法均不敏感,预后较差。

(三) 子宫颈癌的扩散

1. 直接蔓延

子宫颈癌可直接蔓延至阴道穹窿部,向上浸润破坏整个宫颈段(图16-3),但很少向子宫体蔓延;向前可侵入膀胱,形成子宫膀胱瘘;向后侵入直肠,形成子宫直肠瘘;向两侧可侵入输尿管、阔韧带、子宫旁及盆腔壁组织。晚期因癌组织广泛浸润而变硬,造成盆腔脏器活动不易,形成"冰冻骨盆"。

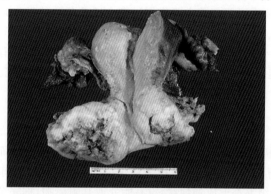

图16-3　子宫颈浸润癌

注　癌变组织向深部浸润,累及整个宫颈,向下累及阴道。

2. 淋巴道转移

这是子宫颈癌最常见和最重要的转移途径。癌组织首先转移到子宫旁淋巴结,然后依次转移到闭孔、髂外、髂总等盆腔淋巴结。

3. 血道转移

血道转移少见,晚期可经血道转移至肺、骨和肝及全身其他脏器。

(四) 临床病理联系

早期子宫颈癌多无自觉症状,与子宫颈糜烂不易区别。随病变进展,病人出现不规则阴道流血及接触性出血;白带增多,有特殊腥臭味。晚期因癌组织浸润盆腔神经,可出现下腹部及腰骶部疼痛。当癌组织侵及膀胱和直肠时,可引起尿道阻塞、子宫膀胱瘘或子宫直肠瘘。子宫颈癌死亡的原因多见于癌组织坏死引起的大出血或继发性感染所致的败血症或由于双侧输尿管被侵犯阻塞所致的尿毒症。

第二节　滋养层细胞疾病

滋养层细胞疾病(gestational trophoblastic diseases,GTD)包括葡萄胎、侵蚀性葡萄胎、绒毛

膜癌和胎盘部位滋养细胞肿瘤,其共同特征为滋养层细胞异常增生,病人血清和尿液中人绒毛膜促性腺激素(human chorionic gonadotropin,HCG)含量高于正常妊娠,可作为临床诊断、随访观察和评价疗效的辅助指标。

一、葡萄胎

葡萄胎(hydatidiform mole)又称水泡状胎块,是胎盘绒毛的一种良性病变,以绒毛间质高度水肿、滋养层细胞不同程度的增生为特征,形成许多水泡样胎块。可发生于育龄期的任何年龄,在20岁以下和40岁以上的女性多见,这可能与卵巢功能不足或衰退有关。本病与妊娠有关,经产妇多于初产妇。

(一)病因和发病机制

病因尚未完全阐明。葡萄胎可以分为完全性葡萄胎和部分性葡萄胎。目前研究发现,染色体异常在葡萄胎发生机制中可能起着主要作用。完全性葡萄胎的发生是由于胚胎发生障碍,所以不含胎儿成分,所有绒毛均有异常,绒毛膜上皮细胞是二倍体核型(46,XX),两条X染色体均来自父方,无母方成分。部分性葡萄胎往往伴有早期胚胎形成,所以含有胎儿成分,而且部分绒毛正常,绒毛膜上皮细胞多是三倍体核型(69,XXX)。总之,部分性和完全性葡萄胎的发生与异常受精有关。

(二)病理变化

典型的葡萄胎形状极似葡萄。由于大部或全部胎盘绒毛间质水肿而显著肿胀,形成薄壁透明囊性葡萄样物,内含清液。大小不一,直径为0.5~2.3 cm,它们之间有细蒂相连,形如葡萄串。多数病例(约90%)所有绒毛都形成葡萄状,没有胎儿或其附属物,称完全性葡萄胎;较少数病例(约10%)部分绒毛形成葡萄状,仍有部分正常绒毛,且常伴有或不伴有胎儿或其附属物,称部分性葡萄胎。

肉眼观,病变局限于宫腔内,不侵入肌层。胎盘绒毛高度水肿,形成半透明的薄壁水泡,内含清亮液体,有蒂相连,形似葡萄(图16-4)。

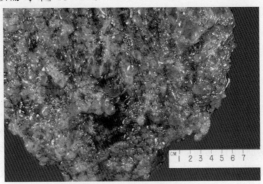

图16-4 完全性葡萄胎

注 胎盘中可见水泡状胎块,内含清亮液体,有蒂相连。

镜下观,葡萄胎有3个特点:①绒毛间质高度水肿而增大;②绒毛间质内血管消失或见少量无功能的毛细血管,内无红细胞;③滋养层细胞有不同程度的增生,增生的细胞包括合体滋养层细胞和细胞滋养层细胞,两者混合并存,并具有一定的异型性。滋养层细胞增生是葡萄胎的最重要特征。

(三) 临床病理联系

病人多半在妊娠的第 11~25 周出现症状,由于胎盘绒毛肿胀,子宫明显增大,超出正常妊娠月份的子宫大小。因胚胎早期死亡,故子宫虽可大如 5 个月妊娠,但听不到胎心音,亦无胎动。由于增生的滋养层细胞有较强的侵袭血管的能力,子宫有反复不规则流血。因增生的滋养层细胞分泌 HCG 增多,病人血、尿中 HCG 水平均超出正常妊娠水平的数倍甚至数十倍,故尿妊娠试验呈强阳性。

葡萄胎一经确诊后应立即予以清除。大多数病人经彻底清宫后即可痊愈,约 10% 可恶变为侵蚀性葡萄胎,2% 恶变为绒毛膜上皮癌。因葡萄胎有恶变潜能,应彻底清宫,密切随访观察,定期监测血清 HCG,如病人不需要再生育可考虑子宫切除。

二、侵蚀性葡萄胎

侵蚀性葡萄胎(invasive mole)也称恶性葡萄胎(malignant mole),多数继发于葡萄胎之后,为介于葡萄胎和绒毛膜上皮癌之间的交界性肿瘤。

(1) 肉眼观 子宫肌层内有局限性水泡状绒毛浸润,侵蚀并破坏肌层静脉,形成紫蓝色出血坏死结节,甚至穿破肌壁引起大出血,并可转移至邻近或远处器官。

(2) 镜下观 滋养层细胞增生程度和异型性比良性葡萄胎显著。常见出血坏死,其中可查见水泡状绒毛或坏死的绒毛。有无绒毛结构是本病与绒毛膜上皮癌的主要区别。

(3) 主要临床表现 在葡萄胎排出后,血或尿妊娠试验持续阳性;阴道持续或间断不规则流血,并可发生大出血;胸片示肺内往往有转移灶;有时阴道可出现紫蓝色结节,破溃时可发生反复大出血。大多数侵蚀性葡萄胎对化疗敏感,预后良好。

三、绒毛膜癌

绒毛膜癌(choriocarcinoma)简称绒癌,是滋养层细胞的高度恶性肿瘤。绝大多数与妊娠有关,约 50% 继发于葡萄胎,25% 继发于自然流产,20% 以上发生于正常分娩后,5% 发生于早产或异位妊娠等。多见于 20 岁以下、40 岁以上的女性。

(1) 肉眼观 子宫不规则增大,柔软,表面可见一个或多个紫蓝色结节。常侵入深肌层,甚至穿透宫壁到达浆膜外。

(2) 镜下观 癌组织由分化不良的细胞滋养层细胞和合体滋养层细胞组成,细胞异型性明显,核分裂象易见。绒癌组织无间质,常呈广泛出血坏死,不形成绒毛结构。这是与侵蚀性葡萄胎鉴别的重要依据。

(3) 主要临床表现 是在葡萄胎、流产或足月产后阴道持续不规则流血,子宫增大,血及尿中 HCG 浓度显著升高。

绒癌易侵入血管,故主要为血行转移,最多见转移至肺,其次为阴道、脑、肝、脾、肾、肠等。如有肺转移,可出现咯血;脑转移可出现疼痛、呕吐、瘫痪及昏迷;肾转移可出现血尿等症状。

绒癌是恶性度很高的肿瘤,以往治疗以手术为主,多在 1 年内死亡。自应用化疗后,绒癌的病死率已显著下降。

第三节 乳腺疾病

乳腺癌(carcinoma of breast)是来自乳腺导管上皮及腺泡上皮的恶性肿瘤。发病率在过去

50 年中呈缓慢上升趋势,已跃居女性恶性肿瘤第一位。乳腺癌常发生于 40～60 岁的妇女,小于 35 岁的女性较少发病。男性乳腺癌罕见,约占全部乳腺癌的 1％。癌肿半数以上发生于乳腺外上象限,其次为乳腺中央区和其他象限。

一、病因和发病机制

乳腺癌的发病机制尚未完全阐明,可能与激素分泌紊乱、家族遗传倾向、环境因素和长时间接触放射线等因素有关。乳腺癌的发生主要与雌激素水平过高有关,雌激素可引起乳腺导管上皮增生,其致癌机制尚不清楚。有乳腺癌家族史的妇女,其发生率比无家族史者高 2～3 倍。另外,不育或虽生育但很少授乳的妇女发生乳腺癌的概率比授乳次数多、时间长的多见。

二、病理变化及分类

乳腺癌组织形态十分复杂,类型较多,大致上分为非浸润性癌和浸润性癌两大类。

(一)非浸润性癌

非浸润性癌(noninvasive carcinoma)是指癌细胞局限于导管和腺泡内,基底膜完整者,又称为原位癌。依据其形态结构可分为导管内原位癌和小叶原位癌,两者均来自终末导管-小叶单元上皮细胞。

1. 导管内原位癌(intraductal carcinoma in situ)

此型多见,占所有乳腺癌的 15％～30％。如不经治疗,20 年后约有 30％可发展为浸润癌。根据组织学改变分为粉刺癌和非粉刺型导管内癌。

(1)粉刺癌(comedocarcinoma) 因挤压导管时切面可挤出粉刺样坏死物而得名。镜下见癌细胞位于扩张的导管内,导管基底膜完整。癌细胞大小形状不一,胞质嗜酸性,分化程度各例不等,核仁明显,核分裂象多见。其特征性病变为癌细胞呈实性排列,中央可见坏死(图 16-5)。

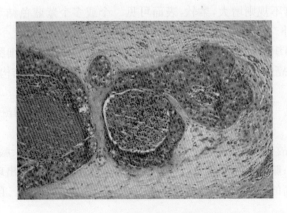

图 16-5 导管内原位癌-粉刺癌

注 导管内癌细胞排列紧密,大小不一,胞质丰富、嗜酸,中央有大片坏死。

(2)非粉刺型导管内癌(noncomedo intraductal carcinoma) 细胞呈不同程度异型,但不如粉刺癌明显,细胞体积较小,形态比较规则,一般无坏死或仅有轻度坏死。癌细胞在导管内排列成实性、乳头状或筛状等多种形式。导管周围间质纤维组织增生亦不如粉刺癌明显。

2. 小叶原位癌(lobular carcinoma in situ)

此型发生于乳腺小叶的末梢导管和腺泡,多位于中心部位,临床上一般摸不到肿块,也无症状。镜下,扩张的乳腺小叶导管和腺泡内充满实体排列的癌细胞。癌细胞呈圆形,大小形状较为一致,核圆形或卵圆形,核分裂象罕见,基底膜完整。一般无癌细胞坏死,亦无间质的炎症反应和纤维组织增生。

（二）浸润性癌

1. 浸润性导管癌

浸润性导管癌(invasive ductal carcinoma)由导管内癌发展而来,为乳腺癌中最常见的类型,约占乳腺癌的70%。肉眼观,肿块一般较小,直径多为 2~4 cm,质硬,边缘不整,与周围组织无明显界限。癌组织呈浸润性生长,与表面皮肤粘连,并导致皮肤出现不规则浅表微小凹陷。镜下观,癌组织形态多种多样,癌细胞排列成巢状、条锁状,或伴有少量腺样结构(图16-6)。细胞形态各异,异型性明显,核分裂象易见。常见局部肿瘤细胞坏死。肿瘤间质有致密的纤维组织增生,癌细胞在纤维间质内浸润生长。

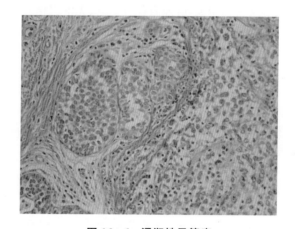

图 16-6　浸润性导管癌

注　癌组织呈条索或巢状分布,在间质内浸润性生长。

2. 浸润性小叶癌

浸润性小叶癌(invasive lobular carcinoma)由小叶原位癌突破小管或末梢导管基底膜向间质浸润所致。肉眼观,切面呈橡皮样,灰白色,质韧,与周围组织界限不清。镜下观,癌细胞排列松散,呈条索状;有时为分散的单个癌细胞浸润于成束的纤维组织之间。癌细胞小或中等大小,多呈圆形、椭圆形或梭形,细胞的大小及染色较一致。有时可见从小叶原位癌向浸润性小叶癌过渡的形态。

3. 特殊类型癌

特殊类型癌主要有髓样癌、小管癌、黏液癌及 Paget 病(又称湿疹样癌)。Paget 病是伴有或不伴有间质浸润的导管内癌,向上扩散累及乳头和乳晕,出现渗出和浅表溃疡,呈湿疹样改变。

三、扩散

1. 直接蔓延

癌细胞沿乳腺导管直接蔓延,可累及相应的乳腺小叶腺泡或累及周围的脂肪组织,甚至侵犯胸大肌和胸壁。

2. 淋巴道转移

这是乳腺癌最常见的转移途径。首先转移至同侧腋窝淋巴结,继而至锁骨下淋巴结或逆行至锁骨上淋巴结。位于乳腺内上象限的乳腺癌常转移至乳内动脉旁淋巴结,进一步至纵隔淋巴结,偶尔可至对侧腋窝淋巴结。

3. 血道转移

晚期乳腺癌可经血道转移至肺、骨、肝、脑等组织。

四、临床病理联系

乳腺癌病人常以无痛性肿块起病,起初尚可被推动,随着肿瘤的蔓延,可累及胸部肌肉和胸壁深筋膜,肿块固定而不可活动。如肿瘤位于乳头深部,则因肿瘤内增生纤维组织的收缩而使乳头凹陷;如癌肿侵袭并阻塞淋巴管时,淋巴液回流障碍引起局部淋巴性水肿,导致皮肤增厚,而毛囊和汗腺牵制的皮肤则相对凹陷,使局部皮肤呈橘皮样外观;有时肿瘤生长迅速,引起急性炎症反应,出现红、肿、痛等体征,被称之为炎性乳腺癌,预后极差。

乳腺癌的预后与临床分期密切相关,肿瘤直径<2 cm、无淋巴结转移者,预后较好;若直径>2 cm、有同侧腋窝淋巴结转移者预后相对较差;直径>5 cm、伴有局部或远处转移者预后最差。

检测雌二醇受体(estrogen receptor,ER)、孕激素受体(progesterone receptor,PR)、C-erbB-2基因蛋白可辅助乳腺癌的治疗和判断预后。一般来说,多数ER、PR表达阳性的乳腺癌病人,其内分泌治疗效果佳,而两者均阴性者对内分泌治疗反应差。C-erbB-2基因蛋白阳性表达且ER、PR阴性者,癌细胞增殖活性高,预后差,反之则预后较好。目前ER、PR和C-erbB-2生物学标记已成为乳腺癌的常规检测手段。

第四节 前列腺疾病

一、前列腺增生症

良性前列腺增生(benign prostatic hyperplasia)又称结节性前列腺增生(nodular prostatic hyperplasia)或前列腺肥大,以前列腺上皮和间质增生为特征,前列腺增生发生和雄激素有关,此外,年龄相关的雌激素水平升高可通过增加实质细胞二氢睾酮受体表达,增强二氢睾酮促进前列腺增生的效应。前列腺增生症是50岁以上男性的常见疾病,发病率随年龄的增加而递增。

(一)病理变化

(1)肉眼观　呈结节状增大,重者可达300 g。颜色和质地与增生的成分有关。以腺体增生为主的呈淡黄色,质地较软,切面可见大小不一的蜂窝状腔隙,挤压可见奶白色前列腺液体流出;而以纤维平滑肌增生为主者,色灰白,质地较韧,和周围正常前列腺组织界限不清(图16-7)。

(2)镜下观　前列腺增生的成分主要由纤维、平滑肌和腺体组成,三种成分所占比例因人而异。增生的腺体和腺泡相互聚集或在增生的间质中散在随机排列,腺体的上皮由两层细胞构成,内层细胞呈柱状,外层细胞呈立方或扁平形,周围有完整的基膜包绕。上皮细胞内腔内出芽呈乳

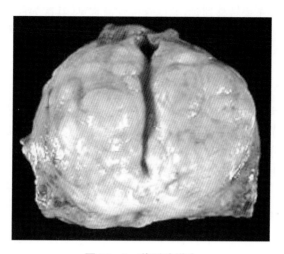

图 16-7　前列腺增生

注　前列腺呈结节状增大,色灰白,质地较韧,和周围正常组织分界不清。

头状或形成皱褶。腔内常含有淀粉小体 。此外,可见鳞状上皮化生和小灶性梗死,化生的上皮常位于梗死灶的周边。

(二)临床病理联系

由于增生多发生在前列腺的中央区和移行区,尿道前列腺部受压而产生尿道梗阻的症状和体征,病人可有排尿困难,尿流变细,滴尿、尿频和夜尿增多。时间久者,产生尿潴留和膀胱扩张。尿液潴留者可进一步诱发尿路感染或肾盂积水,严重者最后可致肾衰竭,一般认为,前列腺增生极少发生恶变。

二、前列腺癌

前列腺癌(prostatic cancer)是源自前列腺上皮的恶性肿瘤,多发生于 50 岁后,发病率随年龄增加逐步增高。其发病率和死亡率在欧美国家仅次于肺癌,居所有癌肿的第二位。亚洲地区的发病率则较低,但近年来呈逐渐上升趋势。去势手术(切除睾丸)或服用雌激素可抑制肿瘤生长,说明雄激素和前列腺癌的发生相关。和正常前列腺一样,前列腺癌上皮细胞也具有雄激素受体,激素和受体结合可促进肿瘤生长。

(一)病理变化

(1)肉眼观　约 70％的肿瘤发生在前列腺的周围区,灰白结节状,质韧硬,和周围前列腺组织界限不清。

(2)镜下观　多数为分化较好的腺癌,肿瘤腺泡较规则,排列拥挤,可见背靠背现象。腺体由单层细胞构成,外层的底基细胞缺如及核仁增大是高分化癌的主要诊断依据。偶见腺体扩张,腺上皮在腔内呈乳头或筛状。细胞质一般无显著改变,但是细胞核体积增大,呈空泡状,含有一个或多个大的核仁。细胞核大小形状不一,总体上,多形性不很明显。核分裂象很少见。前列腺癌并不全是高分化癌,在低分化癌中,癌细胞排列成条索、巢状或片状。

(二)扩散途径

5％～20％的前列腺癌可发生局部浸润和远方转移,常直接向精囊和膀胱底部浸润,后者可引起尿道梗阻。血道转移主要转移到骨,尤以脊椎骨最常见,其次为股骨近端、盆骨和肋骨。男性肿瘤骨转移应首先想到前列腺癌转移的可能性。偶见内脏的广泛转移。淋巴转移首先至闭孔淋巴结,随之到内脏淋巴结、胃底淋巴结、髂骨淋巴结、骶骨前淋巴结和主动脉旁淋巴结。

(三) 临床病理联系

早期前列腺癌一般无症状,常在因前列腺增生的切除标本中,或在死后解剖中偶然发现。因为大多数前列腺癌呈结节状位于被膜下,肛诊检查可直接扪及。正常前列腺组织可分泌前列腺特异性抗原,但 PSA 的分泌量明显增高时,应高度疑为前列腺癌,亦对鉴别原发于前列腺的肿瘤和转移癌有帮助。必要时,可行前列腺组织穿刺,由组织病理检查确诊。

第十七章

传　染　病

学习目标

掌握 结核病的基本病变及其转归;原发性肺结核病和继发性肺结核病的病变特点及区别;伤寒、痢疾的基本病变。

熟悉 继发性肺结核病的类型以及肺外结核病的病变特点;伤寒、痢疾的并发症。

了解 结核病的病因及发病机制;伤寒、菌痢的病因及发病机制;流脑和乙脑的病因及临床病理联系。

传染病是由病原微生物侵入机体导致具有传染和流行的一类疾病。这类疾病的病原很多,包括细菌、病毒、立克次体、支原体、真菌、寄生虫等,分布极广,多数疾病全世界发病。传染病在人群中发生或流行是一个复杂的过程,必须同时具备传染源、传播途径和易感人群3个基本环节。传染病的病原体入侵机体,常有一定的传染途径和方式,并往往定位于一定的组织和器官。如流脑是脑膜炎双球菌引起的脑脊髓膜化脓性炎症,经呼吸道传播;菌痢是痢疾杆菌引起的结肠和直肠黏膜的纤维素性炎症,经消化道传播;性病有多种形式,主要经性接触传播。

第一节　结　核　病

结核病是由结核杆菌引起的一种慢性肉芽肿病,以肺结核最常见,但可以见于全身各器官。典型病变为结核结节形成,伴有不同程度的干酪样坏死。

一、病因和发病机制

结核病的病原菌是结核分枝杆菌,主要是人型和牛型。人型结核杆菌感染的发病率最高,牛型次之。结核杆菌的致病力主要与菌体成分有关。结核杆菌有脂质、蛋白和多糖类3种主要成分:①脂质,细菌的毒力与其所含的复杂脂质成分有关,特别是脂质中的糖脂更为重要。糖脂的衍生物之一称索状因子,它能破坏线粒体膜。影响细胞呼吸,抑制白细胞的游走及参与肉芽肿的形成。另一种糖脂为蜡质D,它可加强结核杆菌菌体的抗原性,引起机体造成强烈的超敏反应(Ⅳ型超敏反应),造成机体的损伤。此外,脂质中的磷脂还能使炎症灶中的巨噬细胞转变为上皮样细胞,从而形成结核结节。此外脂质还可保护菌体不被巨噬细胞消化。②蛋白质,具有抗原性,与蜡质D结合后能使细胞发生变态反应,引起组织坏死和全身中毒症状,并在形成结核结节上起一定的作用。③多糖类,作为半抗原,参与免疫反应。

结核杆菌主要经过呼吸道(最常见,直径小于 5 μm 的微滴致病能力最强)传播,也可以经过消化道(痰液、牛奶)传播,少数经过皮肤伤口感染。结核病的发生和发展取决于很多因素,其中最重要的是感染的菌量及其毒力的大小和机体的反应性(免疫反应和变态反应)。后者在结核病的发病学上起着特别重要的作用。结核病时发生的变态反应属于Ⅳ型变态反应。结核菌素实验就是这种反应的表现,本质上为细胞免疫反应。

二、基本病理变化

(一) 以渗出为主的病变

见于结核性炎症的早期或机体抵抗力低下、菌量多、毒力强时,表现为浆液性或浆液纤维素性炎。早期病灶内有中性粒细胞浸润,很快被巨噬细胞取代。在渗出液和巨噬细胞中可查见结核杆菌。此型病变好发于肺、浆膜、滑膜和脑膜等处。渗出物可完全吸收不留痕迹,或转变为以增生为主或坏死为主的病变。

(二) 以增生为主的病变

细菌量少、毒力较低或人体免疫反应较强时,形成有诊断意义的结核结节。单个结核结节非常小,直径约 0.1 mm,肉眼不易看见。数个结核结节融合成较大结节时才能看见。这种融合结节境界清楚,约粟粒大小,呈灰白半透明状。有干酪样坏死时略显微黄,可微隆起于器官表面。

结核结节是在细胞免疫基础上形成的,由上皮样细胞(epithelioid cell)、朗汉斯巨细胞(Langhans giant cell)及外周局部集聚的淋巴细胞和少量反应性增生的成纤维细胞构成(图17 - 1)。当有较强的变态反应时,结核结节中央便出现干酪样坏死。吞噬有结核杆菌的巨噬细胞体积增大,逐渐转变为上皮样细胞,呈梭形或多角形,胞质丰富,境界不清。核呈圆形或卵圆形,染色质甚少,甚至可呈空泡状,核内有1~2个核仁。多数上皮样细胞互相融合,或一个细胞核分裂胞质不分裂形成朗汉斯巨细胞。朗汉斯巨细胞为一种多核巨细胞,直径可达300 μm,胞质丰富。核与上皮样细胞的核形态大致相同,核数由十几个到几十个不等,有超过百个者。核排列在胞质周围呈花环状、马蹄形或密集在胞体一端。

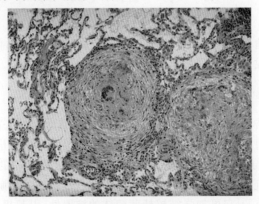

图 17 - 1 结核结节

注 结核结节中央常有干酪样坏死,外周围绕着上皮样细胞和朗汉斯巨细胞,
最外面是淋巴细胞、成纤维细胞等。

（三）以坏死为主的病变

细菌数量多、毒力强、机体抵抗力低或变态反应强时发生，渗出性和增生性病变均可继发干酪样坏死，病变一开始便呈现干酪样坏死十分少见。结核坏死灶由于含脂质较多而呈淡黄色，均匀细腻，质地较实，状似奶酪而称为干酪样坏死。镜下观为红染无结构的颗粒状物。干酪样坏死对结核病病理诊断具有一定的意义。干酪样坏死物中大多含有一定量的结核杆菌，可成为结核病恶化进展的原因。

渗出、坏死和增生3种变化往往同时存在而以某一种改变为主，可以相互转化。

三、基本病变的转化规律

结核病的发展和结局取决于机体抵抗力和结核杆菌致病力之间的矛盾关系。在机体抵抗力增强时，结核杆菌被抑制、杀灭，病变转向愈合；反之，则转向恶化。

（一）转向愈合

（1）吸收、消散　渗出性病变的主要愈合方式，渗出物经淋巴道吸收而使病灶缩小或消失。X线检查时，渗出性病变所表现的边缘模糊、密度不均、呈云絮状的渗出性阴影逐渐缩小或被分割成小片状，以至完全消失。临床上称吸收好转期。较小的干酪样坏死或增生性病变如治疗得当也可被吸收。

（2）纤维化、纤维包裹及钙化　增生性病变和小的干酪样坏死灶，可逐渐纤维化，最后形成瘢痕而愈合；较大的干酪样坏死灶难以完全纤维化，则由坏死灶周围的纤维组织增生将坏死物包裹。以后干酪样坏死物逐渐干燥浓缩，并有钙盐沉着而发生钙化。纤维化的病灶中一般无结核杆菌存活，可谓完全痊愈。在包裹、钙化的病灶内仍有少量细菌存活，病变只是处于相对静止状态（临床痊愈），当机体抵抗力下降时病变可复燃进展。X线检查可见纤维化病灶边缘清楚、密度较高的条索状阴影；钙化灶则呈密度甚高、边缘清晰的阴影。临床上称硬结钙化期。

（二）转向恶化

（1）浸润进展　疾病恶化时，病灶周围出现渗出性病变，范围不断扩大，并继发干酪样坏死。坏死区又随渗出性病变的扩延而增大。X线检查可见原发病灶周围出现云絮状阴影，边缘模糊，临床上称为浸润进展期。

（2）溶解播散　病情恶化时，干酪样坏死物可发生液化，形成半流体物质经自然管道排出，致局部形成空洞。空洞内液化的干酪样坏死物中含有大量的结核杆菌，可通过自然管道播散到其他部位，引起新的病灶。如肺结核性空洞通过支气管播散，可在同侧或对侧肺内形成多数新的、以渗出、坏死为主的结核病灶。X线检查，可见病灶阴影密度深浅不一，出现透光区及大小不等的新旧病灶阴影。临床上称为溶解消散期。此外，结核杆菌还可以通过淋巴道蔓延到淋巴结，经血道播散至全身，在各器官内形成多数结核病灶。

四、肺结核病

结核杆菌的感染途径主要是呼吸道，故结核病中最常见的是肺结核病。肺结核病可因初次感染和再次感染时机体的反应性的不同，而致肺部病变的发生发展各有不同的特点，从而可分为原发性和继发性肺结核病两大类。

(一)原发性肺结核

机体第一次感染结核杆菌所引起的肺结核病称原发性肺结核。多发生于儿童,又称儿童型肺结核病。也可偶见于未感染过结核杆菌的青少年或成人。

1. 病变特点

原发性肺结核病的病理特征是原发综合征形成。结核杆菌被吸入肺后,最先引起的病变称为原发灶。原发灶通常只有1个,偶尔也有2个甚至2个以上者。一般位于通气较好的上叶下部或下叶上部近胸膜处,以右肺多见(图17-2),灰白色炎性实变灶,绝大多数病例中央有干酪样坏死,坏死周围有结核性肉芽组织形成。肉眼上,原发灶常呈圆形,直径多在1 cm左右,色灰黄。因初次感染,机体缺乏对结核杆菌的特异免疫力,结核杆菌游离或被巨噬细胞吞噬,很快侵入淋巴管,循淋巴液引流到局部肺门淋巴结,引起相应的结核性淋巴管炎和淋巴结炎,表现为淋巴结肿大和干酪样坏死。肺的原发病灶,结核性淋巴管炎和肺门淋巴结结核,三者合称肺原发综合征,是原发性肺结核病的病变特点。X线呈哑铃状阴影(图17-3)。

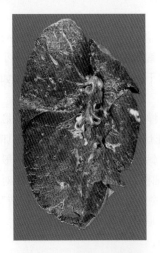

图 17-2　原发性肺结核

注　多位于右肺上叶下部靠近
胸膜处,单个,直径1 cm左右。

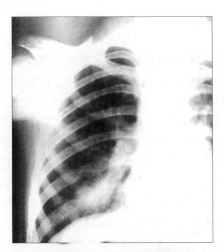

图 17-3　哑铃状阴影

注　肺的原发病灶,结核性淋巴管炎和
肺门淋巴结结核合称肺原发综合征,
X线呈哑铃状阴影。

原发性肺结核病的症状轻微而短暂,常无明显的体征,很多患儿均在不知不觉中度过,仅表现为结核菌素试验阳性。少数病变较重者,可出现倦怠,食欲减退,潮热和盗汗等中毒症状,但很少有咳嗽,咯血等呼吸道症状。

2. 发展和结局

绝大多数(95%)原发性肺结核病病人由于机体免疫力逐渐增强而自然痊愈。小的病灶可完全吸收或纤维化,较大的干酪样坏死灶则发生纤维包裹和钙化。有时肺内原发病灶虽已愈合,而肺门淋巴结内的病变继续发展,结核菌通过淋巴道蔓延至附近淋巴结,使肺门附近更多的淋巴结受累,形成支气管淋巴结结核。经适当治疗后这些病灶仍可包裹、钙化而痊愈。少数患儿由于营养不良或病人其他传染病(如流感、麻疹、百日咳、白喉等),使机体免疫力下降,病变因而恶化,肺内及肺门淋巴结病变继续扩大,并通过以下途径播散。

(1)淋巴道播散　肺门淋巴结病变恶化进展时,结核杆菌可经淋巴管到达气管分叉处、气管旁、纵隔及锁骨上、下淋巴结引起病变。如果引流淋巴管因结核病变而被阻塞,结核菌则可逆流到达腹膜后及肠系膜淋巴结。颈淋巴结亦可受累而肿大,此时喉头或扁桃体多有结核病灶存在。病变淋巴结肿大,出现干酪样坏死,并可互相粘连形成肿块。

(2) 支气管播散 肺原发灶的干酪样坏死范围扩大,侵及相连的支气管,液化的坏死物质通过支气管排出后形成空洞。同时含有大量结核杆菌的液化坏死物还可沿支气管播散,引起邻近或远隔的肺组织发生多数小叶性干酪样肺炎灶。肺门淋巴结干酪样坏死亦可侵破支气管而造成支气管播散,但原发性肺结核病形成空洞和发生支气管播散者较少见。

(3) 血道播散 结核杆菌侵入血流后经血流播散。若进入血流的菌量较少而机体的免疫力很强,则往往不致引起明显病变。如有大量细菌侵入血流,机体免疫力较弱时,则可引起血源性结核病。

肺结核病原发综合征恶化进展发生血道播散时,引起的血源性结核病有以下 3 种类型:

1) 全身粟粒性结核病:当肺原发灶中的干酪样坏死灶扩大,破坏了肺静脉分支,大量结核杆菌短期由肺静脉经左心至大循环,可播散到全身各器官如肺、脑、脑膜、肝、脾、肾等处,形成粟粒性结核病,称为急性全身性粟粒性结核病。肉眼见各器官内密布大小一致、分布均匀、灰白带黄、圆形的粟粒大小的结核病灶。镜下观,可为含菌较少的增生性病变,也可为含菌很多的渗出、坏死性病变。临床上,病情危重,有高热、食欲不振、盗汗、烦躁不安等明显中毒症状,肝脾肿大,常有脑膜刺激征。若及时治疗,预后仍属良好,少数病例可因结核性脑膜炎死亡。如果细菌少量多次进入血循环,则病灶大小不一,新旧各异,称慢性粟粒性结核病。

2) 肺粟粒性结核病:急性粟粒性结核病常是全身粟粒性结核病的一部分。偶尔,病变也可仅局限于两侧肺内。这是由于支气管周围,肺门或纵隔淋巴结干酪样坏死破入附近的静脉(如无名静脉、颈内静脉、上腔静脉),含大量结核菌的液化物经右心和肺动脉播散至双肺所引起。肉眼观,双肺充血,重量增加,切面暗红,密布灰白或灰黄色粟粒大小的结节,微隆起于切面,并显露于胸膜表面。慢性粟粒性结核病多见于成人,这时肺原发综合征已钙化痊愈,结核杆菌由肺外结核病灶长期、间歇性的入血而致病,病程较长,病变新旧不等,大小不一。小的如粟粒,大者直径可达数厘米。病变以增生改变为主。

3) 肺外器官结核病:或称肺外结核病,大多是原发性肺结核病经血道播散后的结果。在原发综合征期间,如有少量结核杆菌经原发灶内的毛细血管侵入血流,则能在肺外某些器官内形成个别的结核病灶,这些病灶可自愈或潜伏下来,当机体抵抗力下降时就恶化进展为肺外器官结核病。

(二)继发性肺结核

继发性肺结核病是指再次感染结核杆菌所引起的肺结核病,多见于成人,又称成人型肺结核病。因病人对结核杆菌已有一定的免疫力,所以继发性肺结核与原发性肺结核病的病变有以下不同特点:①病变多从肺尖开始,这可能与人体直立位时该处动脉压低,血液循环较差,随血流带去的巨噬细胞较少,加之通气不畅,以致局部组织抵抗力较低,细菌易在该处繁殖有关。②由于变态反应,病变发生迅速而且剧烈,易发生干酪样坏死,同时由于免疫反应较强,在坏死灶周围以增生为主的病变,形成结核结节。免疫反应不仅可使病变局限化,还可抑制细菌繁殖,防止其沿着淋巴道和血道播散,因此肺门淋巴结一般无明显病变,由血源播散而引起全身粟粒性结核病者亦极少见。病变在肺内蔓延主要通过支气管播散。③病程较长,病变复杂,随着机体免疫反应和变态反应的消长,临床经过常呈波浪起伏状,时好时坏,病变有时以增生为主,有时则以渗出、坏死为主,常为新旧病变交杂。继发性肺结核病的病理变化和临床表现都比较复杂,可以分为以下几种类型:

1. 局灶性肺结核

局灶性肺结核是继发性肺结核病的早期病变,属于无活动性的肺结核。病变常位于肺尖下2～4 cm处,右肺较多。病灶可为一个或数个,一般为0.5～1 cm直径大小,多数以增生性为主,也可为渗出性病变,中央发生干酪样坏死。如病人免疫力较强,病灶常发生纤维化、钙化而痊愈。临床上病人无明显自觉症状,多在体检时发现。如病人免疫力降低,可发展为浸润性肺结核。

2. 浸润性肺结核

浸润性肺结核是临床上最常见的类型,属于活动性肺结核。大多由局灶型肺结核发展而来,少数也可一开始即为浸润性肺结核。病变常位于肺尖部或锁骨下区。以渗出为主,中央有干酪样坏死,病灶周围有炎症包绕。镜下观,肺泡内充满浆液、单核细胞、淋巴细胞和少数中性粒细胞,病灶中央常发生干酪样坏死。病人常有低热、盗汗、食欲不振、全身无力等中毒症状和咳嗽、咯血等,痰中常可查出结核杆菌。如能早期适当治疗,一般多在半年左右可完全吸收或部分吸收,部分变为增生性病变,最后可通过纤维化、包裹和钙化而痊愈。如病人免疫力差或未及时治疗,渗出性病变和干酪样坏死灶扩大,坏死物液化经支气管排出后形成急性空洞,洞壁粗糙不整,内壁坏死层中有大量结核杆菌,坏死层外可有薄层结核性肉芽组织包绕。从空洞中不断向外排出含菌的液化坏死物质,经支气管播散,引起干酪样肺炎。如靠近胸膜的空洞穿破胸膜,可造成自发性气胸;如果大量液化坏死物进入胸腔,可发生结核性脓气胸。急性空洞一般较易愈合,经过适当治疗,洞壁肉芽组织增生使洞腔逐渐缩小、闭合,最终形成瘢痕而愈合,也可通过空洞塌陷,形成索状瘢痕而愈合。若急性空洞经久不愈,则可发展为慢性纤维空洞性肺结核。

3. 慢性纤维空洞性肺结核

慢性纤维空洞性肺结核多在浸润性肺结核的基础上发展而来。病变特点:①肺内有一个或多个厚壁空洞,多位于肺上叶,大小不一,不规则。洞壁厚,有时可达1 cm以上。洞内可见残存的梁柱状组织,多为有血栓形成并已机化闭塞的血管。空洞附近肺组织有显著纤维组织增生和胸膜增厚。镜下观,洞壁分3层:内层为干酪样坏死物质,其中有大量结核杆菌;中层为结核性肉芽组织;外层为增生的纤维组织(图17-4)。②同侧或对侧肺组织,特别是肺下叶可见由支气管播散引起的很多新旧不一、大小不等、病变类型不同的病灶,部位越下病变越新鲜。③后期肺组织严重破坏,广泛纤维化,胸膜增厚并与胸壁粘连,使肺体积缩小、变形。临床上,病程常历时多年,时好时坏。症状的有无与病变的好转或恶化有关。由于空洞与支气管相通,称为结核病的传染源,故此型又有开放性肺结核之称。如空洞壁的干酪样坏死侵蚀较大血管,可引起大咯血,严重者因吸入大量血液而窒息死亡。如空洞穿破胸膜可引起气胸或脓气胸。经常排出含菌痰液可引起喉结核。咽下含菌痰液可引起肠结核。肺广泛纤维化还可导致肺动脉高压,引起肺源性心脏病。

近年来,由于广泛采用多药联合抗结核治疗及增加抵抗力的措施,较小的空洞一般可机化、收缩而闭塞。体积较大的空洞,内壁组织坏死脱落,肉芽组织逐渐变成纤维瘢痕组织,由支气管上皮覆盖,此时,空洞虽存在,但已无菌,实已愈合故称开放性空洞。

4. 干酪性肺炎

干酪性肺炎发生于机体免疫力低而对结核杆菌变态反应过高病人,可由浸润性肺结核恶化发展而来,也可由急、慢性空洞内的细菌经支气管播散所致。按病变范围大小的不同可分为小叶性和大叶性干酪样肺炎。后者可累及一个肺叶或几个肺叶。肉眼观,肺叶肿大变实,切面呈黄色干酪样(图17-5),坏死物质液化排出后可见有急性空洞形成。镜下观,肺泡腔内有大量浆液纤维素性渗出物,内含巨噬细胞等炎细胞,且见广泛干酪样坏死。此型结核病病情危重,曾有"奔马痨"之称,目前已经很少见。

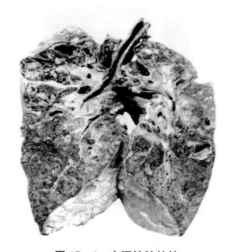

图 17-4 空洞性肺结核

注 厚壁空洞的壁分3层,内层为干酪样坏死(含大量结核杆菌);
中层为结核性肉芽组织;外层为纤维组织。

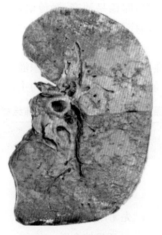

图 17-5 干酪样肺炎

注 肺叶肿大实变,切面色黄呈干酪样。

5. 结核球

结核球又称结核瘤,是指直径为2~5 cm,有纤维包裹的孤立的境界分明的干酪样坏死灶。多为单个,也可多个,常位于肺上叶(图17-6)。由于抗结核药物的广泛应用,结核球有明显增多的趋势。结核球可由浸润性肺结核的干酪样坏死灶发生纤维包裹而形成;亦可因结核空洞的引流支气管堵塞后,空洞由干酪样物质填满而成;或由多个结核病灶融合而成。结核球为相对静止的病变,可保持多年而无进展,临床上多无症状。结核球因有纤维包裹,抗结核药物不易发挥作用,且有恶化可能,X线检查有时需与肺癌鉴别,临床上多采取手术切除。

6. 结核性胸膜炎

根据病变性质分为干性结核性胸膜炎、湿性结核性胸膜炎。以湿性胸膜炎多见。

湿性胸膜炎又称渗出性胸膜炎,较常见,多见于青年人。多由肺原发灶或肺门淋巴结病灶中的结核菌播散引起,或为弥散在胸膜的结核菌体蛋白引起的过敏导致。病变主要为浆液性纤维

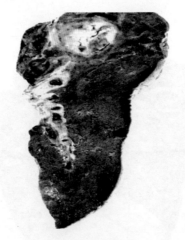

图 17－6　结核球

注　孤立的纤维包裹的球形干酪样坏死灶，

位于肺上叶，单个，直径 2 cm。

素性炎，浆液渗出量多时可引起血性胸腔积液。当积液量不多，附有纤维素之胸膜壁层和脏层在呼吸时发生摩擦音。胸腔积液明显时，叩诊呈浊音，触诊语颤减弱，听诊时呼吸音降低，并有肺受压及纵隔移位等体征。一般经适当治疗可吸收，如渗出物中纤维素较多，不易吸收，则可因机化而使胸膜增厚粘连。

干性胸膜炎又称增生性结核性胸膜炎，很少有胸腔积液，是由胸膜下结核病灶直接蔓延到胸膜所致，常发生于肺尖，病变多为局限性，以增生性改变为主。一般通过纤维化而愈合。

表 17－1　原发性肺结核病与继发性肺结核病的比较表

	原发性肺结核病	继发性肺结核病
结核杆菌感染	初次	再次
发病人群	儿童	成人
对结核杆菌的免疫力或过敏性	先无，病程中发生	有
病理特征	原发综合征	病变多样，新旧病灶并存，较局限
起始病灶	上叶下部、下叶上部近胸膜处	肺尖部
主要传播途径	多为淋巴道或血道	多为支气管
病程	短、大多自愈	长，波动性，需治疗

五、肺外结核病

肺外结核病除淋巴结结核由淋巴道播散所致、消化道结核由咽下的含菌食物或痰液直接感染引起、皮肤结核可通过损伤的皮肤感染外，其他各器官的结核病多为原发性肺结核病血源播散所形成的潜伏病灶进一步发展的结果。肺外各器官均可发生结核病，但病变多数只限于一个器官内，常见有肠、腹膜、肾、生殖系统、脑膜、骨关节等脏器，多呈慢性过程。

（一）肠结核病

肠结核病可分为原发和继发性两型。原发者很少见，常发生于小儿。一般由饮用带有结核杆菌的牛奶或乳制品感染,可形成与原发性肺结核时原发综合征相似的肠原发综合征(肠的原发性结核性溃疡、结核性淋巴管炎和肠系膜淋巴结炎)。绝大多数肠结核继发于活动性空洞型肺结核病,因反复咽下含结核杆菌的痰液所引起。肠结核可发生于任何肠段,

肠结核病大多(约85%)发生于回盲部,其他肠段少见。这是因为该段淋巴组织最为丰富,结核杆菌易于通过肠壁淋巴组织侵入肠壁;加之食物停留在回盲部的时间较长,接触结核杆菌的机会较多。依其病变特点不同分为两型。

(1)溃疡型 此型多见。结核杆菌侵入肠壁淋巴结,形成结核结节,以后结节逐渐融合并发生干酪样坏死,破溃后,形成溃疡。肠壁淋巴管环肠管行走,病变沿淋巴管扩散,因此,典型的肠结核溃疡多呈环形,其长径与肠腔长轴垂直(图17-7)。溃疡边缘参差不齐,一般较浅,底部有干酪样坏死物,其下为结核性肉芽组织。溃疡愈合后由于瘢痕形成和纤维收缩而致肠腔狭窄。肠浆膜面可见纤维素渗出和多数结核结节形成,连接成串,这是结核性淋巴管炎所致。后期纤维化可致粘连。临床上可有腹痛、腹泻、营养障碍和结核中毒症状。

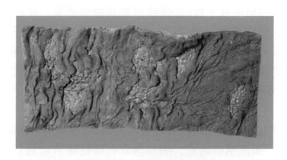

图 17-7 溃疡型肠结核

注 肠结核溃疡多呈环形,其长径与肠腔长轴垂直。

(2)增生型 较少见。以肠壁大量结核性肉芽组织形成和纤维组织显著增生为其病变特征。肠壁高度肥厚,肠腔狭窄。黏膜面可有浅溃疡或息肉形成。临床上表现为慢性不完全低位肠梗阻。右下腹可触及肿块,需与肠癌相鉴别。

(二)结核性腹膜炎

多见于青少年。感染途径以腹腔内结核灶直接蔓延为主。大多继发于溃疡型肠结核、肠系膜淋巴结结核或结核性输卵管炎。由腹膜外结核灶经血道播散至腹膜者少见。可分为干、湿两型,但通常所见多为混合型。共同的特点为腹膜上密布无数结核结节。干性腹膜炎可因大量纤维素性渗出物机化引起腹腔广泛粘连。湿性腹膜炎以大量结核性渗出引起腹水为特征。

(三)结核性脑膜炎

肺外结核中病情最严重的是结核性脑膜炎,其病死率、致残率极高,以儿童多见,成人少见。主要由结核杆菌经血道播散所致。在儿童往往是肺原发综合征血行播散的结果,常为全身粟粒性肺结核病的一部分。在成人,除肺结核病外,骨关节结核和泌尿生殖系统结核病常是血源播散的根源。部分病例可由于脑实质内的结核球液化破溃,大量结核杆菌进入蛛网膜下隙所致。

病变以脑底最明显。在脑桥、脚间池、视神经交叉和大脑外侧裂等处之蛛网膜下隙内有大量灰黄色浑浊的胶冻样渗出物积聚。脑室脉络丛及室管膜有时也可有结核结节形成。镜下,蛛网膜下隙内炎性渗出物主要由浆液、纤维素、巨噬细胞和淋巴细胞组成,常有干酪样坏死,偶见典型的结核结节形成。病变严重者可累及脑皮质而引起脑膜脑炎。病程较长者则可发生闭塞型血管

内膜炎,从而引起多发性脑软化。未经适当治疗的病人,由于蛛网膜下隙渗出物的机化,而发生蛛网膜粘连,可致第四脑室正中孔和外侧孔堵塞,引起脑积水。病人可有颅内高压的症状和体征。

儿童患结核性脑膜炎,出现的症状是发热、午后不规则低热;食欲下降、体重无增加、疲乏无力;夜间盗汗、睡眠不安、性情、精神状态改变;有头疼、恶心、呕吐等神经系统症状;患儿面容不对称、瞳孔忽大忽小、视力减退等。一旦发现儿童出现以上症状,应马上到医院就诊。

(四)泌尿生殖系统结核

1. 肾结核病

最常见于20~40岁的男性。多为单侧。结核杆菌来自肺结核病的血道播散。病变大多起始于肾皮、髓质交界处或肾锥体乳头,最初为局灶性病变,继而发生干酪样坏死,然后破坏肾乳头而破入肾盂称为结核空洞。以后由于病变的继续扩大,形成多个空洞,最后可使肾仅剩一空壳,肾功能丧失。干酪样坏死物随尿液下行,常使输尿管和膀胱感染。输尿管黏膜可发生溃疡和结核性肉芽肿,使管壁增厚、管腔狭窄,甚至阻塞,引起肾盂积水或积脓。膀胱结核,以膀胱三角区最先受累,形成溃疡,以后可累及整个膀胱。肌壁受累后膀胱壁纤维化和肌层破坏,致膀胱容积缩小。膀胱溃疡和纤维组织增生如影响到对侧的输尿管口,可致管口狭窄或失去正常的括约肌功能,造成对侧健肾引流不畅,最后可引起肾盂积水而损害肾功能。

2. 生殖系统结核

男性生殖系统结核病与泌尿系统结核病有密切关系,结核杆菌可使前列腺和精囊感染,并可蔓延至输精管、附睾等处。血源感染偶见。病变器官有结核结节形成和干酪样坏死。其症状主要由附睾结核引起,病侧附睾逐渐肿大,轻微疼痛或无痛,可与阴囊壁粘连,溃破后可形成长期不愈的窦道,附睾结核是男性不育的重要原因之一。

女性生殖系统结核多由血道或淋巴道播散而来,也可由邻近器官的结核病蔓延而来。会出现在女性子宫内膜、输卵管、卵巢、宫颈、外阴等部位,以输卵管最多见,其次是子宫内膜,是女性不孕的重要原因。病人会出现月经异常、下腹坠痛、白带增多等症状,有时伴发肺结核症状。

(五)骨与关节结核

骨关节结核多见于儿童和青少年,多由血源播散所致。

1. 骨结核

骨结核多侵犯脊椎骨、指骨及长骨骨骺(股骨下端和胫骨上端)等处。病变常由松质骨内的小结核病灶开始,以后可发展为干酪样坏死型或增生型。

干酪样坏死型可见明显的干酪样坏死和死骨形成。病变常累及周围软组织,引起干酪样坏死和结核肉芽肿。坏死物液化后在骨旁形成结核性"脓肿",由于局部并无红、热、痛,故称"冷脓肿"。病变穿破皮肤可形成经久不愈的窦道。

增生型比较少见,主要形成结核性肉芽肿,病灶内骨小梁逐渐被侵蚀、吸收和消失,但无明显的干酪样坏死和死骨形成。

脊椎结核是骨结核中最常见者,多见于第10胸椎至第2腰椎。病变起自椎体,常发生干酪样坏死,以后破坏椎间盘和邻近椎体。由于病变椎体不能负重而发生塌陷,引起脊椎后突畸形,可压迫脊髓引起截瘫。大多数驼背都是骨结核引起的,骨结核占肺外结核的19%。骨结核起病较缓慢,可历经数月或1~2年,甚至更长时间。患病后有倦怠、食欲减退、午后低热、盗汗和体重减轻等症状,局部症状有关节活动受限、关节肿胀、疼痛、畸形等。

2. 关节结核

以髋、膝、踝、肘等关节结核多见,继发于骨结核。病变通常开始于骨骺或干骺端,发生干酪样坏死。当病变发展侵入关节软骨和滑膜时则成为关节结核。关节骨膜内有结核性肉芽肿形成,关节腔内有浆液、纤维素性渗出物。游离的纤维素凝块长期互相撞击可形成白色圆形或卵圆形小体,称为关节鼠。关节附近的软组织水肿和慢性炎症可致关节肿胀。如病变累及软组织和皮肤,可形成窦道。关节结核痊愈时,关节腔常被大量纤维组织填充,造成关节强直,失去运动功能。

(六)淋巴结结核

淋巴结结核多见于儿童和青年,以颈部、支气管和肠系膜淋巴结,尤以颈部淋巴结最多。结核杆菌可来自肺门淋巴结结核的播散,亦可来自口腔、咽喉部结核感染灶。淋巴结常成群受累,有结核结节形成和干酪样坏死。淋巴结逐渐肿大,最初各淋巴结尚能分离,当炎症累及淋巴结周围组织时,则淋巴结彼此粘连,形成较大的包块。颈淋巴结结核干酪样坏死灶物质液化后可穿破皮肤,形成经久不愈的窦道。

在肺外结核中,淋巴结结核最常见。感染后病人的症状是午后偶尔疲乏、低热、盗汗,局部有肿块,压之疼痛,甚至疼痛剧烈。一旦确认患了淋巴结结核,除要进行全身抗结核治疗,还要切除淋巴结。

第二节 伤 寒

伤寒是由伤寒杆菌引起的急性传染病。病变的特征是全身的单核巨噬细胞系统细胞的增生,尤以回肠末端淋巴组织的病变最为严重。临床上主要表现为持续高热、相对缓脉、脾肿大、皮肤玫瑰疹及血中的白细胞减少等。

一、病因和发病机制

伤寒属于沙门菌属,革兰阴性杆菌。其菌体"O"抗原、鞭毛"H"抗原及表面"Vi"抗原都能使人体产生相应的抗体,尤以"O"、"H"抗原性较强,临床可用血清凝集试验来测定抗体度的增高,作为临床诊断伤寒的依据之一。菌体裂解时释放的内毒素是致病的主要因素。

伤寒病人或带菌者是本病的传染源。细菌随粪、尿排出体外,通过污染饮水和食物,经口感染。苍蝇在本病的传播上起媒介作用。全年均可发病,以夏秋两季最多。一般以儿童和青壮年病人多见。

伤寒杆菌在胃内大部分被破坏。当机体抵抗力低下或入侵病菌多时,可经胃进入小肠。是否发病取决于到达胃的菌量,当感染菌量较大时,细菌得以进入小肠,穿过小肠黏膜上皮细胞而侵入肠壁淋巴组织,尤其是回肠末端的集合淋巴小结和孤立淋巴小结,并沿淋巴管到达肠系膜淋巴结。淋巴组织中的伤寒杆菌被巨噬细胞吞噬,并在其中生长繁殖,又可经胸导管进入血液,引起菌血症。血液中的细菌很快就被全身的单核巨噬细胞系统的细胞所吞噬,并在其中大量生长繁殖,致肝、脾淋巴结肿大。期间病人没有临床症状,故称潜伏期,约 10 d。此后,随着细菌的繁殖和内毒素再次释放入血,病人出现败血症症状。由于胆囊中大量的伤寒杆菌随胆汁再次入小肠,重复侵入已致敏的淋巴组织,使其发生强烈的过敏反应致肠黏膜坏死、脱落及溃疡形成。

二、病理变化和临床病理联系

伤寒的病变特征为全身单核巨噬细胞增生为主的急性增生性炎症。病变突出表现在肠道淋巴组织、肠系膜淋巴结、肝、脾和骨髓等处。增生的巨噬细胞吞噬能力十分活跃,胞质内吞噬有伤寒杆菌、红细胞和细胞碎片,称为伤寒细胞,在病理诊断上具有一定的意义。伤寒细胞常聚集成团,形成小结节,称为伤寒肉芽肿或伤寒小结,是伤寒的特征性病变,具有病理诊断价值。伤寒杆菌引起炎症反应的特点是病灶内一般无中性粒细胞浸润。

(一)肠道病变

以回肠下段的集合和孤立淋巴小结的病变最为常见和明显,按病变的发展过程分为4期,每期大约持续1周。

(1)髓样肿胀期 相当于病程第1周。回肠下段淋巴组织增生、肿胀,隆起于黏膜表面,色灰红,质软(图17-8)。隆起组织表面形似脑的沟回,以集合淋巴小结最为典型。

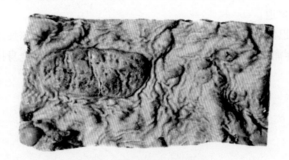

图17-8 伤寒髓样肿胀期
注 回肠下段淋巴组织增生、肿胀,隆起于黏膜表面,色灰红,质软。

(2)坏死期 相当于病程的第2周。肠壁内淋巴组织明显增生,压迫周围血管,导致局部组织缺血,加之致敏后的淋巴组织对细菌及病毒产生强烈的过敏反应,进而引起淋巴组织中心部发生多灶性坏死,并逐步融合扩大,累及黏膜表层。坏死组织失去正常光泽,色灰白或被胆汁染成黄绿色。

(3)溃疡期 一般在起病第3周。坏死肠黏膜脱落形成溃疡。溃疡边缘隆起,底部不平。在集合淋巴小结发生的溃疡,其外形与淋巴小结的分布及形态一致,呈圆或椭圆形,其长轴与肠的长轴平行,此为伤寒溃疡的特点。溃疡一般深及黏膜下层,严重者可深达肌层及浆膜层,甚至引起穿孔。如侵及小动脉,可引起严重出血。

(4)愈合期 相当于发病第4周。坏死组织完全脱落干净,溃疡处的肉芽组织增生,将其填平,溃疡边缘上皮再生覆盖而愈合。

(二)其他单核巨噬细胞系统的病变

(1)肠系膜淋巴结 回肠下段的肠系膜淋巴结经常显著肿大,充满大量吞噬活跃的巨噬细胞,也可由伤寒肉芽肿和灶性坏死形成。

(2)脾 中度肿大为正常的2~3倍,包膜紧张。切面呈混浊的暗红色,质软,有时如果酱样,并可用刀背刮下,脾小体不清楚。镜下:巨噬细胞弥漫性增生,并可有伤寒肉芽肿和灶性坏死形成。

（3）心肌　心肌纤维高度水肿,甚至坏死。重症者可出现中毒性的心肌炎。毒素对心肌的影响导致迷走神经兴奋性增高,是临床上出现相对缓脉的原因。

（4）骨髓　也有巨噬细胞增生、伤寒肉芽肿和灶状坏死形成。由于骨髓中的巨噬细胞摄取病菌较多,存在时间较长,故骨髓培养阳性率可达90%。

（5）其他　肾小管上皮细胞发生水肿;皮肤出现淡红色小丘疹(玫瑰疹);膈肌、腹直肌和股内收肌常发生凝固性坏死(亦称蜡样变性),临床上出现肌痛和皮肤知觉过敏。大多数伤寒病人胆囊没有明显病变,但伤寒杆菌可在胆汁中大量繁殖,即使病人临床痊愈后,细菌仍可在胆汁中生存,并通过胆汁由肠道排出。这一时期的病人仍可称为传染源。

三、临床病理联系

典型的伤寒病例的病变发展与临床表现具有规律性。一般经过10 d的潜伏期后,由于全身单核巨噬细胞系统内的细菌及其毒素再次大量入血,引起败血症和毒血症。临床表现为全身中毒症状。病人体温呈梯形升高,数日内可达40℃以上,并伴有乏力、肝脾增大、相对缓脉、皮肤玫瑰疹和白细胞减少等。自抗生素治疗伤寒以来,典型的肠道病变及全身病变已属少见,但复发率有所增加。

伤寒病人可有肠出血、肠穿孔、支气管肺炎等并发症。如无并发症,一般经4～5周痊愈。败血症、肠穿孔和肠出血是本病的重要死亡原因。

（一）典型伤寒

典型病人临床上可分为4期。

1. 初期

相当于病程第1周。病多缓起,体温呈阶梯状上升,于5～7 d达39.5℃或以上,伴有全身不适、食欲不振、咳嗽等。部分病人出现便秘或腹泻。

2. 极期

相当于病程第2～3周,其主要表现如下:

（1）高热　体温转为稽留高热,一般持续约半个月,但免疫功能低下者可长达1～2个月。近年来,由于早期不规律使用抗生素或激素,使得弛张热及不规则热型增多。

（2）神经系统中毒症状　病人表情淡漠、反应迟钝、耳鸣、听力减退。重者可有谵妄、抓空、昏迷。合并脑膜炎时,可出现脑膜刺激征。

（3）皮疹　约半数病人在病程第1周末于前胸、腹部出现淡红色丘疹(玫瑰疹),直径达2～4 mm,压之褪色,散在分布,量少,一般仅数个至十数个,多在2～4 d内消退。

（4）相对缓脉　20%～73%的病人体温高而脉率相对缓慢,部分病人尚可出现重脉。并发中毒性心肌炎时,相对缓脉不明显。

（5）肝脾肿大　半数以上病人于起病1周前后脾大,质软;部分病人肝脏亦肿大,且可伴ALT升高,个别病人出现黄疸。

（6）消化系统症状　腹胀、腹部不适、右下腹压痛、便秘或腹泻等。

3. 缓解期

相当于病程第3～4周。体温开始波动下降,各种症状逐渐减轻,脾脏开始回缩。但本期内有发生肠出血及肠穿孔的危险,需特别提高警惕。

4. 恢复期

相当于病程第4周末开始。体温恢复正常,食欲常旺盛,但体质虚弱,一般约需1个月方全康复。

(二) 非典型伤寒

除典型伤寒外,临床偶可见到轻型,暴发型、迁延型,逍遥型及顿挫型等其他临床类型的伤寒。

(1) 轻型　病人一般症状较轻,体温多在38℃左右,病程短,1～2周即可痊愈。多见于儿童,或发病后早期接受抗菌药物治疗,或已接受过伤寒菌苗注射者。由于轻型病人的病情轻,症状颇不典型,目前又较多见,临床上易致漏诊或误诊。

(2) 暴发型　起病急,中毒症状重,病人可出现超高热或体温不升,血压降低,出现中毒性心肌炎、肠麻痹、休克与出血倾向等。预后凶险。

(3) 迁延型　起病与典型伤寒相似,但由于人体免疫功能低下,发热持续不退,热程可达5周以上,伴有慢性血吸虫病病人,热程可长达数月之久。

(4) 逍遥型　起病时毒血症状较微,病人可照常工作。部分病人可突然性肠出血或肠穿孔而就医始被发现。

(5) 顿挫型　起病较急,开始症状典型,但病程极短,于1周左右发热等症状迅速消退而痊愈。

(三) 伤寒的再燃与复发

(1) 再燃　当伤寒病人进入缓解期,体温波动下降,但尚未达到正常时,热度又再次升高,持续5～7 d后退热,常无固定症状。

(2) 复发　病人进入恢复期热退1～3周后,发热等临床表现重又出现,但较初发为轻,病程较短(1～3周)。

第三节　细菌性痢疾

细菌性痢疾简称菌痢,是志贺菌属(痢疾杆菌)引起的肠道传染病。本病全年都可发生,夏秋季最多。病变多局限于结肠,以大量纤维素渗出形成假膜为特征。急、慢性病人及带菌者都是传染源。临床表现主要有发冷、发热、腹痛、腹泻、里急后重、排黏液脓血样大便。

一、病因和发病机制

痢疾杆菌是革兰染色阴性短杆菌,按生物化学反应及抗原组成分成四群:包括志贺菌、福氏菌、鲍氏菌、宋内菌。各群均可产生内毒素,志贺菌还可产生外毒素。20世纪末,志贺菌感染少见,中国某些地区仍有流行;福氏菌感染在中国占首要地位,且易转成慢性,排菌时间长;宋内菌感染有增高的趋势,但感染较轻。

病人和带菌者是本病的传染源。痢疾杆菌从粪便中排出后可直接或间接(苍蝇为媒介)经口传染给健康人。食物和饮水的污染有时可引起菌痢的爆发流行。

痢疾杆菌经口进入消化道后,大部分可被胃酸杀灭,仅少部分进入肠道,是否致病还取决于多种因素。痢疾杆菌侵入肠黏膜上皮细胞后,先在上皮细胞内繁殖,然后通过基底膜侵入黏膜固有层,并在该处进一步繁殖,菌体内毒素吸收入血,引起全身毒血症和肠黏膜炎症。

二、病理变化和临床病理联系

菌痢的病理变化主要发生在乙状结肠和直肠。根据肠道病变特征、全身变化及临床经过不同,菌痢分为以下 3 种。

(一) 急性菌痢

其典型病变过程为初期的急性卡他性炎,随后的特征性假膜性炎和溃疡形成,最后愈合。

早期表现为黏液分泌亢进,黏膜充血水肿,点状出血,中性粒细胞及巨噬细胞浸润,黏膜上皮坏死脱落形成浅表糜烂。进一步发展表现为黏膜表层坏死,同时在渗出物中出现大量纤维素,后者与坏死组织、炎症细胞和红细胞及细菌一起形成特征性的假膜(图 17-9)。假膜首先出现在黏膜皱襞的顶部,呈糠皮状,随着病变的扩大融合成片。假膜一般呈灰白色,如出血明显则呈暗红色,如受胆色素浸染则成灰绿色。大约在发病 1 周后,假膜开始脱落,形成大小不等,形状不一的"地图状"溃疡,溃疡多较表浅。当病变趋向愈合时,黏膜渗出物和坏死组织逐渐被吸收、排出,经周围健康组织再生缺损得以修复。

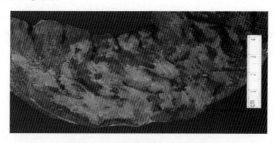

图 17-9　细菌性痢疾(假膜)
注　渗出物中有大量纤维素,后者与坏死组织、炎症细胞和红细胞及细菌
一起形成特征性的假膜。假膜呈糠皮状,随着病变的扩大而融合成片。

临床上由于病变肠管蠕动亢进并有痉挛,引起阵发性腹痛、腹泻等症状。由于炎症刺激直肠壁内的神经末梢及肛门括约肌,导致里急后重和排便次数增加。随着肠道炎症的变化,最初为稀便混有黏液,继而转为黏液脓血便,偶尔排出片状假膜。急性菌痢的自然病程为 1~2 周,经适当治疗大多可以痊愈。少数可转为慢性菌痢。很少引起肠出血和肠穿孔等并发症。

(二) 中毒型菌痢

本型的特征为起病急骤,肠道病变和症状不明显,但有严重的全身中毒症状。多见于 2~7 岁的儿童,病原菌常由毒力较低的福氏或宋内菌引起,由毒力强的志贺菌引起的反而少见。病人常在发病数小时即可出现中毒性休克或呼吸衰竭而死亡。其机制尚不清楚,可能与病人为特异性体质,对细菌毒素发生强烈的过敏反应有关。

(三) 慢性菌痢

菌痢病人反复发作或迁延不愈达 2 个月以上者成为慢性菌痢。多由急性菌痢转变而来,以福氏菌感染多见。有的病程可长达数月或数年,在此期间肠道病变此起彼伏,原有的溃疡尚未愈合,新的溃疡又形成。因此新旧病灶同时存在。由于组织的损伤修复反复进行,慢性溃疡的边缘不规则,黏膜常过度增生而形成息肉。肠壁各层有慢性炎症细胞浸润和纤维组织增生,乃至瘢痕形成,从而使肠壁不规则增厚、变硬、严重的病例可致肠腔狭窄。

临床上,可出现不同程度的肠道症状,如腹痛、腹胀、腹泻等,有时便秘与腹泻交替出现,经常带有黏液或少量脓血。在急性发作期,可出现急性菌痢的症状。大便培养痢疾杆菌有时阳性,有时阴性。有少数慢性菌痢病人无明显症状和体征,但大便培养持续阳性,成为慢性带菌者,常为传播菌痢的传染源。

三、防治和护理原则

病人应予胃肠道隔离,除一般治疗外,可根据大便细菌培养及药物敏感试验选用适当的抗菌药物作病原治疗,如复方磺胺甲基异唑、氯霉素、庆大霉素及卡那霉素等。亦可应用氨苄西林或哌拉西林钠等治疗。中毒性痢疾应予相应的抢救措施,如抗休克等。慢性菌痢可采用保留灌肠的方法治疗。

对症护理,如出现痉挛性腹痛,可做腹部热敷或给解痉药;排便次数过多或过频,应嘱病人排便时不要用力过度,以免脱肛;注意肛门周围皮肤的清洁卫生;出现高热和惊厥,采取物理降温或药物降温,惊厥发作时应有专人护理,随时清除呼吸道分泌物,及时吸氧;出现呼吸或循环衰竭必须立即抢救。

消灭传染源是预防措施之一,除治愈病人外,必须对托幼、饮食业及自来水厂工作人员定期检查,及时发现带菌者,调离工作岗位并予以治疗。切实做好饮食卫生、水源及粪便管理,消灭苍蝇,切断传播途径,防止病从口入。

第四节 流行性脑脊髓膜炎

流行性脑脊髓膜炎简称流脑,它是由脑膜炎双球菌引起的急性化脓性脑脊髓膜炎。冬春季流行,病人多为儿童及青少年。临床上有高热、头痛、呕吐、皮肤瘀点或瘀斑、脑膜刺激症状,部分病人可出现中毒性休克。

一、病因和发病机制

脑膜炎双球菌主要存在于病人和带菌者的鼻咽部,通过咳嗽、打喷嚏等飞沫传播,细菌进入上呼吸道,大多数感染者只引起局限性的上呼吸道症状而不发病,成为带菌者。免疫力弱者,病菌就可能进入血液循环,在血液中繁殖形成败血症,进一步随血流侵犯脑组织和脊髓外的被膜,引发脑脊髓膜炎。

二、病理变化

(1)肉眼观 脑膜血管高度扩张充血,蛛网膜下隙充满灰黄色脓性渗出物,覆盖脑沟、脑回。由于炎性渗出物的阻塞,使脑脊液循环发生障碍,引起不同程度的脑室扩张。

(2)镜下观 蛛网膜下隙血管高度扩张充血,蛛网膜下隙增宽,其中有大量中性粒细胞及纤维蛋白渗出,少量单核细胞、淋巴细胞浸润。细胞内外均可找到革兰染色阳性的双球菌。脑实质一般不受累,由于内毒素作用使神经元发生不同程度的变性。病变严重者,动、静脉管壁可受累并进而发生脉管炎和血栓形成,从而导致脑实质的出血性梗死。

三、临床病理联系

急性化脓性脑膜炎除有发热等感染性全身症状外,还有颅内压升高、脑膜刺激症状、脑神经麻痹等症状。具体临床表现为突然寒战、高热、恶心、呕吐、流涕、鼻塞、咽痛、全身疼痛、头痛加重。病人可有面色苍白、四肢发凉、皮肤发花并有散在的小出血点,唇周及指端青紫、唇周单纯疱疹,烦躁不安、谵妄、昏迷或惊厥。皮肤、黏膜的瘀点、瘀斑,血压明显下降、脉搏细速、脉压缩小。可有脑膜刺激征阳性、角弓反张。脑神经麻痹病人可出现瞳孔大小不等、边缘不整、对光反应迟钝、眼球常凝视。

幼儿发病多不典型,常见高热、呕吐、嗜睡外,还多见极度不安与惊厥、拒乳、尖叫、腹泻、咳嗽、双目凝视、颈项强直和布鲁津斯基征阳性,其他脑膜刺激征表现不明显。前囟多见隆起,呕吐频繁而失水者也可出现囟门下陷。

四、结局和并发症

由于及时治疗和抗生素的应用,大多数病人可痊愈。如果治疗不当,病变可由急性转为慢性,并可发生后遗症。

(1) 脑积水　由于脑膜粘连,脑脊液循环障碍所致。

(2) 脑神经受损麻痹　如耳聋、视力障碍、斜视、面神经瘫痪等。

(3) 脑梗死　脑底脉管炎致管腔阻塞引起脑梗死。

第五节　流行性乙型脑炎

流行性乙型脑炎是乙型脑炎病毒感染所致的急性传染病,简称乙脑。经蚊传播,多见于夏秋季,临床上急性发病,有高热、意识障碍、惊厥、强直性痉挛和脑膜刺激征等。儿童发病率明显高于成人,尤其以 10 岁以下儿童为多。此病起病急,病情重,病死率高。

一、病因和发病机制

乙型脑炎病毒为嗜神经性 RNA 病毒,其传播媒介为蚊虫(在我国主要为三节吻库蚊)。在自然界,其循环规律为:动物—蚊—动物,在牛、马、猪等家畜中隐性感染率甚高,成为人类疾病的传染源和中间宿主。感染乙脑病毒的蚊虫叮咬人体后,病毒先在局部组织细胞和淋巴结以及血管内皮细胞内增殖,不断侵入血流,形成短暂性病毒血症。

病毒能否进入中枢神经系统,取决于机体免疫反应和血-脑屏障功能状态。凡免疫能力强,血-脑屏障功能正常者,病毒不能进入脑组织致病,只引起病毒血症称为隐性感染。隐性感染和患过本病的人可获得持久免疫力,多见于成人。发病与否,取决于病毒的数量、毒力和机体的免疫功能。当侵入病毒量多、毒力强、机体免疫功能又不足时,则病毒继续繁殖,经血行散布全身。由于病毒有嗜神经性故能突破血-脑屏障侵入中枢神经系统,尤在血-脑屏障功能低下时或脑实质已有病毒者易诱发本病。

二、病理变化

本病可引起脑实质广泛病变,以大脑皮质、脑干及基底核的病变最为明显;脑桥、小脑和延髓次之;脊髓病变最轻。

(1) 肉眼观　软脑膜血管扩张充血,脑血管出血、水肿,严重者可有点状出血及粟粒大小、灰白色半透明坏死灶(软化灶)。软化灶可以散在或聚集成群,多见于大脑皮质(顶叶)、丘脑等处。脑回宽,脑沟窄;切面可见粟粒大小半透明软化灶,境界清楚,弥漫分布或聚集成群。

(2) 镜下观　脑脊髓实质的急性变质性炎症,常见以下病变:①血管内皮细胞损害,可见脑膜与脑实质小血管扩张、充血、出血及血栓形成;血管周围间隙增宽,以淋巴细胞为主的炎细胞围绕血管呈袖套状浸润,称为淋巴细胞套;②神经细胞变性坏死,液化溶解后形成大小不等的筛状软化灶;局部胶质细胞增生,形成胶质小结。部分病人脑水肿严重,颅内压升高或进一步导致脑疝;③软化灶形成:灶性神经组织的坏死、液化,形成镂空筛网状病灶,对本病的诊断具有一定的特征性;④胶质细胞增生形成胶质细胞结节,后者多位于小血管旁或坏死的神经细胞附近。

此外,脑膜有轻度炎症反应,蛛网膜下隙有浆液及少量的淋巴细胞、单核细胞渗出。

三、临床病理联系

本病潜伏期为10~15 d。大多数病人症状较轻或呈无症状的隐性感染,仅少数出现中枢神经系统症状,表现为高热、意识障碍、惊厥等。典型病例的病程可分4个阶段。

(1) 初期　起病急,体温急剧上升至39~40℃,伴头痛、恶心和呕吐,部分病人有嗜睡或精神倦怠,并有颈项轻度强直,病程为1~3 d。

(2) 极期　体温持续上升,可达40℃以上。初期症状逐渐加重,意识明显障碍,出现嗜睡、昏睡乃至昏迷,昏迷越深,持续时间越长,病情越严重。神志不清最早可发生在病程第1~2天,但多见于3~8 d。重症病人可出现全身抽搐、强直性痉挛或强直性瘫痪,少数也可软瘫。严重病人可因脑实质(尤其是脑干病变)缺氧、脑水肿、脑疝、颅内高压、低血钠性脑病等病变而出现中枢性呼吸衰竭,表现为呼吸节律不规则、双吸气、叹息样呼吸、呼吸暂停、潮式呼吸和下颌呼吸等,最后呼吸停止。体检可发现脑膜刺激征、瞳孔对光反射迟钝、消失或瞳孔散大,腹壁及提睾反射消失,深反射亢进,病理性锥体束征如巴宾斯基征等可呈阳性。

(3) 恢复期　极期过后体温逐渐下降,精神、神经系统症状逐日好转。重症病人仍可留在神志迟钝、痴呆、失语、吞咽困难、颜面瘫痪、四肢强直性痉挛或扭转痉挛等,少数病人也可有软瘫。经过积极治疗大多数病人症状可在半年内恢复。

(4) 后遗症　虽经积极治疗,但发病半年后仍留有精神、神经系统症状者,称为后遗症。5%~20%病人留有后遗症,均见于高热、昏迷、抽搐等重症病人。后遗症以失语、瘫痪和精神失常为最常见。失语大多可以恢复,肢体瘫痪也能恢复,但可因并发肺炎或压疮感染而死亡。精神失常多见于成人病人,也可逐渐恢复。

四、预防和护理原则

护理工作应注意:按虫媒传染病隔离。注意观察病情变化,应30~60 min测体温一次,严密观察并记录血压、脉搏、呼吸、神志状态、抽搐、瞳孔变化、出入量等。对症护理:高热、昏迷、惊厥病人极易缺水,但静脉补液每日总量稍低于生理需求量,以免输液过多,加重脑水肿、诱发脑疝,保持水电解质、酸碱平衡;高热病人以物理降温为主,同时也可用药物降温,高热伴抽搐可用亚冬眠疗法;脑水肿或脑疝引起惊厥,以脱水、给氧治疗为主;清除痰液,保持呼吸道畅通,给氧,必要时使用呼吸兴奋剂和人工呼吸机。